国家卫生健康委员会"十三五"规划教材

全国高等学历继续教育（专科起点升本科）规划教材

供护理学类专业用

老年护理学

第 3 版

U0208062

主　编　王艳梅

副主编　尹安春　童　莉　石　蕾

人民卫生出版社

图书在版编目（CIP）数据

老年护理学 / 王艳梅主编. —3 版. —北京：人民卫生出版社，
2018
全国高等学历继续教育"十三五"（护理专升本）规划教材
ISBN 978-7-117-26961-2

Ⅰ.①老… Ⅱ.①王… Ⅲ.①老年医学－护理学－成人
高等教育－教材 Ⅳ.①R473.59

中国版本图书馆 CIP 数据核字（2018）第 190827 号

| 人卫智网 | www.ipmph.com | 医学教育、学术、考试、健康，
购书智慧智能综合服务平台 |
| 人卫官网 | www.pmph.com | 人卫官方资讯发布平台 |

老年护理学
第 3 版

主　　编：王艳梅
出版发行：人民卫生出版社（中继线 010-59780011）
地　　址：北京市朝阳区潘家园南里 19 号
邮　　编：100021
E - mail：pmph @ pmph.com
购书热线：010-59787592　010-59787584　010-65264830
印　　刷：三河市尚艺印装有限公司
经　　销：新华书店
开　　本：850×1168　1/16　印张：18
字　　数：531 千字
版　　次：2003 年 8 月第 1 版　2018 年 10 月第 3 版
　　　　　2020 年 1 月第 3 版第 2 次印刷（总第 13 次印刷）
标准书号：ISBN 978-7-117-26961-2
定　　价：48.00 元
打击盗版举报电话：010-59787491　E-mail：WQ @ pmph.com
（凡属印装质量问题请与本社市场营销中心联系退换）

纸质版编者名单

数字负责人 石　蕾

编　　者（按姓氏笔画排序）

王艳梅 / 中国医科大学护理学院　　　　陈妙虹 / 中山大学附属第一医院

尹安春 / 大连医科大学附属第一医院　　郭小燕 / 长治医学院护理学系

石　蕾 / 厦门医学院护理系　　　　　　董　博 / 辽宁中医药大学护理学院

李惠菊 / 兰州大学护理学院　　　　　　童　莉 / 武汉大学第二临床学院

张　敬 / 海南医学院第一附属医院　　　臧　爽 / 中国医科大学护理学院

编写秘书 臧　爽 / 中国医科大学护理学院

在线课程编者名单

在线课程负责人 石　蕾

编　　者（按姓氏笔画排序）

王艳梅 / 中国医科大学护理学院　　　　陈妙虹 / 中山大学第一附属医院

尹安春 / 大连医科大学附属第一医院　　郭小燕 / 长治医学院护理学系

石　蕾 / 厦门医学院护理系　　　　　　董　博 / 辽宁中医药大学护理学院

李惠菊 / 兰州大学护理学院　　　　　　童　莉 / 武汉大学第二临床学院

张　敬 / 海南医学院第一附属医院　　　臧　爽 / 中国医科大学护理学院

在线课程秘书 林　霖 / 厦门市中医院

第四轮修订说明

随着我国医疗卫生体制改革和医学教育改革的深入推进，我国高等学历继续教育迎来了前所未有的发展和机遇。为了全面贯彻党的十九大报告中提到的"健康中国战略""人才强国战略"和中共中央、国务院发布的《"健康中国2030"规划纲要》，深入实施《国家中长期教育改革和发展规划纲要（2010—2020年）》《中共中央国务院关于深化医药卫生体制改革的意见》，落实教育部等六部门联合印发《关于医教协同深化临床医学人才培养改革的意见》等相关文件精神，推进高等学历继续教育的专业课程体系及教材体系的改革和创新，探索高等学历继续教育教材建设新模式，经全国高等学历继续教育规划教材评审委员会、人民卫生出版社共同决定，于2017年3月正式启动本套教材护理学专业（专科起点升本科）第四轮修订工作，确定修订原则和要求。

为了深入解读《国家教育事业发展"十三五"规划》中"大力发展继续教育"的精神，创新教学课程、教材编写方法，并贯彻教育部印发《高等学历继续教育专业设置管理办法》文件，经评审委员会讨论决定，将"成人学历教育"的名称更替为"高等学历继续教育"，并且就相关联盟的更新和定位、多渠道教学模式、融合教材的具体制作和实施等重要问题进行了探讨并达成共识。

本次修订和编写的特点如下：

1. 坚持国家级规划教材顶层设计、全程规划、全程质控和"三基、五性、三特定"的编写原则。

2. 教材体现了高等学历继续教育的专业培养目标和专业特点。坚持了高等学历继续教育的非零起点性、学历需求性、职业需求性、模式多样性的特点，教材的编写贴近了高等学历继续教育的教学实际，适应了高等学历继续教育的社会需要，满足了高等学历继续教育的岗位胜任力需求，达到了教师好教、学生好学、实践好用的"三好"教材目标。

3. 本轮教材从内容和形式上进行了创新。内容上增加案例及解析，突出临床思维及技能的培养。形式上采用纸数一体的融合编写模式，在传统纸质版教材的基础上配数字化内容，以一书一码的形式展现,包括在线课程、PPT、同步练习、图片等。

4. 整体优化,本轮修订增加 3 个品种,包含我国新兴学科以及护理临床操作技能,以满足新形势下的教学培养目标与需求。

本次修订全国高等学历继续教育"十三五"规划教材护理学专业专科起点升本科教材 19 种,于 2018 年出版。

第四轮教材目录

序号	教材品种	主编	副主编
1	护理研究(第3版)	陈代娣	肖惠敏　邹海欧
2	护理管理学(第3版)	张振香	刘彦慧　陈翠萍
3	护理心理学(第3版)	史宝欣	唐峥华　孙慧敏
4	护理教育学(第3版)	李小寒　罗艳华	周　芸　马小琴
5	健康评估(第3版)	张彩虹	赵　莉　李雪萍　李雪莉　余丽君
6	内科护理学(第3版)	胡　荣　史铁英	李健芝　游兆媛　朱小平
7	外科护理学(第3版)	张美芬　孙田杰	王爱敏　尹　兵　牟绍玉
8	妇产科护理学(第3版)	张秀平	王爱华　陈　洁　周小兰
9	儿科护理学(第3版)	范　玲　沙丽艳	杨秀玲　李智英
10	急危重症护理学(第3版)	成守珍	桑文凤　甘秀妮　郝春艳
11	老年护理学(第3版)	王艳梅	尹安春　童　莉　石　蕾
12	精神科护理学(第3版)	吕春明	刘麦仙　王秀清　魏钦令
13	临床营养学(第3版)	让蔚清　于　康	施万英　焦凌梅
14	护理伦理学(第3版)	崔香淑　翟晓梅	张　旋　范宇莹
15	护理人际沟通	刘均娥　孟庆慧	付菊芳　王　涛
16	助产学	蔡文智	丁艳萍
17*	基础护理学(第2版)	杨立群　高国贞	崔慧霞　龙　霖
18*	社区护理学(第3版)	涂　英　沈翠珍	张小燕　刘国莲
19*	临床护理技能实训	李　丹	李保刚　朱雪梅　谢培豪

注:1. * 为护理学专业专科、专科起点升本科共用教材

2. 本套书部分配有在线课程,激活教材增值服务,通过内附的人卫慕课平台课程链接或二维码免费观看学习

评审委员会名单

前　言

随着我国老龄化进程的加快,老年护理的理论与实践领域将面临巨大挑战,需要加快培养一批专业化的老年护理人才队伍。适时修订老年护理教材对进一步加强老年护理专科护士培养、有效提升老年护理整体质量具有重要意义。

本教材根据多家院校的反馈意见进行修订,围绕当前老年护理专科人才的培养目标和要求,紧密结合老年护理实践的需要,以老年人的健康为中心,注重知识的完整性和适用性;同时,着重培养专科人才的能力,体现教材的先进性和启发性。本教材的编写原则为保持原有思路、完善结构、去旧增新。本教材共包含十一章,内容包括绪论、老化的理论、老年护理中的人际沟通和健康教育、老年健康评估、老年保健与照护、老年人的心理健康与社会适应、老年人的日常生活护理、老年临床护理概论、老年人常见疾病的护理、老年人的康复护理和老年人的临终护理。

与第2版教材相比,本教材的主要特点有:①章节结构更加完整:为了充分体现护理程序的工作主线,增加了"老年健康评估"和"老年人的康复护理"两章。为了更加凸显全人和全生命周期护理,增加了"老年人的临终护理"一章。删减了第三章的部分内容,避免了与其他教材的内容重复。②内容更加新颖适用:针对当前老龄化的发展现状,及时更新相关内容,有助于护理人员把握国家最新发展规划和相关政策措施以及老年护理学科的发展成果。为了拓宽老年护理专科人才的工作视野,增加了部分老年护理管理的内容,期望能激发护理人员积极思考老年护理管理发展和建设的作用。③更具有引导和启发性:每章设有学习目标、复习参考题;文中增加相关链接,丰富内容,拓宽视野,激发学习兴趣。配合图表更直观。④网络增值服务增强延展性:本教材的各章配套编写了PPT、练习题和在线课程等,有助于读者的学习辅助与学习效果检验,扫描二维码即可查看。

本书为高等学历继续教育护理专业专升本学生编写,也可作为护理本科生的教材,亦可成为老年护理专业人员的参考书。

本书编写过程中吸纳了诸多教材、论著和文献中的理论、观点和方法,谨向有关作者表示诚挚的敬意和感谢!教材编写也得到了各位编者所在工作单位的大力支持,在此一并表示诚挚的谢意!感谢编写团队的通力合作和相互支持!

由于编写时间、编者的知识水平和编写能力所限,书中难免有疏漏、错误和存在争议之处,敬请护理专家、护理同仁和广大读者谅察指正!

王艳梅

2018 年 6 月

目　录

第一章 绪 论

1

学习目标	
掌握	老化、老年人、老龄化国家、人口老龄化、健康老龄化、老年护理学的概念；世界卫生组织和中华医学会对各年龄段的划分；老年护理的目标；老年护理原则的涵义；老年护理专业人员的素质要求。
熟悉	老化的特点；世界和我国人口老龄化的特点；人口老龄化对社会和专业带来的挑战。
了解	老年护理学的范畴和研究内容；老年护理专业的作用；老年护理学的发展趋势。

人口老龄化程度持续升高,对老年护理专业既是机遇也是挑战。作为实现健康老龄化的主力军之一,护理人员需要学习和研究老年人护理知识、技能,并以此为基础,进一步探索、创新、完善老年护理的知识体系,提高实践技能,有效地帮助老年人维护、增进或恢复健康,提高老年人的生活质量。

第一节　人口老龄化概述

随着社会经济发展、科学技术进步、医疗卫生服务水平不断提升,人类的平均寿命普遍延长,人口老龄化成为未来一个时期内全世界普遍关注的问题。全面了解老年人的健康问题,深入研究老年护理的理论与实践,为老年人提供高质量的护理服务,是护理专业面临的重要课题。

一、老化的概念和特点

人自出生、成长、成熟、衰老至死亡的过程中,人体的结构和功能发生相应的变化。老化(senility,aging)是指人体自成熟期后,随着年龄的增长而发生的一系列形态结构和功能上的退行性变化。老化是所有生物种类在生命延续过程中的一种生命现象,是人体必然经历的过程,会引起机体内外环境适应能力逐渐减退。老化可分为生理性老化和病理性老化。前者是机体随增龄而发生的各器官和组织细胞逐渐发生形态、功能和代谢等一系列变化,出现退行性改变或功能衰退状态的正常老化;后者是指由于生物、物理和化学等因素而引起的一种异常老化。两者很难区分,往往结合在一起,从而加快了老化的进程。

老化的过程具有以下特点:①累积性(cumulative):老化是在日复一日、年复一年的岁月变迁中,机体一些结构和功能上的微小变化长期积累的结果,一旦表现出来,不可逆转;②普遍性(universal):几乎所有的生物都有老化的过程,而且,同一物种的老化进程大致相同;③渐进性(progressive):老化是一个持续渐进的演变过程,而非跳跃式发展,往往在不知不觉中出现了老化的征象;④内生性(intrinsic):老化源于生物本身固有的特性,同一物种所表现出来的老化的征象相同,环境因素只能影响老化的进程,或加速老化,或延缓老化,但不能阻止老化;⑤危害性(deleterious):老化的过程是机体的结构和功能衰退的过程,往往对机体生存不利,容易使机体感染疾病,最终导致死亡。

二、人口老龄化的相关概念

人的老化是一个渐进过程,影响进程的因素很多,使得每个人的老化进程、寿命和健康状况不尽相同。为了方便管理、科研、服务等各项工作的开展,需要明确老年人、人口老龄化等相关概念。

(一)老年人

老化是一个渐变的过程,而且,因受到外界环境中各种因素的影响,每个人老化的进程并不完全相同。通常计数的年龄是指一个人已经度过的年份,同一年龄的个体,其生理和心理状态往往存在着较大差异,从壮年到老年的分界线往往是模糊的。联合国进行人口统计时,以 65 岁作为老年起点,而研究老龄问题时,特别是包括发展中国家的老龄问题,多采用 60 岁为老年起点。世界卫生组织(WHO)划分老年人的年龄起点有两个标准:发达国家为 65 岁(含 65 岁),发展中国家为 60 岁(含 60 岁)。并且 WHO 根据现代人生理心理结构和功能的变化,将人的年龄又做了进一步的规定:44 岁以下人群为青年人;45～59 岁人群为中年人;60～74 岁人群为年轻老人;75～89 岁人群为老老年人;90 岁以上人群为长寿老人。这个标准兼顾发达国家和发展中国家,既考虑了人类平均预期寿命不断延长的发展趋势,又考虑到人类健康水平日益提高的必然结果。

我国关于年龄界限自古以来说法不一，民间多用三十而立，四十而不惑，五十而知天命，六十花甲，七十古稀，八十为耋，九十为耄，但也有典籍中将耋解释为六十岁、七十岁或八十岁的。1982年，中华医学会老年医学分会建议，我国以60岁为老年起点，并将年龄分期，45～59岁为老年前期，60～89岁为老年期，90岁以上为长寿期。中国国家统计局在发布老年人口统计数字时，为了兼顾国内问题研究与国外统计数字相匹配的需要，常常以60岁和65岁两种标准同时公布。

（二）人口老龄化

人口老龄化（population aging）简称人口老化，是指在社会人口年龄结构中，老年人口占总人口的比例逐渐上升的一种动态过程，也是指社会人口结构呈现老年状态，进入老龄化社会。人口老龄化是随着时间而不断变化的一种动态过程。影响人口老龄化的因素主要有：①经济的发展和医疗条件改善，人类寿命延长；②持续保持的低生育率；③农村地区因年轻劳力输出，使该地区的青年人数减少，老年人的相对比例升高，也称为相对老龄化。

（三）老龄化国家

老龄化国家（aging country）是指该国家（地区）的老年人口数量达到或超过一定比例。通常用老年人口系数来界定。老年人口系数是指某国家（地区）老年人口数占该国家（地区）总人口数的比例。按照联合国公布的老年人的年龄标准，当发达国家65岁及以上人口达到或超过总人口的7%，发展中国家60岁及以上人口达到或超过总人口的10%，即定义为老龄化国家。老龄化国家（地区）的出现，是社会进步的标志，体现人类衰老的延迟、寿命的延长、死亡率和出生率的下降。老龄化国家的划分标准见表1-1。

表 1-1　老龄化国家的划分标准

	发达国家老年人口系数	发展中国家老年人口系数
老年型国家	≥7%	≥10%
成年型国家	4%～7%	8%～10%
青年型国家	<4%	<8%

（四）健康老龄化

健康老龄化（healthy aging）是指老年人进入老年期后，在生理、心理和社会生活等方面都能够保持良好的状态，将疾病或生活不能自理推迟到生命的最后阶段。健康老龄化不仅是指人类健康寿命的延长，还包括老年人生活质量的改善及良好的社会适应性。健康老龄化的概念首次出现在1987年5月的世界卫生大会上，大会将"健康老龄化决定性因素"作为老龄研究的主要议题。1990年9月，WHO将"健康老龄化"作为应对人口老龄化的重要发展战略。我国于1994年2月提出了健康老龄化，这一建议得到学术界和政府部门的高度重视。

（五）积极老龄化

积极老龄化（active aging）是指人到老年时，为了提高生活质量，使健康参与和保障的机会尽可能获得最佳的过程。积极老龄化既适用于个体，也适用于群体。积极老龄化于2002年马德里国际老龄大会上提出。WHO指出："积极"是指持续不断参与社会、经济、文化、精神和公民事务，不仅指身体的活动能力或参加体力劳动能力。积极老龄化的目的在于使人们认识到自己在一生中能够发挥自己的体力、社会、精神等方面的潜能，按自己的权利、需求、爱好、能力参与社会活动，并得到充分的保护、照料和保障；使老年人能够保持身体健康，提高预期寿命；积极参与社会活动，继续为社会做出贡献；保障生活质量，提高生活水平。积极老龄化要求国际社会以积极的态度主动去应对人口老龄化，提出应对措施，采取积极行动，使社会保持活力，实现和谐发展。

三、人口老龄化的趋势及特征

人口老龄化是世界人口发展的普遍趋势,目前,各国老年人的数量都在增长,但人口老龄化的程度和速度因地区不同而不同,即使在同一地区内差异也较大。把握人口老龄化的特点,可以预见未来的状况,以便从当下做好准备,应对人口老龄化带来的一系列问题。

(一)世界人口老龄化的趋势及特征

1. 人口老龄化的速度加快 从全球视角看,19世纪后期,欧洲一些发达国家生育率先进入持续下降阶段,老龄化现象开始在某些国家出现。20世纪70年代以后,老龄化逐渐向亚洲和美洲地区扩散。进入21世纪,全球老龄化速度加快。据美国人口调查局《老龄化世界:2015》数据显示,全球有6.17亿65岁以上老人,约占总人口的8.5%,到2050年将增加到近16亿,约占届时总人口的16.7%。届时将有94个国家的老龄化人口占比超过21%,其中超过39个国家的老龄化比例超过28%。美国官方研究报告称,最快在2020年,全球65岁以上人口数量将超过5岁以下儿童,这在人类发展史上是前所未有的。报告预计,到2050年,65岁以上人口将占全球人口的15.6%。

2. 老龄人口地区分布不均衡 WHO公布的2015年数据显示,日本是唯一一个60岁以上人口占比超过30%的国家,为"第一梯队"。整个欧洲、澳洲和北美、南美多数、中亚和北亚以及东南亚部分地区的60岁以上人口占比在10%~30%,为"第二梯队"。非洲、格陵兰岛、南亚和阿拉伯半岛的60岁以上人口比重都低于10%。到2050年,中国、伊朗、加拿大、新西兰和欧洲大部地区都将进入"第一梯队",老年人占比至少达30%。老年人占比不足10%的地区则主要在非洲。

3. 人口预期寿命不断延长 近半个世纪以来,世界各国的平均寿命都有不同程度的增加。据WHO发布的2015年版《世界卫生统计》报告,截止到2013年,全球人口平均寿命为71岁,其中女性73岁,男性68岁。这一数据与1990年出生婴儿的预期寿命相比,各自增长了6岁。日本女性平均寿命87岁,冰岛男性平均寿命81.2岁,为世界最高。一些国家的人口平均寿命大幅提升,与1990年相比,利比亚的人口平均寿命从42岁增加到62岁,埃塞俄比亚的人口平均寿命从45岁增加到64岁、马尔代夫的人口平均寿命从58岁增加到77岁、柬埔寨的人口平均寿命从54岁增加到72岁、东帝汶的人口平均寿命从50岁增加到66岁、卢旺达的人口平均寿命从48岁增加到65岁。

4. 高龄老人数量增长较快 高龄老人是老年人口中增长最快的群体。1950—2050年间,80岁以上人口以平均每年3.8%的速度增长,大大超过60岁以上人口2.6%的平均速度。有数据显示,2006年80岁以上的老年人已经占到老年人总数的13%,百岁以上老人达28.7万。美国人口调查局《老龄化世界:2015》报告称,80岁以上老人将从目前的1.26亿上升到2050年的4.47亿。

5. 老年人口中女性老人占多数 由于女性的预期寿命大于男性,所以,60岁以上的老年人的男女性别比例是82:100,80岁以上人群中这一比例更是只有55:100,多数国家的老年女性数量多于男性老人。有报道称,美国科学家最新一项研究表明,全球年龄在110岁以上的超级百岁老人中,95%都是女性。独居的女性老人比例为19%,而男性只有8%。

(二)我国人口老龄化的趋势及特征

1999年,我国人口的年龄结构由成年型转向老年型,跨入人口老龄化国家行列。根据《"十三五"健康老龄化规划》,截至2015年,我国60岁及以上人口已达到2.22亿,占总人口的16.1%;65岁及以上人口为1.44亿人,占总人口的10.57%。预计到2020年,老年人口将达到2.55亿左右,老龄化水平达到17.8%。

人口老龄化的发展进程不可逆转,有研究将我国人口老龄化进程大致分为4个阶段:

第一阶段:快速发展阶段(2010—2022年)。这一阶段老年人口将迎来第一个增长高峰,年均净增加840万,达到2.68亿,人口老龄化水平提升至18.5%,仍属于轻度老龄化阶段。本阶段是应对人口老龄化的战略机遇期。

第二阶段：急速发展阶段（2023—2035年）。这一阶段老年人口将迎来第二个增长高峰，年均净增加约1200万，2035年达到4.18亿，人口老龄化水平攀升至29%，进入中度老龄化阶段。老年人口规模增长最快，老龄问题集中爆发，是我国应对人口老龄化最艰难的阶段。

第三阶段：缓速发展阶段（2036—2053年）。这一阶段老年人口年均净增加380万，2046—2050年将迎来老年人口第三个增长高峰，年均净增加650万，2053年达到4.87亿的峰值，人口老龄化水平接近35%，处于重度老龄化阶段。人口老龄化速度有所放缓，但总人口负增长加速，高龄化特征十分突出。

第四阶段：高峰平台阶段（2054—2100年）。人口老龄化势头逐步减弱，到21世纪末达到3.83亿，老年人口的比重稳定在34%左右。人口年龄结构进入一个稳态的老龄化高峰平台期。

纵观我国人口老龄化的发展趋势，呈现以下5个特点：

1. **老龄人口数量大**　由于我国的人口基数大，老龄人口的数量也大。据资料显示，2013年，60岁及以上的老年人超过2亿，65岁及以上人口超过1.31亿，到2014年，已达1.37亿。我国成为全世界老年人口最多的国家。

2. **人口老龄化进程速度快**　我国人口老龄化虽然起步较晚，但老龄化发展速度大大快于发达国家。进入20世纪90年代以来，老年人在总人口中的占比迅速上升，2014年65岁及以上老年人占总人口比例已经超过10%。预计到21世纪中叶，我国人口老龄化程度将从当前的10%提高到30%左右，仅用40年左右的时间就完成了发达国家上百年人口转变的过程，速度十分惊人。

3. **人口高龄化显著**　人口学中认定，80岁以上为高龄老年人口。随着医疗水平改善及平均预期寿命的延长，我国高龄人口增多。人口普查数据显示，2000年，我国80岁及以上高龄老人近1200万人，约占60岁以上老年人总数的9.23%；2010年，80岁及以上老年人则达到2095万人，占60岁以上老年人总数的11.80%。高龄老人总数明显增多，比例上升。预计到2050年，高龄老人将到达1亿人，高龄老人占老年人口比重也会达到22.3%，相当于发达国家高龄老年人口的总和。

4. **地区发展不均衡**　中国人口老龄化的发展具有明显的由东向西的区域梯次特征，东部沿海经济发达地区明显快于西部经济欠发达地区。上海市于1979年就成为人口老年型城市，是我国最早的老年型城市，而地处西部的宁夏2012年才成为人口老年型地区，二者的时间跨度长达33年。

5. **老龄化超前于经济发展**　发达国家是先富后老或富老同步，而中国则是在经济尚不发达的情况下提前进入老龄社会的，属于未富先老。主要体现在两个方面：一方面，"经济总量"未富而老龄化先至；另一方面，"人口红利"未至而老龄化先至。薄弱的经济实力、不完善的社会保障制度、劳动力人口的下降对老龄工作提出了严峻的挑战。

6. **城乡倒置显著**　我国农村人口数量较大，而且，农村越来越多的青壮年携带子女流入城镇，导致农村常驻人口的老龄化水平偏高。这种城乡倒置的状况将一直持续到2040年。到21世纪后半叶，城镇的老龄化水平将超过农村，并逐渐拉开差距。这是中国人口老龄化不同于发达国家的重要特征之一。

7. **家庭小型化、少子化明显**　随着社会经济发展，家庭观念的演变以及计划生育政策的落实，我国的家庭结构也逐渐向小型化和核心化演变。根据人口普查资料显示，2000年，我国平均家庭户规模为3.34人，2010年减少为3.10人，到2014年进一步减少为2.97人。2000—2010年，0～14岁组少儿抚养比和其在总人口中所占比重都出现了大幅下滑。相关研究表明，2008—2010年间中国总和生育率大致在1.63～1.66，属于较低的生育区间。少儿人口数量及比重的降低，加上老年人口数量和比重的提高，"一降一增"更加剧了人口老龄化局面的严峻性和风险性。

四、人口老龄化带来的问题

人口老龄化和高龄化加剧，与此同时，失能和部分失能老年人越来越多，残疾老年人逐年增加，2015

年失能和部分失能老年人约4063万人,持残疾证人达到1135.8万。预计到2020年,高龄老年人将增加到2900万人左右,独居和空巢老年人将增加到1.18亿人左右。这将带来一系列重大社会问题和公共卫生问题,护理专业如何应对人口老化带来的巨大照护需求,进而引领优质护理,使老人得到恰当的服务,增进独立生活能力,提高生活质量,以维持其尊严和自主,是现阶段护理专业发展的重要挑战。

(一)影响社会经济发展

我国经济发展进入以中高速、优结构、新动力、多挑战为主要特点的新常态,老龄化对于新常态增添了一些困难和不可控的因素。首先,影响经济增长。老龄化直接导致劳动力供给减少,消费能力下降;政府财政面临收入减缓和养老、医疗等社会保障支出增加的双重挤压,将严重制约政府之间投资和间接引导投资的能力。其次,影响结构调整。促进产业转型升级需要调整劳动力的结构,提高劳动力的素质,而老龄化将使劳动力结构老化,素质提高缓慢。再次,影响创新驱动。新常态下创新驱动是必由之路。但是劳动力老化影响社会活力,削弱创新创造能力,而且人口老龄化可能不利于消费领域新产品、新技术的应用和推广。此外,老年人口增加将使基本养老金、退休金、保险费补贴和医疗方面的支出增加,家庭结构和规模改变、抚养比上升、家庭养老功能削弱等。

(二)医疗支出加大

各国的经验表明,随着人口老龄化程度加深,医疗卫生费用也呈现出同步增长趋势。经济合作与发展组织2001年的一份预测报告显示:2000—2050年,与年龄相关的社会支出增长大约一半是由医疗卫生和长期护理引起的,人口老龄化将导致与年龄相关的社会支出在GDP的占比率,由2000年的平均不到19%上升到2050年的26%左右,其中,卫生保健、长期护理和养老金费用的增长几乎占一半。我国有研究显示,年龄是我国城镇居民医疗卫生支出增长的最重要因素之一。也有研究报告,60岁居民的医疗卫生支出大约比40岁居民高50%～100%,65岁以上老年人口的人均卫生费用是65岁以下人口的2.7～4.8倍。农村老年人口多,医疗需求尤为突出。

(三)老年人的照护需求增加

老年人的照护除了保障老年人的基本生活外,还需要大量适合老年人心理、社会适应需要等诸多方面的专业护理服务。高龄老人、空巢老人、失能失智老人需要提供更多的专业护理服务。他们面临着诸多问题,如养老缺乏可靠保障;照料服务供求矛盾突出;精神压力较大,部分老人孤独感增强;独居老年人面临高生活风险;隔代户和两代户老年人生活压力大,独生子女供养两代老人压力过大。另外,带病生存的老人数量极大,我国60岁以上老年人的余寿中有2/3的时间处于带病生存状态。老年人最常见的健康问题是慢性病问题,老年人慢性病的发病率是全部人口患病率的3.2倍,伤残率是全部人口的3.6倍,消耗的卫生资源是全部人口平均消耗卫生资源的1.9倍。养老照护体系亟待完善,我国目前尚未建立起适应老年人健康需求的体系,包括保健、预防、治疗、康复、护理、安宁疗护的综合性、连续性的服务体系,老年服务机构数量严重不足且地区分布不均。

(四)对护理专业的挑战增多

1. 缺乏对老年照护人员的规划和管理 老年人口数量迅速增多、家庭空巢化、家庭小型化和社会流动频繁,越来越多的家庭减弱或失去养老功能,越来越多老年人的晚年照护需要依赖专业的养护机构。但尚缺乏对老年照护组织和人员发展的统筹规划,多元主体如何参与老年照护服务、如何相互衔接配合、如何进行人员合理配置等,都是亟待解决的问题。

2. 老年护理专业人员的数量缺乏 人力资源是事业发展的决定性因素,老年照护服务的发展离不开老年照护专业人员。然而,目前的老年护理行业还不能与老龄化形势相适应,专业性照护人员数量不足,特别是基层人才严重缺乏。有数据显示,我国有2830万生活不能完全自理的老年人,按照老年人口与照护人员3:1比例配备,需要1000万人左右的照护人员,而目前我国在各种养老机构中的老年照护人员不足300万。

3. 老年护理专业人员的素质有待提高　老年人的健康问题偏多，常常患有多种疾病，且反应不敏感，容易掩盖疾病的症状和体征，同时，其语言表达能力减弱，不能准确表达自己的感受，病情复杂多变，多重用药，日常生活能力不足。要求护理人员必须具有丰富的老年照护医学知识，区分正常老化与疾病变化，掌握与老年人沟通的技巧和精湛的护理技能等，才能为老年人提供优质的护理服务。目前老年照护服务人员的综合素质、专业水准、服务能力都不能够很好地满足老年人的需求。

4. 缺乏志愿服务人员　由志愿者提供充足的、可持续性的照护服务，是许多发达国家和地区的成功经验。目前，我国提供老年照护的志愿组织和人员明显不足，对志愿者的利用程度较低。志愿者缺乏必要的相关专业教育或培训，缺少应对紧急状况或个性化服务的常识和策略。

相关链接

WHO：关于老龄化与健康的 10 个事实

事实 1：世界人口在迅速老龄化

事实 2：几乎没有证据表明今天老年人的晚年状况比其父辈更健康

事实 3：老年人中最常见的健康问题是非传染性疾病

事实 4：涉及健康时，不存在"典型的"老年人

事实 5：老年人的健康状况不具有随机性

事实 6：现在年龄歧视可能比性别或种族歧视更普遍

事实 7：全面的公共卫生行动将需要我们彻底改变对老龄化与健康问题的思考方式

事实 8：卫生系统需要得到调整以满足老年人口的需求

事实 9：在 21 世纪，所有国家都需要建立一个综合的长期照护系统

事实 10：健康老龄化涉及政府各层级和部门

第二节　老年护理学概述

老年护理学是老年医学科学的重要组成部分，是服务于老年人的应用性科学，旨在使老年人在日常社会生活、健康保持和增进、疾病的防治和康复等过程中，得到全面的维护和支持，使老年人身心达到最大程度的安适状态。重视老年护理学的研究，为老年人提供标准化、专业化、普及化和优质化的护理服务，是老年护理学的任务。

一、老年护理学相关概念和研究内容

（一）老年护理学相关概念

1. 老年学　是一门研究老年及相关问题的学科，是包括自然科学和社会科学的新兴综合性交叉学科，是老年生物学、老年医学、老年社会学、老年心理学、老年护理学的总称。

2. 老年医学　是研究人类衰老的机制、老年性变化、老年人卫生保健和老年病防治的科学，是医学的一个分支，也是老年学的组成部分。它包括老年基础医学、老年临床医学、老年康复医学、老年预防医学、老年社会医学等。

3. 老年护理　老年护理（gerontology nursing）是以老年人群为服务对象，提供护理服务的过程。护理程序是老年护理实践中的主要工作方法。由于老年群体在生理、心理、社会适应能力等方面有其特殊之处，

因此老年护理活动中有其自身的特殊规律,也是护理学的知识在特殊领域的应用。老年护理实践的范围不仅针对医院内的老人,而是向老人养护机构、社区和家庭逐渐延伸,以提升老年人的生活质量。

4. **老年护理学**　老年护理学(gerontological nursing)是研究、诊断和处理老年人对自身存在或潜在健康问题的反应的学科,是老年医学的重要组成部分,是护理学的一个专业方向。老年护理学以老年人群为研究对象,以护理学理论和临床医学、社会学、心理学和健康政策等学科理论为基础,遵循人类自然、社会、文化教育和生理、心理因素对老年人及其家庭健康的影响规律,以老年期的身心健康、疾病护理特点和预防保健为研究内容,运用老年护理的知识技能,满足老年人的生理、心理和社会适应方面的护理需求,目的是提高老人自理能力,维持生命的尊严及高品质生活。

（二）老年护理学的研究内容

1. **老年人的健康促进与维护**　以健康概念为核心,围绕生理、心理和社会适应能力三方面展开研究和实践,对老年人进行身体照顾、心理护理和社会适应能力提升。积极开展健康教育,普及健康知识,帮助老人建立健康的生活方式。

2. **老年病人的护理**　针对老年人疾病的特点,在基础护理、专科护理、老年病人管理和护理操作技术等方面,开展临床老年护理的实践与研究,提高对老年病人的护理水平,促进老年人的健康恢复和提升带病状态的生活质量。

3. **老年病的康复护理**　针对老年人的慢性病康复,采取措施减轻痛苦,促进康复,减少继发性功能障碍,使残存功能达到最佳水平,最大限度恢复生活自理能力,帮助老人提高生活质量。

4. **临终关怀**　尽可能减轻临终老人的躯体痛苦,缓解心理上的恐惧,为老人及其家属提供心理上的关怀与安慰,帮助其维护尊严、提高生命质量,使临终老人平静、安宁、舒适地度过人生最后历程。同时帮助临终老人的家人缓解心理压力,提供心理支持。

二、老年护理学的起源与发展

现代护理学创始于19世纪的中期,老年护理学随着护理学科的建立和发展而逐步发展,并且与科学技术的发展和社会进步息息相关。虽然起步晚,但是,随着医学科学的进步在不断地成熟。

（一）国外老年护理学的起源与发展

老年护理作为一门学科最早起源于美国,而后对世界各国老年护理学的发展起到了积极的推动作用。1904年,美国开始有护士办起了收容照顾病残老人的机构,为日后发展老年护理机构打下了良好基础。美国的老年护理学的发展大致经历了4个时期:①理论前期(1900—1955年):1900年,老年护理学作为一个独立的专业被确认,但在这一阶段没有任何的理论作为执行老年护理业务活动的基础。②理论基础初期(1955—1965年):老年护理的理论和科学研究开始发展,1950年出版了第一本老年护理教材,护理专业杂志上刊发了大量论文;1961年,美国护理协会设立了第一个老年护理专科小组,标志着老年护理学在专业化的道路上前进了一大步。③专业发展期(1965—1985年):这一时期是老年护理学走向专业化时期。1966年美国杜克大学成立了第一个老年护理专家项目,与此同时,美国护理协会成立老年病护理分会,确立了老年护理专科委员,老年护理学专业真正成为护理学中的一个独立分支。1969年老年病护理分会制定了老年病护理职业标准,并于1970年正式颁布。1975年开始颁发老年护理专科证书,同时《老年护理杂志》创刊,"老年病护理分会"更名为"老年护理分会",服务范围惠及所有老年人。1976年美国护理学会提出发展老年护理学,关注老年人对现存和潜在的健康问题的反应,从护理的角度和范畴进行业务活动。至此,老年护理学显示出专业化发展历程。④全面完善和发展时期(1985年至今):老年护理的临床实践、教育和科研迅速发展,逐渐显示丰硕成果。因老年护理学的工作范畴日益拓展,美国护理协会在1987年提出用"老年护理学"概念代替"老年病护理"的概念。护士有了越来越多的机会接受继续教育以应对老年人的医疗保健需求。2008年美国护士认证中心将老年临床护理专家的资格列入专科证书注册考试内容之中,意味着老年临床护理专家得到了正式的认可。

(二)我国老年护理学的起源与发展

我国的老年护理学伴随着老年学、老年医学等学科的建立和发展而逐步发展。我国的老年护理实践最早以家庭护理为主,新中国成立后,老年医学迅速发展,1954年上海最早开设了家庭病床,至1958年我国有14个省市设置家庭病床。1985年天津市成立了第一所临终关怀医院,同一时期,北京、上海等大城市医院中陆续设立老年病门诊、老年科病房和专科医院,为老年人提供健康咨询、体检和住院医疗护理服务,同时出现了大量的老年医学研究机构。在中华护理学会倡导发展和完善我国的社区老年护理的影响下,在1997年上海成立了老人护理院,随后深圳、天津等地区也成立了社区护理服务机构。

随着我国逐渐成为老年型国家,对老年护理面临的挑战和提出的要求日益显著,老年护理学也得到了政府的高度重视和发展。先后发布了《关于加强老龄工作的决定》《中国老龄事业发展"十五"计划纲要(2001—2005)》等,有力地促进了老龄事业的发展,建立老年学和老年医学研究机构,与之相随,老年护理学也作为一门新兴学科受到重视和发展。1999年中华护理学会成立"老年专业委员会",开展学术交流和专业培训。老年护理学陆续成为多所高等院校的必修课程,2000年《老年护理学》本科教材正式出版,此后,老年护理学的专著、教材、科普读物等相继出版。专业期刊设置老年护理专栏。老年护理专业护士培训项目于2005年启动,由广东省卫生厅委托南方医科大学和香港理工大学联合培养老年护理专业护士,这是通过研究生教育培养老年护理专科护士的初步尝试。目前已有多所院校将老年护理作为硕士、博士研究生培养方向。

我国的老年护理学与发达国家相比,还存在较大差距,我们需要借鉴国外的先进经验,加快老年护理学科建设,促进我国老年护理事业快速发展,以适应我国人口老龄化的进程。

三、老年护理学的未来趋势

老年护理学经过许多年的发展,建立了独特的工作理论依据和指导方法,今后,将随着老龄化进程,逐渐显现其重要作用,将会获得极大的关注支持,从而获得更广阔的发展空间。未来的老年护理学将表现出:

1. **全社会对老年护理的认识会发生转变** 由以往认为老年护理不需要特殊知识、技能和态度,逐渐转变为积极的认识,重视老年护理的特殊性及专业性。老年护理专业人员通过宣传老年护理的特殊知识、技能和态度,特别是一些特殊的护理措施,让全社会认识到老年护理的专业复杂性。同时,老年护理专业人员要积极投身老年护理事业中,从老年人健康状况和生活质量改善中显示其重要地位。

2. **老年护理专业人员的角色功能进一步明确** 随着社会的进步和经济水平的提高,老年人的健康观念发生变化,对护理的需求也有所增加。因此,老年护理除了为老年人提供支持和帮助之外,还要激发其自主能力,弥补其能力的缺失。护理人员的角色由疾病照顾者转变为多元化角色,既是健康的维护者,也是健康的促进者,要同时履行健康教育者、健康咨询者、研究者、社会活动者、执业者等多种角色。

3. **学科间的合作会加强** 虽然护理学科全面关注老年人的各种需求,但是,由于老年人健康问题涉及疾病、功能状态、精神健康、社会经济体制、医疗体制、养老政策和法规、社会文化及伦理等多个层面,因此,老年护理必须与多学科进行合作,其目的是为了更好地满足老年人的健康需求,提高服务质量和服务水平。

四、老年护理的目标和原则

老年护理的目标在于促进健康老龄化,通过帮助老年人及其家庭适应衰老所带来的健康挑战,最终实现老年人及其家庭的幸福。

（一）老年护理的目标

老年护理的总目标是实现"健康老龄化"，即从生命全过程的角度，从生命早期开始，对所有影响健康的因素进行综合、系统的干预，营造有利于老年健康的社会支持和生活环境，以延长健康预期寿命，维护老年人的健康功能，提高老年人的健康水平。实现健康老龄化的主要战略是积极老龄化，老年人应以积极的生命态度投入生活，更加注重身心健康，更加注重人格尊严，更加注重自我养老和自我实现。护理人员需要在实现健康老龄化的进程中，明确工作目标，发挥角色责任。老年护理的具体目标包括：

1. **增强自我照顾能力**　护理的根本目的是调动老年人的自我健康负责的意识和能力，最终达到自觉采取健康的生活方式，充分发挥自身力量，维护个人的日常生活能力。因此，护理人员要以健康教育为干预手段，调动老年人的自身资源，帮助他们建立生活自理的信心，巩固和提高自理能力，以提高其生活质量。

2. **延缓恶化及衰退**　由于老年人多患有慢性疾病，机体受到疾病的长期困扰，导致各项功能减弱。一旦病情发作，机体的代偿和修复能力较差，容易出现病情恶化和功能迅速衰退的现象，同时一些并发症也会威胁老人的健康。因此，护理人员要能够发现潜在的健康问题，积极采取三级预防策略管理老人的健康，避免和减少健康危险因素的危害，早期发现、早期诊断和早期治疗，积极预防并发症，防止病情恶化和伤残。

3. **提高生活质量**　老年人往往出现身心健康减退，从而影响老年人的生活质量。老年护理的目标不仅有疾病的转归和寿命的延长，而且包括促进老年人在生理、心理和社会适应方面的完好状态，提高生活质量，体现生命意义和价值。护理人员应帮助老人积极参与各种力所能及的娱乐、社交和家庭活动，使其获得愉悦的心情，做到年高不老，寿高不衰，更好地参与社会活动。

4. **支持濒死老人并保持其舒适及尊严**　医疗护理技术的限制和人类遗传因素决定，人的生命终会完结。当老人健康状况逐渐衰退，不得不面临死亡时，护理人员应敏锐地评估老人的各种需求，识别、预测并满足其需求，采取恰当的护理措施，从生理、心理和社会全方位为他们提供服务，缓解疼痛，保存精力，尽量舒适，并且帮助老人正确看待死亡，尊重老人的意愿，帮助老人安详而有尊严地走完一生。

（二）老年护理的原则

由于老年人的生理、心理和社会适应等方面具备独特的特点，护理工作需要遵循下列原则：

1. **满足老年人的基本需要**　根据马斯洛的理论，人基本需要的满足程度与健康相关。因此，护理人员要全面评估老人的各层次基本需要，及时发现老年人现存的和潜在的健康问题，制定合理的护理计划，采取有效的护理措施，来满足老年人的各项需要，维护老年人的健康。

2. **提供社会化的护理**　这一原则有两层含义，一方面，老年护理的对象既包括老年人个体，也包括老年人的家庭及所生活的社区，既有老年患病人群，也有健康的老人。因此护理人员在提供服务时必须兼顾老人及其家庭和社区，兼顾医院内和医院外。另一方面，护理人员在提供护理服务时，要利用一切可能的社会资源，多学科、多专业、多人群共同参与，为老人提供长期、稳定、持续、有效的护理。

3. **贯彻整体护理理念**　随着老化，老年人会出现生理、心理、社会适应能力等各方面的健康问题，而且，各种健康问题又会相互影响。因此，护理人员必须树立整体护理的理念，分析影响老年人健康的各种因素，对老年人全面负责，注重身心健康的统一，为老人提供多层次、全方位的护理。同时，整体护理还要求护理工作的各个环节密切配合，将临床护理实践与护理管理、护理教育、护理科研等相结合，全面提高整体护理质量。

4. **提供个性化护理**　尽管老化普遍存在，但是，老化的进程和表现却因人而异，影响老化和健康的因素也是复杂多样的。老人机体出现的病理性改变存在较大的个体差异，加之老人的生活经历各不相同，诸如性格特点、生活压力、家庭结构、职业、生活方式、经济状况等心理和社会因素不同，使得老人的护理变得更加需要既遵循常规性的护理原则，又要因人而异，执行个体化护理的原则，做到针对性和实效性相结合。

5. 尽早防护　老化是多重因素共同作用、经过长时间积累的过程,老年期的健康问题,大多起于中青年时期。因此,老年健康问题的护理强调早期干预,一些疾病,如高血压、高血脂、动脉粥样硬化、糖尿病、骨质疏松症等均需要自中青年期就进行有效的预防,加强健康教育,指导人们采取健康的生活方式。进入老年期,则应更加予以重视,了解老年人常见病的病因、危险因素和保护因素,采取有效的预防措施,防止老年疾病的发生和发展。对于慢性病老人和残疾老人,需根据情况实施康复医疗和护理,开始时间越早越好。

6. 持之以恒　老年人所患疾病大多为慢性疾病,病程长、并发症多、后遗症多,容易导致生活自理能力下降,严重者甚至出现严重的生理功能障碍。护理人员需要为老年人提供连续性照顾,从院内延展到院外。因此,护理人员要注意各岗位人员工作的协调配合,保持连续性,以保证老年人的健康问题在各个时期都能得到有效的护理,减轻老人的痛苦,提高生活质量。

五、老年护理专业在老龄事业中的作用

老年护理专业是老年医学的一部分,也是老龄事业的重要组成部分,在应对人口老龄化带来的一系列问题的过程中,护理专业发挥着重要的作用。

(一)提供高质量的老年护理服务

1. 牢固树立整体护理的专业理念　老年护理作为护理学的一个专业方向,其专业理念与临床护理实践的专业理念一致,即以生物-心理-社会医学模式为基础,以老年人的整体健康为中心的现代护理专业理念。特别强调尊重老年人,用爱心做好老年护理工作。认可并尊重老年人群体曾经为社会做出的贡献,积极为老年人创造一个良好的生活环境和社会环境,使他们能够健康长寿,安度晚年。

2. 明确老年护理专业的任务　具体的任务包括:

(1)帮助老年人学习健康维护和促进的相关知识,鼓励增强老年人健康的行为方式,以维护和增进身心健康。

(2)帮助老年人采取积极措施预防疾病,协助诊断和治疗疾病,为患病老人提供护理,减轻老人痛苦。

(3)促进老人康复,减少功能丧失,补偿功能的损害和缺陷。

(4)帮助老年人适应患病和功能缺失状态,提高其生活自理能力,即使患有重病、痴呆和长期卧床的老人,也要创造一个身心舒适的环境。

(5)提供心理护理,为老人提供安慰和心理支持,帮助老年人安详而有尊严地度过老年期。

3. 运用专业化的知识和技能　老年人在身体、心理和社会适应能力等诸方面有着不同于其他年龄人群的特点,老年护理专业人员运用专业的知识和技能为老年人提供高质量护理服务,并在实践中不断积累、创新,逐步丰富老年护理的知识体系,完善护理技能。

4. 促进老年专科护理发展　加快老年专科人才培养,加强老年护理中各类问题的科学研究,如老年急、慢性病病人的护理,老人的护理需求、老年保健和健康教育,老年人疼痛、跌倒、睡眠紊乱、尿失禁、活动困难等症状的护理,老年期精神障碍等,积极开展学术交流,建立专科学术团队和专业人员资格认证等,提高老年护理的专业水平和质量的保证。

(二)积极参与老年照护和保障体系的构建

人口老龄化对护理专业提出了许多新课题,以西方老年护理专业发展的经验看,老年护理专业在老年照护事业发展中承担着重要的角色。我国的老年护理工作至今仍然以各级医院为主要机构,老年人养护机构的建设刚刚起步,对家庭和社区的服务覆盖面小,服务内容也远远不能满足老年人的服务需求。发展我国老年护理事业是社会发展对护理专业的要求,具有不可低估的重要性和紧迫性。护理人员要充分认识老年照护事业的重要性,认识和理解老年人的各种特点,以广博的知识、扎实的理论基础和精湛的业务

技术,为老年人提供优质的服务,积极参与我国老年照护体系的规划、建设、管理、运作并实施护理,为实现我国政府提出的老有所养、老有所医、老有所乐、老有所学、老有所为的目标,为建立和健全老年人社会保障体系、提高老年人的生活质量贡献一份力量。

六、老年护理专业人员的素质要求

老年护理工作是一个具有复杂性和挑战性的工作,对护理人员的专业素质提出了特别的要求,具体的素质要求如下:

1. **高度的责任心、爱心、耐心及奉献精神**　这是从事老年护理专业人员要具备的首要素质。老年人群对护理人员的依赖性较大,其生理、心理都复杂多变,增加了老年护理的难度,所以,要求护理人员要以高度的责任感关注老人,不论其地位高低、收入多少,都应一视同仁,严格履行岗位职责,以足够的爱心、耐心对待老人,把满腔的热情融入老年护理的全过程,不计个人得失,全身心地投入到护理服务中。

2. **博、专兼备的专业知识**　这是对护理人员的业务素质要求。老年人多数都身患多种疾病,可能存在多脏器功能受损,因此,要全面掌握专业知识,能够将其融会贯通,全系统、全方位地分析问题、处理问题;同时,还要精通某一专科领域的知识和技能,有重点地为老年人解决问题。护理人员还必须掌握相关学科的知识,如心理、伦理、社会等学科知识,以及医疗、护理发展的新动向、新观念、新方法等,以便采取最好的方法帮助老人实现健康方面的需求。2010年,美国护理院校委员会和 Hartford 基金会老年护理研究中心发布了《护理本科教育老年护理的核心能力标准和课程指南》。该指南为协助老年护理教育者制定本科护理课程中老年护理相关内容提供了必要的信息和指导。

3. **准确、敏锐的观察力和正确的判断力**　这是对护理人员的能力要求。老年人的机体代偿能力相对较差,健康状况容易发生改变,要求护理人员必须具备敏锐的观察力和准确的判断力,能够及时发现老人的问题及各种细微的变化,以便及早发现问题,并且根据出现的变化,能够对老人的状况做出正确的判断,及早采取正确有效的措施,保证护理质量。

4. **良好的沟通技巧和合作精神**　对老年人群的诸多问题,运用最多的护理措施就是沟通交流。良好的沟通交流可以使护理人员准确全面地评估老人的健康状况,为下一步的护理诊断提供重要依据,也为护理措施的正确有效实施提供保证,而且,沟通本身就具有良好的护理功效。通过交流,可以灌输知识,也可以提供心理支持。同时,老年护理需要多学科合作,护理人员是连接各专业人员的桥梁,因此,护理人员必须具备良好的沟通交流技巧和合作精神,促进专业人员、老人及其照顾者之间的沟通与交流,让他们互相理解,协议讨论,共同解决老人的问题。

(王艳梅)

本章的主要内容包括两部分：一是人口老龄化概述，二是老年护理学概述。其中第一部分主要讲述老化及人口老龄化的相关概念、国内外人口老龄化的特点及带来的挑战等。其中的重点内容包括老化、人口老龄化、健康老龄化、积极老龄化的概念解释，老化过程的特点，老龄化国家（地区）的判定标准，我国人口老龄化的特点及人口老龄化带来的专业挑战。第二部分的重点内容包括老年护理学的定义解释，老年护理的研究内容、工作目标和工作原则，老年护理专业在老龄事业中的作用以及老年护理专业人员需要具备的素质要求等。

1. 分析我国人口老龄化的特点并提出应对的策略。

2. 解释健康老龄化的含义并提出实现健康老龄化的策略。

3. 分析提高老年护理专业队伍专业化的措施。

第二章 老化的理论

2

学习目标	
掌握	老化的概念；老化的生物学、心理学和社会学理论的观点。
熟悉	老化理论在老年护理实践活动的应用。
了解	老化的相关护理理论的主要内容。

老化（aging）是指人体随着年龄的增长，对内外环境的适应能力逐步下降的表现。衰老是老化不断进程的结果。从生理意义上说，老化是生命过程中组织器官退化和生理功能衰退的阶段，它是一个复杂的过程，包含生理、心理、社会及环境方面对机体的相互影响，不同个体以不同的速度老化，而老化现象存在较大的个体差异。老化理论从不同方面解释老化发生的原因及老化进程中各种现象。了解不同层面的老化理论，有助于护理人员评估老年人各阶段健康状况，制定适合老年个体的护理计划，提供完善的护理措施，提高其生活质量。

第一节　生物学观点的老化理论

生物学观点的老化理论主要研究老化过程。通过了解这些理论有助于认识、理解老化的生命现象，解释老年人器官生理改变的原因和特性。目前提出的生物学观点的老化理论主要有基因理论、分子串联理论、免疫理论、游离放射物质理论和神经内分泌理论等，主要探讨衰老发生的原因和机制，这是现代老年生物学研究中最重要、最艰巨的课题。若能阐明衰老的机制，就能揭示衰老的本质，才有可能采取有效的防治措施，延缓衰老，健康地活到大自然所赐予人类的最高寿命。

一、基因理论

基因理论是生物学观点的重要理论，强调基因在机体老化过程中的重要作用。该理论认为基因导致老年期细胞和器官变化，细胞的基因有固定的生命期限，包括细胞定时衰老论及基因突变论。这两种理论主要解释为什么生物体到一定寿命就会衰老，为什么同种生物有非常相似的生命周期。

1. 细胞定时衰老论　由 Hayflick 于 20 世纪 60 年代提出。该理论认为衰老如同生长、发育、成熟一样，均由遗传程序决定，这种遗传程序使生物体按时表达出生长、发育、成熟、衰老的生命现象。基因程序预先设定了动物的生命周期，体内细胞的基因有固定的生命期限并以细胞分化次数来决定个体的寿命。例如：人类的基因决定其最长生命期限为 110 年，在这 110 年中，正常细胞分裂约 50 次，达到分裂最高次数就会停止正常分化，细胞开始退化、衰老，人也开始老化，最终死亡。不同种类的动物细胞最高分化次数也有不同，寿命越长者，其细胞分化次数越高。同为人类，有的寿命长，有的寿命短；有的衰老速度快，有的衰老速度慢。衰老速度始终恒定在一定的范围内（人类 75～110 岁左右）。也就是说人类有大致相同的控制衰老的基因。此理论认为细胞基因的遗传可决定各种生物的寿命长短，所以不同种类的生物有不同的生命周期。

2. 基因突变论　该理论认为细胞的基因有固定的生命期限，达到极限后细胞不再复制，开始突变，所以老化是体细胞突变或细胞 DNA 复制错误引起的损伤，造成老年人体细胞特性的改变，从而影响细胞功能。随着老化的进程，老年人体内细胞的功能与特性已逐渐发生变化，因而使得老年人的心智功能及行为表现不同于成年人。例如老年人的记忆力减退，学习和适应新事物的能力下降等。

二、分子串联理论

分子串联理论由 Bjorksten 于 1968 年提出，又名交联理论或胶原质论。分子串联理论是指正常状态下分离的细胞分子因某些化学作用而结合在一起，所串联成的大分子会导致细胞突变使细胞丧失正常运转电子与排泄废物的功能，胶原蛋白丧失弹性，导致组织器官功能衰退。

分子串联理论认为，正常的各分子结构是分隔的，当它们通过化学反应结合在一起时，就形成了交联物。交联物很可能破坏 DNA 分子链,随年龄的增长,修复交联化合物损伤的功能逐渐下降。交联化合物在体内聚积,导致细胞突变,机体发生不可修复的损坏,从而导致了衰老。一些学者认为,DNA 也存在交联。生物体在完成了繁殖(或细胞分裂)后,大部分生物的机体则无可避免地暴露在一个自动缓慢、不可逆转的交联变迁过程中。结构组织的交联逐渐引起结构硬化,功能成分的交联往往造成功能损伤和活性下降。为了生存的延续,生物体则顽强不断地实行重建和更新。储存在遗传因子中的信息保证了这个重建和更新的正确性和一贯性。由于生物体某些部分的再生和重建相当困难,比如组成皮肤、肌腱、眼球晶体和细胞间胶原组织的结构蛋白,这些部位往往一次建成,继而沿用终生。

可引起大分子串联的物质有:醛类、有机酸(琥珀酸、富马酸)、某些金属(镁、铝、铜等)以及某些氨基酸等。此学说用于解释老年人为什么容易发生动脉粥样硬化及皮肤松弛等现象。

三、免疫理论

免疫理论由 Walford 于 1962 年提出。该理论认为,老化过程的基础就是免疫系统功能的逐渐下降,老化不是被动耗竭,而是由免疫系统介导的主动的自我破坏。同时,该理论认为衰老与老年性免疫有关,老年人免疫衰退常表现为对外界侵袭的辨认与反应下降和自身免疫反应增加,出现对抗原的精细识别能力下降、精确调控功能减弱,以及免疫应答机制紊乱、低效或无效,免疫系统的三大功能(防御、自稳、监视)失调或减弱,最终导致老年人感染性疾病及癌症的发病率明显增加。

另外,随着年龄增加,体内细胞产生突变的概率也随之增加,突变细胞是一种不同于正常细胞的异常蛋白质,被体内免疫系统辨认为外来异物,激发体内免疫反应,产生抗体,造成一系列的细胞损害。如老年人风湿性关节炎的发病率增高。

四、游离放射物质理论

游离放射物质理论于 19 世纪中期提出。游离放射物质是由原子分裂时所产生的一种高度不稳定及易反应的氧化分子,因其带有额外的电能或游离电子,因此会伤害到其他分子或 DNA,造成杂质堆积在细胞核和细胞质,而产生基因型病变,使正常细胞功能受损而死亡。所累积的杂质称为脂褐素,大多存在于脂肪或蛋白质细胞中,外观看来就像皮肤上的老年斑。随着年龄的增长,机体的防御功能逐渐减弱,抗氧化物减少,而接触产生游离放射物质的概率增加,导致体内出现大量的游离放射物质。当人体不能及时清除过剩的游离放射物质时,就会导致脂褐素沉积,细胞损伤增加,老化现象随之出现。

五、神经内分泌理论

神经内分泌理论认为老化现象是由于大脑和内分泌腺体的改变所致。该理论认为,下丘脑、垂体和肾上腺是调节衰老过程的主要场所,通过神经内分泌系统的调节,机体完成其生长、发育、成熟、衰老直至死亡的一系列过程。下丘脑是调节全身自主神经功能的中枢,起着重要的神经内分泌换能器的作用。下丘脑调整连锁反应,直接对各器官和腺体下达分泌荷尔蒙的指令。但随着年龄的增长,下丘脑失去准确调节的能力,使得荷尔蒙受体变得麻木,与神经内分泌调控有关的酶合成功能减退,神经递质含量及代谢的改变等影响了其他内分泌腺的功能,使机体的新陈代谢减慢及生理功能衰退,机体出现衰老和死亡。人的大脑大约有 140 亿个神经元,从出生直至 18 岁左右,脑细胞的数量变化不大,但从成年起,脑细胞由于退化死亡而逐渐减少,到 60 岁左右,将失去一半。此外,运动神经和感觉神经的传导速度也随着年龄增加而降低。因此老年人常常表现出某些特有的心理特征,如多疑、忧郁、孤独、失去自我控制能力等,这些现象表明老年人的中枢神经系统在衰退。另外,关于脑容积的研究结果显示,脑细胞的数量及脑内体液会随着年龄的增长而减少,脑萎缩的发生率也随着年龄的增长而增高。

六、其他理论

(一)长寿与衰老理论

长寿与衰老理论是 Kohn 于 1982 年提出的,是老化的生物学理论中很重要的理论之一。此理论用于解释老化、健康观与健康行为之间的关系。不仅研究人类长寿的原因,而且更注重老年人的生活质量。通过对健康和具有正常功能的长寿人群的研究发现,健康长寿者均与以下因素有关:遗传、物理环境、终身参与运动、适量饮酒、维持性生活至高龄、饮食因素及与社会环境有关的因素,如获得的学识和社会地位等。其中遗传因素是影响寿命的最重要因素。美国最大的老年人问题研究机构—全美老年协会,通过每年的调查分析,为老年人设计了 6 项保健准则:目的性、锻炼、娱乐、睡眠、氧气和营养。遵守这些准则,能促进老年人的健康长寿,延缓老化的进程。

(二)体细胞突变理论

由 Failla 和 Sziland 提出。该理论认为在一些有害的内外环境作用下,体细胞可以发生突变,当突变的细胞积累到一定程度时,就会影响正常器官功能,从而导致衰老。研究证明人类白细胞染色体畸变率随年龄增长而增加,而且染色体畸变的速率与动物的寿命呈负相关。体细胞的突变意味着细胞中功能基因的减少,从而使该基因产生的功能蛋白质减少,于是一些正常生理活动受到破坏,进而威胁人类寿命。支持该学说的证据有:X 线照射能够加速小鼠的老化;相关学者对转基因动物在衰老过程中出现的自发突变的频率和类型进行了研究,也为该学说提供了一定的依据。然而,该学说也有解释不了的事实,如无法解释衰老究竟是损伤增加,还是染色体修复能力降低。

(三)自由基理论

由 Harman.D 在 1956 年正式提出,该理论提出的前提是所有生物的衰老和死亡是由一个受遗传因素和环境因素影响的共同过程负责。从分子水平揭开了随机老化理念的序幕,该理论认为衰老过程中的退行性变化是由于细胞正常代谢过程中产生的自由基的有害作用造成的。生物体的衰老是细胞成分积累性氧化损伤的结果,是由自由基反应引起的。自由基反应参与的衰老性改变主要包括环境、疾病和遗传控制的衰老。自由基是具有一个以上的不成对电子的分子或原子的总称。自由基是正常代谢的中间产物,其反应能力很强,可使细胞中的多种物质发生氧化,损害生物膜,其中以羟自由基和氧自由基对人体损害最大。正常情况下机体内自由基的产生和清除处在一种动态平衡状态。随着年龄的增长,人体内自由基水平增高,由其诱导产生的有害物质不断积累,而对自由基的防御能力却逐渐下降,导致自由基的损伤作用增强,例如染色体畸变、骨质疏松、血管硬化、皮肤皱缩,进而引起体内各种生理功能障碍,最终促进了机体的老化与死亡。

(四)细胞损耗理论

由 Weismann 于 19 世纪末提出,在经过一系列实验后认为,生命的死亡是由于组织细胞损耗永不再生,而细胞或细胞分子结构的损坏和耗损,可能是由细胞定时老化或其他因素所致,例如,吸烟、饮酒、营养不良或肌肉紧张。因此,该理论用来假设细胞老化现象的产生是起自受损的细胞或细胞分子结构的生成速度不及破坏的速度快,或细胞来不及完全修复所致。也就是说,每一个生命都有一定的储存能量,或这些能量应按照预定计划消耗,当大量的细胞耗损不能及时得到修复时,机体功能则受到影响,细胞受损后不能再生,生命也随之终结。

(五)预期寿命和功能健康理论

该理论强调对老年人提供的优质护理应着重于最大限度恢复和维持老年个体的功能健康,提高生命质量。生理、心理和社会因素会综合影响个体的功能状态和健康，要为老年人提供优质护理，最重要的是，从仅仅关注疾病的病理过程或疾病本身转向促使个体尽力恢复其因疾病失去的健康。该理论认为，医疗费用的高低与人体疾病或伤残程度直接相关，所以，最关注人的预期寿命和功能健康的是健康计划者、政策制定者和健康照顾提供者。

（六）差错灾难理论

由 Medvedev 和 Orgel 提出。该理论认为，细胞在 DNA 转录或翻译过程中发生错误，导致错误和有缺陷的蛋白蓄积，从而造成衰老。在人类和动物生存过程中，体内的各种蛋白质具有不同的功能。有些蛋白质是机体和细胞的主要构成成分之一，有些蛋白质就是酶，因此，蛋白质合成发生错误，就有可能影响机体的生理功能。但更多的实验研究不支持差错灾难理论，许多实验证明，老龄细胞中不存在差错蛋白。此外，差错灾难理论的核心是认为衰老是因偶然不幸因素造成的，难以解释动物寿命的相对稳定性。

（七）端粒-端粒酶假说

由前苏联科学家 Olvnikov 于 1973 年提出。端粒是真核生物染色体末端由许多简单重复序列和相关蛋白组成的复合结构，具有维持染色体结构完整性和解决其末端复制难题的作用。端粒酶是种逆转录酶，由 RNA 和蛋白质组成，以自身 RNA 为模板，合成端粒重复序列，加到新合成 DNA 链末端。该假说认为细胞在每次分裂过程中都会由于 DNA 聚合酶功能障碍而不能完全复制它们的染色体，因此最后复制的 DNA 序列可能会丢失。因此细胞每一次有丝分裂，就有一段端粒序列丢失，当端粒缩短至一定长度时，便不能再维持染色体的稳定，细胞就开始衰老甚至死亡。研究表明，老年人的端粒与青年人的端粒相比明显缩短，可见端粒长度与细胞寿命存在着一定相关性。尽管大量实验证明端粒、端粒酶活性与细胞衰老及永生有着一定的联系，但是许多问题用该假说还不能解释。

七、生物学观点老化理论在护理实践中的应用

生物学观点老化理论主要研究和解释老化过程与生理功能之间的关系，其观点包括：①生物老化影响所有生命的物体；②生物老化是随着年龄增长而发生自然的、不可避免的、不可逆的以及渐进的变化；③因年龄增长引起个体老化改变的原因，根据每个人的特点而各自不同；④机体内不同器官和组织的老化速度各不相同；⑤生物老化受非生物因素的影响；⑥生物老化过程不同于病理过程；⑦生物老化可增加个体对疾病的易感性。

生物学观点的老化理论，可以帮助护理人员正确认识人类的老化机制，在护理实践活动中更好地服务于老年人。如正确区分老年人"生理老化的改变"与"疾病病理过程"之间的相关性。指导护理人员在健康评估时既要考虑到疾病的改变，也要关注到生理老化的改变。如正常老年人可出现碱性磷酸酶轻度升高，但中度升高则应考虑为病理状态。

护理人员可以借助基因理论指导老年人正确面对老化甚至死亡，让老年人知道每一种生物都有恒定的年龄范围，老化是由基因决定的一种必然过程，不能是偶然的机遇，人不可能"长生不老"或"返老还童"。免疫理论可以解释老年人对某些疾病易感性的改变，应用这些知识，可以使护理人员在老年护理工作中能有意识地防范感染，并注意观察老年人早期出现的感染症状，以便早发现、早诊断、早治疗。神经内分泌理论可以帮助护理人员正确理解老年人为什么会常常出现多疑、忧郁、孤独和失去自我控制力等心理特征，以便有的放矢地做好老年人的心理护理，促进老年人的心理健康。细胞损耗理论则为护理人员制定护理目标和护理计划，减少老年患者的心理和生理压力提供了依据。长寿和衰老理论启发护理人员不仅要了解老年机体的生物学改变，还要用整体观分析和处理老年人的健康问题，在关注延长老年人寿命的同时，更应关注提高老年人的生活质量。健康行为可影响个体的健康状态和寿命，因此护理人员要协助老

年人建立健康的生活方式,改掉不良的生活习惯。例如,加强各种健康长寿卫生知识的宣传,使老年人树立自我保健意识,正确调理饮食,养成健康的生活习惯,保持积极的心态,建立健康生活方式等,既有利于长寿,也可促进生活质量的提高。

第二节　心理学观点的老化理论

早期的老化理论大多注重于生物学观点的研究,直到 20 世纪初,才逐渐出现心理及社会方面的理论发展。近年来,随着老年人健康问题的日益严重,有关老化理论的研究也迅速发展起来。老化的心理学理论重点研究和解释老化过程对老年人的认知思考、心智行为与学习动机的影响。目前提出的心理学观点的老化理论有:人类基本需要层次理论、自我概念理论和人格发展理论。这些理论指导护理人员不仅要关注老年人的生理功能,而且要关注心理因素对老年人的影响。这些理论可以帮助护士理解老年人的心理特点及其对健康的影响,制订出更为合理的"以人为中心"而非单纯的"以疾病为中心"的护理计划。

一、人类基本需要层次理论

人类基本需要层次理论由著名心理学家 Abraham Harold Maslow 在对人类行为动机进行深入研究后于 1954 年提出。该理论的中心论点是:人类受许多基本需要的支配,这些需要引导人类发生行为,直至需要获得满足。他认为人类要生存和发挥其功能,必须满足一些基本需要,并将基本需要由低到高分为 5 个层次,依次为生理需要、安全需要、爱与归属需要、自尊需要、自我实现需要。当较低层次的需要获得满足后,才会出现较高层次的需要,人一生中的需要在各层次中不断变化,总是向更高层次的需要努力。后来,Richard kalish 将其理论加以修改,并增加一个需要层次。这个新的层次介于生理与安全需要之间、包括运动、探险、操纵、好奇以及性的需要。老年人如果没有机会去发展自己的环境及操纵外界的能力,当环境的改变不够或刺激不足时,老年人在身体、心理及社会发展上便无法达到成功老化,甚至出现离退休综合征等健康问题。该理论尤其适用于老年人,有利于对住院老年人、居家老年人的指导。

二、自我概念理论

自我概念是指个人对自己角色功能的认知与评价,包括一个人通过经验、反省和他人的反馈,逐步加深对自身的了解。自我概念是一个有机的认知机构,由态度、情感、信仰和价值观等组成,贯穿整个经验和行动,并把个体表现出来的各种特定习惯、能力、思想、观点等组织起来。自我概念理论强调一个人包括思想、情感和行为三方面的自我,个人的信念与态度也是自我的一部分。由于人类能意识到自己意识的存在,不仅能认识自己、评价自己、反省自己存在的价值和发展目标,也能产生自我发现、自我设计、自我确立、自我教育、自我发展等一系列能动性活动。到了老年,由于所扮演的社会角色丧失或减少,加之生理健康衰退,致使自我概念减弱,老化心态也就随之出现。护理人员要协助老年人适应扮演角色的改变,使得老年人对自己角色功能作出正确的认知与评价。

三、人格发展理论

人格发展理论由精神科医生 Erikson 于 1950 年提出。他在弗洛伊德发展理论的基础上提出了解释整个生命历程的心理社会发展理论。他强调文化及社会环境在人格发展中的重要作用,认为人的发展包括生物、心理、社会三方面的变化过程，他将整个人生过程从出生到死亡分为 8 个主要阶段：婴儿期、幼儿期、学龄前期、学龄期、少年期、青年期、成年期和晚年期。每一阶段都有一个发展危机或中心任务必须解决，成功地解决每一个阶段的危机，人格才会顺利发展。老年阶段的任务是发展自我整合，否则会出现绝望。他认为老年人在这一时期会回顾自己过去的经历，寻找生命的价值，以便接受渐近死亡的事实。他们想努力达到一种统合感，一种生活的凝聚及完整感。若未达成，则感到彻底的绝望。绝望是指个体在老年时期觉得其一生不如愿，但时间又太匆忙，没有机会重新选择可以接受的生活，以后也不会有什么值得追求的，而充满失望及无力感。Erikson 认为绝望之所以发生，是由于心智不够成熟。因此，老年人能否成功整合，与其在人生早期发展任务的成功与否有关。老年人的发展危机，常常也是其个人所经历的许多心理社会危机的顶峰。

四、心理学观点的老化理论在护理实践中的应用

心理学观点的老化理论，可以帮助护士理解老人的行为表现，提示护理人员在为老年人提供服务时，不仅要关注老年人的机体结构和生理功能的退行性改变，还应注意其心理健康问题。心理学观点的老化理论作为临床实践活动的指南之一，为护理人员提供了评估心理健康的方向，指导护理人员正确分析与诊断健康问题，制定科学合理的护理计划以及对护理效果进行正确的评价。

人类基本需要层次论特别适用于老年人，有利于对住院老年人进行指导，也可以用于指导居家的老年人。只有当老年人对各种层次的需要有所追求，并逐渐得到满足后，才能保持老年人的良好功能状态。成功老化的个体能获得自我实现需求的满足。该理论有利于护理人员分清护理问题的轻重缓急，有利于收集、评估资料、解决健康问题、预测老年人的未来需要。因此，当老年人较低层次的需要得到满足后，护理人员应鼓励老年人追求更高层次的需要，如自我实现的需要。

自我概念理论指出个体进入老年期，其工作角色、家庭角色和社会角色发生多重改变，自我概念也随之不同。护理人员要协助老年人适应角色的改变，使老年人对自己的角色功能做出正确的认知与评价。

人格发展理论强调老年人应该花一定的时间和精力来回顾和总结自己的一生，进行自我整合，将其生命中发生的事情按时间顺序列出，并和过去的悲伤、懊悔达成妥协。因此护理人员可以通过列出一些老年人较为敏感且愿意回答的问题，来帮助老人回顾过去，使老年人坦然接受它们的存在，确定自己的生命历程的价值，促进老年人的心理健康发展，提高老年人的生活质量。1963 年，Butler 根据 Erickson 的心理社会发展理论和 Atchley 的持续理论提出了怀旧治疗的设想。怀旧治疗现已作为一种有效的护理干预措施被美国护理措施分类系统收录，成为老年护理专科领域的核心措施之一。怀旧治疗被定义为：运用对过去的事件、感受和想法的回忆，以促进人们改善情绪、提高生活质量或适应目前环境。怀旧治疗可分为基本层次和深入层次的怀旧治疗。怀旧治疗通过分析和评价的观点来回顾过去，帮助老年人达到自我整合，并将过去的生活视为有意义的经验，从中获得人生的满足感及自我肯定。

第三节　社会学观点的老化理论

社会学观点的老化理论主要研究和解释社会互动、社会期待、社会制度与社会价值对老化过程适应的影响。早期社会学观点的老化理论产生于 20 世纪 60 年代，主要研究老年人失去原来的角色和社会群体后，重新适应调整的过程。20 世纪 70 年代，社会学观点的老化理论主要研究社会和社会结构大环境对老化的影响。近年来，老年社会学家进一步探索老年人生理、心理与社会、经济环境之间的相互关系，以及生命过程对老化的影响。本节主要描述与护理活动关系较密切的早期社会学观点的老化理论。

一、隐退理论

隐退理论由 E.Cumming 和 W.Henry 经过 5 年的研究,于 1961 年提出。该理论主张"天下没有不散的筵席"。认为社会平衡状态的维持,取决于社会与老年人退出之间相互作用所形成的彼此有益的过程。该过程有一定的规律,是社会自身发展的需要,也是老年人本身衰老的必然结果,并且不会随个人意愿而改变。该理论的前提是:①隐退是一个逐渐进行的过程;②隐退是不可避免的;③隐退是双方皆感满意的过程;④所有社会系统都有隐退的现象;⑤隐退是一种常模。该理论认为,随着年龄的增长,老年人社会交往的数量、性质与方式逐渐发生改变,他们与社会交往的机会逐渐减少,退隐是不可避免的。老年人逐步走向以自我为中心的生活,生理、心理以及社会等方面的功能也逐步丧失,与社会的要求渐渐拉大距离,因此,对老年人最好的关爱应该是让老年人在适当的时候以适当的方式从社会中逐步疏离,这是成功老化所必须经历的过程。这个过程是促进社会进步、安定与祥和的完善途径,也是人类生命世代相传、生生不息的道路。

该理论的缺陷是很容易使人将老年人等同为无权、无能、无力的人,使社会对老年人的漠视、排斥、歧视变得合情、合法、合理。

二、活跃理论

活跃理论又称活动理论,由 Havighurst 等人于 1963 年提出。其主要的论点是认为老年是中年期的延伸,主张老年人应与中年时代一样从事社会上的工作及参与社会活动。同时强调社会活动是生活的基础,是老年人认识自我、获得社会角色与寻找生活意义的主要途径。该理论认为老年人的生理、心理及社会的需求,不会因为身体健康状况和心理的改变而改变,一个人到老年时仍然期望能积极参与社会活动,保持中年生活形态,维持原有的角色功能,以证明自己仍未衰老。活跃理论建议个体失去的活动必须被新角色、新关系、新嗜好或兴趣所取代。

基于活跃理论的观点,老年人如果有机会参与社会活动,贡献自己的才能,其晚年的生活满意度就会提高。有关研究也证实老年人参加自己有兴趣的、非正式的活动,比参加许多工作更能提高老年人的生活品质与满意度。但是活跃理论并不是无懈可击,该理论没有注意到老年人之间的个体差异,不同的老年人对社会活动的参与要求不同。同时,活跃理论也没有注意到年轻老人与高龄老人的差别,这两个年龄组的老年人在活动能力和活动愿望上都有较大差别,不可一概而论。

三、次文化理论

次文化理论由美国学者 Rose 于 1962 年提出。次文化是社会学中的一个术语,它意味着与主流文化的不同。该理论讨论的重点更加关注已经离开工作岗位的老年人。该理论认为老年人在社会群体中是一群非主流人群,他们有自己特有的文化特质,拥有不同于主流人群的生活信念、习俗、价值观及道德规范,自成一个次文化团体。在这个次文化团体中,个人的社会地位由过去的职业、教育程度、经济收入、健康状态或患病情形等认定。同一文化团体中的群体间相互支持和认同能促进成功适应老化。随着老年人口的增加,这类次文化团体也随之壮大,许多相关的组织也随之设立,如美国的退休协会(American Association of Retired persons, AARP),我国的老年大学、老年人活动中心、老年人俱乐部等。

强调老年次文化在一定程度上可能唤起社会对老年这个特殊群体的关注。但是,不可过分强调老年次文化,因为老年人本身已经与主流社会产生了疏离,如果再强调其特殊性,一方面可能会强化社会对老年人这个特殊群体的关注,另一方面可能加剧老年人与主流社会的疏离感。

四、持续理论

由于隐退理论和活跃理论很明显存在一些问题，对这些问题的解决促成了新理论的诞生，Neugarten 等人于 1968 年提出持续理论。该理论比较偏向于行为论的观点，持续理论较活跃理论更加注重老年人的个体性差异，认为一个人的人格及行为特征由环境与社会因素共同塑造。随着年龄的增长，个体面对老化会倾向维持与过去一致的生活状态，并积极寻找可以取代过去角色的相似生活形态与角色，这是老年人于环境中持续老化适应的典型方式。该理论主要探讨在社会文化约束老年人晚年生活行为时，其身体、心理及人际关系等方面的调适。

Neugarten 认为人的人格会随着老化过程而持续地发生动态改变。当人们进入老年期，他们经历了个人及人际关系的调适，其行为更具有调适过去生活经验的能力。如一个人在其成熟阶段有稳定坚定的价值观、态度、规范和习惯，这些就会融入其人格与社会适应中，因此老年时期只要延续中年时期的爱好、习惯或者寻找一些替代性的活动以代替失去的或改变的角色，即能获得成功的老化。老年人退休后，会产生过多的空闲时间，根据持续理论的观念，老年人仍然具有参与活动的需求，如果能够以社会参与来填补失去的角色，将能持续拥有活跃的生活方式，减少孤寂，享有充实愉快的晚年生活。

五、年龄阶层理论

年龄阶层理论由美国学者 MW.Riley 等人于 1972 年提出，该理论利用了社会学中阶级、分层、社会化、角色等理论，力图从年龄的形成和结构等方面来阐述老年期的发展变化，它被认为是新近发展起来的较全面的、颇具发展前景的一个理论。主要观点有：①同一年代出生的人不仅年龄相近，而且具有相近的生理、心理特点和社会经历；②新的年龄层群体不断出生，由于置身的社会环境不同，对历史的感受也不同；③社会根据不同的年龄及其扮演的角色被分为不同的阶层；④社会对不同的年龄群体所赋予的角色、所寄托的期望会不同，因此，一个人的行为变化必然会随着所属的年龄群体的改变而发生相应的改变；⑤人的老化过程与社会变化之间的相互作用是动态的，因此老年人与社会总是不断地相互影响。年龄阶层理论认为老年人的人格与行为特点是一种群体相互影响的社会化结果。

年龄阶层理论注重个体动态的发展过程以及社会的历史变化，可以解释不同年龄层之间的差异，但对于同一个年龄层中不同个体所表现出的个体间的差异缺乏解释力。

六、社会学观点的老化理论在护理实践中的应用

社会学观点的老化理论可以帮助护理人员从"生活在社会环境中的人"这个角度看待老年人，了解老年人生活的社会对他们的影响。在老化的社会学理论中，影响老化的因素有人格特征、家庭、教育程度、社区规范、角色适应、家庭设施、文化与政治经济状况等。在护理实践活动中，护理人员可应用社会学观点的老化理论协助老年人度过一个成功愉快的晚年生活。

隐退理论提示护理人员注意评估正在经历减少参与社会活动的老年人，指导老年人适应退休带来的各种生活改变，为老人提供足够的支持，以维持其平衡。

活跃理论可帮助护理人员辨别想要维持社会活动角色的老年人，评估其身心能力是否足以从事某项活动，帮助老年人选择力所能及且感兴趣的活动。

次文化理论有助于护理人员认识到老年人拥有自己特有的生活信念、习俗、价值观及道德规范等文化特征，护理措施要有别于青年人或中年人。

持续理论帮助护理人员了解老年人的发展及人格行为，为制定切实可行的计划，协助老年人适应这些

变化提供依据。

年龄阶层理论提示护理人员在为老年人提供护理服务时，要充分评估老年人的基本资料与成长文化背景，做到护理的个别化。

第四节　老化的相关护理理论

在老年护理实践中，除了可以借鉴上述生物学、心理学和社会学的老化理论外，还可以应用一些护理理论，帮助了解老年人所面临的生理、心理及社会层面的变化，指导评估、观察和处理老年人的健康问题。这些护理理论与模式对于老年护理实践有着非常重要的价值和意义，在老年护理实践中也有广泛应用。

一、疾病不确定理论

疾病不确定理论（theory of uncertainty in illness）于 1988 年由美国护理学者 Mishel 提出。该理论的建立主要源于 Mishel 为癌症患者提供服务的工作经历，用于解释人们如何应对有生命威胁的慢性疾病。该理论认为疾病不确定感是指患者对疾病相关症状、诊断、治疗和预后等所感受到不确定的感觉。当患者在疾病过程中，不能明确疾病相关事件的意义的时候，不确定感就会产生，这种不确定感往往源于疾病经验无法与个人经验相吻合或者患者缺乏相关信息。根据该理论，癌症生存期间的不确定感对患者而言是一种忍耐的经历，常伴随情感沮丧和对癌症复发的恐惧。因此，在护理中及时向患者提供相关信息，如有关治疗可能出现的症状、治疗时间及时长等，将会帮助患者更好地理解症状，从而降低不确定感。

该理论假设主要针对人们在认知方面对疾病的反应，特别适用于个体。不确定感本身是中性的，但个体对信息的评价和对其赋予的意义却可以是正面的或者是负面的。起初 Mishel 认为人们能够适应并回到疾病前的状态。但随着研究不断深入地发现，大多数人们在经历疾病后，采取了一种新的生活观念，疾病成了改变的催化剂。

二、慢性病轨迹模式

慢性病轨迹模式由 Corbin 和 Strauss 在 1991 年提出。该模式的中心概念是疾病的过程或轨迹，描述了大多数慢性病患者所经历的一般疾病过程。此模式为专业人员如何帮助患者适应及应对疾病带来的挑战，进行护理评估和护理干预提供了指导。

对患者而言，慢性疾病过程代表了一种失能性疾病的累积效应，其中包括生理症状以及疾病对患者心理社会层面的影响。此模式的建立主要基于以下假设：虽然慢性病患者经历疾病的过程是不同的，但相对于健康状况的改变以及对干预的需求有共同的阶段性。该模式将患者经历的疾病全过程分为前轨迹、始发、稳定、急性、逆转、危机、不稳定、下降和临终阶段。不同阶段的患者的表现描述见表 2-1。

表 2-1　慢性病轨迹不同阶段患者的表现描述

阶段	描述
前轨迹阶段	疾病发生前；预防阶段；无症状和体征
始发阶段	有症状和体征出现；疾病被诊断
稳定阶段	经治疗疾病或症状得到控制；患者维持每日活动
急性阶段	疾病活动期伴有严重而不能解除的症状或并发症；需住院治疗

阶段	描述
逆转阶段	逐步回归至可接受的生活方式
危机阶段	威胁生命的情况出现;需要急救服务
不稳定阶段	疾病或症状不能得到控制;不断寻求稳定的治疗方案,正常生活受到干扰;不需要住院治疗
下降阶段	生理/精神状态逐渐恶化;伴随不断增加的各种失能及各种症状出现;每日生活活动不断变化
临终阶段	不得不放弃日常生活兴趣和活动,让其平静离开人世

据国内报道,80%左右老年人患有慢性病,随着老龄化问题的日益严峻,无论是在医院还是在社区工作,护士都会面临越来越多的老年慢性病患者的护理问题,慢性病轨迹模式描述慢性病患者不同阶段的特点和需求,对护士评估患者及制定护理计划均有很好的指导作用。

三、需求驱动的痴呆相关行为模式

需求驱动的痴呆相关行为模式由 Kolanowski 于 1999 年提出。其主要观点是,应该将痴呆患者常常表现的与社会标准不相符的攻击行为、语言性激越行为以及躯体性非攻击徘徊等症状行为视为潜在需求未能得到满足的表现,若在护理过程中找出未满足的需求并给予回应,就能提高患者的生命质量。影响患者行为的因素包括隐蔽诱因和临近诱因。隐蔽诱因包括患者的人格特征、人生经历、人口统计学特征、心理社会变量以及与痴呆相关的机体功能状况等。临近诱因包括患者所处的物理和社会环境,以及患者的心理状况和心理需求状况。

由于认知损伤,患者的反应可能不是一种常规有效的反应,比如激越行为或极端被动,但这些行为实际上却是患者对其状态和需求的反应。只要努力理解患者行为背后表达的需求,就能很好管理患者的行为。该模式为理解老年痴呆患者行为提供了另一种重要思路,对指导老年痴呆护理有重要意义。

(李惠菊)

本章介绍了生物学、心理学和社会学观点的老化理论。生物学观点的老化理论包括基因理论、分子串联理论、免疫理论、游离放射物质理论、神经内分泌理论等各种理论学说；心理学观点的老化理论包括人类基本需要层次理论、自我概念理论、人格发展理论等；社会学观点的老化理论包括隐退理论、活跃理论、次文化理论、持续理论、年龄阶层理论等。本章学习的重点是各种理论的主要内容。在为老年人提供护理服务时，需不断验证其实用性，动态关注老化理论的发展，慎重考虑应该选用何种理论作为实践活动的指南，促进其成功老龄化。此外，在临床护理活动中，护理人员要不断收集资料验证各种理论的实用性，使理论进一步充实、完善，并用于指导护理实践。

复习参考题

1. 简述自由基理论的主要观点。

2. 如何应用老化的持续理论，指导老年人提高生活满意度？

3. 结合老化的各种理论，你认为可以采取哪些措施帮助老年人安度晚年？

第三章　老年护理中的人际沟通和健康教育

3

学习目标

掌握	老年健康教育的方法；老年人际沟通和健康教育中的注意事项。
熟悉	促进有效沟通的方法；老年健康教育的知识灌输和行为训练技巧。
了解	衰老对沟通的影响因素。

第一节　老年护理中的人际沟通

护理人员在老年护理实践中有很多时间与机会接触老年人及其家属，双方不同的社会文化背景、人格特征及不同的社会地位，会在很大程度上影响双方的沟通与交流，进而影响护理工作的开展。因此，护理人员有必要了解和掌握沟通交流的理论知识和技巧，从而达到有效的沟通。

一、老化对沟通的影响

随着机体的生理性老化，老年人感觉器官的功能逐渐减退或出现病变，如老年性白内障、青光眼、黄斑变性、糖尿病视网膜病变、眼底血管性病变以及老年性耳聋等，加上老年患者的认知功能减退，出现注意力下降、容易分心及短时记忆力丧失等，会严重影响老年人与他人的沟通。下列因素将对老年人的沟通产生影响。

1. 感知觉功能　老年人随着年龄的增加，听力、视力等各种感知觉功能均出现渐进性衰退，使老年人接受信息的能力减弱和变慢，因此老年人对信息的反应速度变慢，在一定程度上影响了与他人沟通的能力。

2. 认知功能　老年人对外界事物的灵敏性和反应速度下降，在一定程度上影响了沟通效果。一方面，由于机体老化和多种疾病的影响，如高血压、脑供血不足等心脑血管疾病和神经系统疾病能引起老年人记忆力减退、注意力不易集中、易疲劳等，影响老年人对某些信息的记忆和回忆。另一方面，随着年龄的增加，机体对内外环境的适应能力逐渐下降，在接受信息时往往反应迟钝。

3. 性格　老年人的性格基本上稳定不变，即对传统习惯、作风有较高的保持性，常表现为保守、固执、顽强、容易怀旧，但做事周到有条理、处事沉稳、谨慎，虽反应欠灵活、思维较缓慢，但经验丰富，对事物的判断较准确。老年人经常表现出沉默或多言，从而影响有效的沟通。

4. 情绪　老年人的情绪容易发生改变，如愤怒时容易恶语伤人，兴奋时容易口无遮拦，低落时容易缄默不语，这些都会不同程度地影响沟通效果。由于衰老和各种生理性疾病有时会使老年人出现不良的情绪状态，如焦虑、紧张、自卑、恐惧与孤独等，影响了老年人与其他人沟通时的信心，也会影响到老人对各种信息反应的灵敏度。

二、与老人有效沟通的技巧

老年人生理、心理变化对沟通的建立和维持都产生了一定的影响，护理人员需要掌握必要的沟通交流技巧和方法，以达到沟通的有效性及促进彼此正向关系的发展。

（一）语言沟通的技巧

使用语言、文字或符号进行的沟通称为语言沟通。自从人类产生语言后，语言沟通就成了人类社会交往中不可缺少的组成部分。护理人员在对老年人及家属进行健康教育、实施治疗与护理措施等过程中，必须使用语言与老年人进行沟通与交流。语言沟通有口头沟通、电话访问和书面沟通三种形式。语言沟通能精练、清楚、迅速地将信息传达给对方，但是在沟通中一定要注意考虑沟通对象的个体特征，增强针对性，才会使沟通更有效。

1. 老年人的语言表达　随着年龄的渐增，老年人的人格特征可能会变得比较内向和退缩而影响其语言表达能力。很多老年人不愿意参与社会活动，更愿意一个人独处，与自己的内心交流，长时间会有寂寞和沮丧产生。护理人员要了解老人的个性特征和表达习惯，采用恰当的方式与老人沟通。通常，性格外向的老年人愿意选择口语沟通来表达情感和参与社交活动，而性格内向的老人则更适合采用文字书信方式来表达自我。护理人员应为老人提供足够的交流机会，创造轻松的语言环境，鼓励老人主动沟通，畅所欲言，但不管老年人是选择接受或拒绝参与都应予以尊重。

2. **电话访问**　电话交流不受时空距离的限制，特别对患有某种疾病、行动不便的老人则更实用，可有效追踪老人的现况，甚至还能进行咨询、心理治疗或帮助进行持续性治疗。护理人员最好能与老年人建立彼此之间习惯的电话问候方式与时间表，这样会使老人感觉到参与社会活动的喜悦。若有可视电话，则更能营造良好的沟通氛围。电话访问时应首先了解对方的作息规律、生活习惯等，尽可能避开老人用餐、睡眠或休息的时间。若有可能，可以邀请亲朋好友定期轮流给老人打电话，以此分享经验或讨论问题。当老人有听力障碍、失语症或定向力混乱时，电话访问需要特别耐心并采用有效的方法以保证效果。例如：使用计速器提醒自己控制语速，尽可能吐字清楚。要求失语症的老人以他们特定的方式重复听到的内容，如敲听筒来表明接收到了信息。认知渐进性障碍的老人利用电话接收信息更为困难，除了缺少直接的视觉辅助效应外，也常被自己的思绪障碍所干扰。因此在沟通开始时，需要明确介绍自己，说清与老人的关系，告知老人再次电话访问的目的。为减少误解的发生，还需以书信的形式复述上述信息。对听力障碍的老人应鼓励安装电话扩音设备，以帮助老人听清信息。

3. **书面沟通**　书面语言是以文字及符号为传递信息的工具，即写出的字，如信件、报告、报纸、书本、电子邮件等。书面沟通不受时空的限制，具有标准性及权威性，并便于保存，以便通过重复阅读信件中的重要内容来加深老年人的记忆，也可增加老年人的安全感和对健康教育的依从性。使用书面沟通应注意以下事宜：①使用与背景色对比度较高的大字体；②对关键的词句应予以强调和重点说明；③尽可能使用非专业术语，用词浅显易懂；④运用简明的图表或图示来解释必要的过程；⑤在小标签或小卡片上列出每天健康流程该做的事，并贴于易见的地方以防记错或遗忘。

（二）非语言沟通技巧

非语言沟通是伴随着语言沟通而发生的一些非词语性的表达方式和行为的沟通方式。非语言沟通包括面部表情、目光接触、声音暗示、手势、身体姿势、气味、身体外观、着装、沉默以及时间、空间和物品的使用等。

非语言沟通对于因渐进性认知障碍而越来越无法表达和理解信息的老年人来说极其重要。护理人员要达到持续而有效的沟通，分享和了解老年人的思考、需要与感觉，必须强化非语言沟通方式。在研究和运用各种方式的非语言沟通之前需明确：老年人以非语言交流为主要沟通方式，并非意味着其心理认知状态也退回孩童阶段。所以，要避免不适宜的拍抚头部等使老年人感到不适应和难以接受的动作；要尊重和了解老年人的个体性和文化传统背景，以免触怒老年人；注意观察和选择合适于老年人的沟通模式，并不断强化和应用。

1. **触摸**　触摸是非语言交流的特殊形式，是一种无声的安慰，护理人员通过各种不同形式的触摸，能传递各种不同的信息，如握手或抚摸身体的适当部位，可使老人感到关怀和慰藉。人都有被碰触或去触摸他人的需求，当伤心、生病或害怕时，特别需要温暖而关爱的触摸。老年人，尤其是受到惊吓或躁动的老年人，或老化衰弱而被物理器具所限制（如安乐椅、轮椅或床栏杆等）的老年人，触摸可以传达对其的关爱，缩短与社会的隔离，有利于增加交流。已有研究表明，触摸是老年人与外界沟通的最佳途径，如用餐时给予器质性脑病变的老人持续性简短的触摸，能有效提高对营养素的摄取；更常见到有触摸需求的老年人对旁边经过的人伸出双手。此外，如及时对惊吓或躁动的老人拍拍肩膀，皆有传达陪伴与关怀、减低社会隔离与增加交流及肯定其存在价值的效果。触摸能增进护士与老年人之间的感情，同时还能给予老年人心理上的安慰和精神上的支持，也可表达关心和同情的职业情感，有时这种触摸会起到比语言更大的作用。

然而，触摸受年龄、性别、社会文化背景及宗教信仰等因素的影响，它的表达非常个体化，对不同的人具有不同的含义。如果触摸使用不当,可能会增加躁动、诱发性爱感受、刺激原始反射或触犯老人尊严等。事实上,不少老人常常处于意识不清的状态,容易对触摸产生误解。因此,在运用触摸技巧时应注意以下几点:

(1)维护老人的尊严及尊重其社会文化背景:体格检查涉及老人隐私时,应征得老人的同意。细致认真地了解老人的民族禁忌、风俗习惯和文化背景,以避免因触摸不当而造成不尊重老年人的感觉。

(2)注意观察老人对触摸的反应:触摸应该在相互认识的基础上运用,渐进地开始触摸,并持续性地观察老年人的反应,例如从单手握老年人的手到双手合握;进行社交会谈时,由90~120cm渐渐拉近彼此距离。如果老人在被触摸后出现神情紧张或者身体僵硬,身体姿势是退缩的向后靠,表明老人不适应被触摸。相反,如果老人被触摸后表现得轻松自然,身体是接受的前倾,则表示触摸被有效接受。

(3)根据情境采取不同的触摸形式:只有采取与老人的情绪和环境场合相一致的触摸,才有可能得到积极的效果。例如,当老人得知了一个悲痛的消息,此时轻轻挽住老人的臂膀,可以使老人得到慰藉。当老人情绪激动、一脸怒气需要发泄时,采用这样的触摸就会适得其反。此时让他发泄愤怒比安慰的效果更好。

(4)选择适当的部位:触摸身体不同部位具有不同的含义。一般面部、颈部、前胸为敏感区,生殖器为隐私区,口、手腕和足为需要经过允许而触摸区,最易被接受的触摸部位是手,握手是最不受威胁的触摸,其他可以触摸的部位有手臂、肩、背。大部分老年人忌讳被触摸头部,护理人员应该慎重对待。

(5)恰当的触摸方式和时机:护理人员可以在为老年人提供护理服务的过程中,利用一些自然产生的触摸机会,例如,迎送老人、搀扶老人行走、帮助老人盥洗、按摩身体局部或工作中的握手机会等,给予关怀性和慰藉性的触摸。通过专业护理活动与老年人直接接触,避免了双方的紧张。

(6)避免老人受到威胁或刺激:护理人员要控制好触摸的力度,触摸要轻柔、不犹豫,显得稳重、坦诚,表达对老年人的关心和支持,真正起到给予老人保护、安抚、鼓励等积极作用。不要过度拉扯和摩擦,以免损伤皮肤,也不要过轻,会让老人感觉不情愿的触摸而影响相互信赖。对于视力、听力逐渐减退的老年人,突然触摸容易惊吓到老人,所以,触摸前要让老人感觉到护理人员已经来到近前,让老人感觉到护理人员的善意,并且尽量选择从功能良好的健侧接触老人,绝不要突然从背后或患侧触摸。

(7)正确对待老人给予的触摸:老年人作为长者,常常以抚摸表达对年轻人的关爱、肯定和鼓励,对他人表示谢意,甚至对医护人员表示请求帮助等。因此在护理服务过程中,要善意和正确理解老年人对护理人员的触摸,如拍肩、摸头、拉手等,不要误解或恶意理解老人的意图。

2. 身体姿势 身体姿势是一种表达自我的形式,适当的身体姿势可以有效地辅助语言的表达,利于老年人理解护理人员的关心和帮助。在与老人沟通时,要仔细观察老人的身体姿势,理解老人试图表达的含义,必要时要加以核实,以确保信息真实。另一方面,护理人员要适度使用身体姿势,并配合语言交流,以保证老年人真正理解信息的内容。因此,与老年人沟通时,要面对老人,既能看清老人的身体姿势,也能让老人看到我们的身体姿势。鼓励老人运用身体语言,以利于双向沟通。对于坐在轮椅上的老年人,注意不要俯身或利用轮椅支撑身体来进行沟通,而应适时坐或蹲在旁边,并维持交流双方眼睛于同一水平线,以便于平等地交流与沟通。对于无法用口头表达清楚的老年人,应鼓励其使用身体语言来表达并给予反馈,以利于双向的交流与沟通。日常生活中能有效强化沟通内容且常见的身体姿势有:挥手问好或再见;招手招呼人;伸手指出物品所在地及运用手势表达自己的需要;伸手指认自己或他人;挽着老人的手臂或让老人的手轻轻勾住护理人员的手肘,协助老人察觉同行的方向等。

3. 倾听 有些老年人一直说话的原因是当他们能听到自己的声音时会感到安全。护理人员专心倾听老人的诉说,不仅能减轻老人的心理负担,消除焦虑、紧张等不良情绪反应,而且有利于沟通双方良好关系的形成与发展。倾听并不只是听对方的词句,而且要通过对方的表情、动作等非语言行为,真正理解患者要表达的内容。据统计,只有10%的人做到了有效倾听。护理人员要做到有效倾听,需做到:

（1）良好的态度：倾听是有效地用脑、眼、耳和心的过程。倾听老人谈话时，要聚精会神，保持目光交流，对老人所谈内容要表现出极大兴趣。不能有注意力不集中的表现，如精神涣散、东张西望、看表、与他人谈话或打断对方的谈话等。

（2）核实信息的准确性：护理人员在倾听老人陈述时，还要注意观察其非语言的信息，以便对老人所谈的问题作全面深入的了解。如有模糊不清的信息，应通过进一步的询问，核实信息的准确性。

（3）及时回应：对老人所发出的信息，要给予适时适度的回应，如可以轻声地说"嗯""是"或点头等，表示你已经接受对方所叙述的内容。给出的回应要与老人的信息相匹配，表示出护理人员对老人的同情、理解、支持与帮助等。适时鼓励与协助老人表达他们的担心和挫败，减轻其烦躁，有助于护理人员判断老人对疾病的反应等。

4. 面部表情　面部表情是一种共同语言，人类表达快乐和悲伤的面部表情基本一致。通过面部表情可以传递惊奇、害怕、生气、厌恶、快乐以及悲伤的情感。护理人员应尽可能去控制一些非语言的表情，如不喜欢、厌恶等，用真诚的微笑面对老年人。保持面部表情自然、不紧绷或皱眉，说话声音要略低沉平缓且带有欢迎的热情。说话时身体稍前倾以表示对对方的话题感兴趣，但不能让老人有身体领域被侵犯的感觉。适时夸大面部表情以传达惊喜、关怀、担心、兴趣等情绪。

（三）促进有效沟通的技巧

1. 沟通环境适宜　环境应安静、光线自然充足、温湿度适宜。护理人员应在老人的视野内，与老人保持目光接触，而不应在老人的面前与他人耳语或使用手势，以免老人产生不适当的联想。

2. 选择合适的词语　使用适宜的称谓称呼老人，需要经对方允许才能使用其姓名。在与老年人沟通交流时经常使用医学术语，会导致老年人很难理解传递的信息内容，所以，用词要通俗易懂，尽量使用全名或增加相关说明，避免代名词、抽象或专业术语。当老人表达出不恰当或不正确的信息和意见时，千万不可辩解或当场让老人困窘。没有完全理解谈话内容时，要直言澄清，不要轻易下结论和轻易回答。

3. 选择合适的语调和声调　在与老年人沟通时，护理人员要保持对老人的尊重和稳定的情绪状态，时刻注意自己与老人沟通时的面部表情及身体语言，适当引导其交流。如果老人的情绪低落，可以适当转移注意力，耐心听取老人的叙述。回应时要语调平和，音量适当，切勿大喊大叫，以免被老人误解而引起不良情绪。

4. 保证语言的清晰和简洁　在与老年人说话时应适当放慢语速，清晰地发音，多举一些有助于理解的例子并重复信息的重要部分，如经常向老人做自我介绍，说明彼此的关系和其他相关信息，以增强老人对护士及环境的认识。这些都可以提高沟通的清晰度。语言要简短得体，一次只发出一个指示，尽量将连续动作分解成几个单一的步骤，便于老人执行，如"取出一片药—端水杯—服药"。如果需要老人作出选择，一次最多给出两个备选内容，避免老人在理解上出现困扰。

5. 适时使用幽默　幽默使人发笑，笑有助于减轻老年人的紧张和疼痛，达到生理和心理上的放松，增加护理人员为老年人提供情感支持的有效性，也有助于老年人释放其情绪上的紧张感，吸引老年人对谈话的注意力，从而调整由于患病所产生的应激。

6. 时间的选择及话题的相关性　在与老年人的沟通中，时间的选择十分重要。即使是一个重要的信息，如果时间选择不当也可能影响沟通的有效性。因此，护理人员必须敏锐地感受与老年人交流的适宜时间。通常，与老年人相互沟通的最佳时间是老年人表示出对沟通感兴趣的时候。此外，如果信息与目前的情境具有相关性或重要性，沟通可能会更加有效。

7. 运用非语言交流方式辅助回答老人　用点头、拍拍老人的手或肩等表示认同或支持。

8. 适当采用一些辅助物品　如日历、钟表、画报、图表等提示老人，降低老人因记忆力减退对沟通效果的影响。采用辅助物品时注意：①字体颜色与背景颜色呈鲜明的对比色，且字体要大；②针对重要词语，增加辅助说明；③尽可能不用专业术语而使用一般用词，如必须使用专业术语，要给出词义的通俗解释；④运用简明的图表、模型或图片来解释必要的过程；⑤运用核对标签，如在小卡片上列出每日健康流程该做的事，并且贴在常见的地方；⑥以问答方式或特殊案例介绍健康信息。

（四）促进正向沟通的技巧

Miller 提出许多促进正向沟通的技巧，分述如下。

1. 展开会谈的话题

（1）您有没有想过上次所讨论的事？

（2）您今天想谈些什么呢？由您做主好了。

（3）您可以告诉我您现在想什么吗？

2. 鼓励进一步沟通的话题

（1）您对这件事的看法如何？为什么您会这样想？

（2）这件事究竟是怎么回事？我不太明白，您可否再讲详细点儿？

（3）非常好的见解，您打算怎么去做呢？

（4）您觉得以前为什么会这样做？那以后打算怎样去做呢？

（5）您觉得他为什么这样对您？您的感受是什么？

（6）假设我是您女儿，您试着告诉我您想说的话，好吗？

（7）您好像很生气，要不要谈谈究竟是怎么回事？

（8）您再多讲一点好吗？……对呀！然后呢？

3. 应对沟通中的沉默

（1）鼓励的眼神或表示了解地点头或握住老人的手。

（2）当老人讲完时，回答："是，我了解，还有呢，嗯，但是……"等待老人再说话。

（3）适时重复老人最后说的话或其中几个字，表示还要继续下去。

4. 避免妨碍沟通的对话方式

（1）劝告或建议式："我认为你最好去打电话给他。"这样的表达容易促成老人依赖他人的决定。

（2）争论式："事实明摆在眼前，你还……"这样的语句容易令老人反感或不敢说出自己的主张。

（3）说教式："明理的老人是不会这样做的。"这会令老人感到羞愧、不悦。

（4）分析式："你就是怕配偶遗弃你。"这会令老人不安、愤怒。

（5）批判式："你偷吃，所以血糖才这么高。"这会使老人自卑、无望。

（6）命令式："时间到了，快去洗澡！"这种命令的口气容易引起老人的抗拒、反感。

（7）警告式："再这样吵，就关掉电视！"这会使老人更不合作。

（8）责问式："你怎么可以不按时服药！"这会让老人觉得自己无能力、不被信任。

（9）转移话题："没时间了，我要忙别的事了。"令老人感到自己不被重视。

在日常生活中，这些情景可能发生在忙碌或不经意时，所以，有效沟通需要不断地评估和修正。

相关链接

....

促进老年护理服务的沟通策略

a. 提高护理人员和老年患者沟通中对老年患者重视的意识。

b. 把每次沟通都看作一次协商，减少沟通错误。

c. 与每一位患者建立不同的护患关系（一种沟通文化对应一种护患关系）。

d. 促进重复使用以及有感情询问，帮助老年患者理解专有名词、诊断和治疗方式的选择。

e. 使用比喻或患者感兴趣的例子，解释医疗词汇和医疗程序。

f. 促进与患者之间的关系，使之达到有效水平，从而使患者能够满意和保持忠诚。

g. 通过倾听患者的叙述和对以往生活的回顾，对每位患者有整体的了解。考虑使用录音记录患者的信息，使用资料管理系统查询患者病史。

h. 了解患者与其他医务人员之间的关系，以及这种关系对医患沟通产生的影响。

第二节　老年健康教育技巧

随着医学模式与健康观念的转变，很多老年人不愿只被动地接受治疗和护理，而是更多地渴望了解自身疾病的相关知识及自我护理、保健技能。这就要求护士在为老年患者提供护理服务的同时，还要重视对患者进行健康教育。护理健康教育（nursing health education）是针对患者或健康人群开展的具有护理特色的教育活动，其实质是一种健康干预，它向人们提供改变行为和生活所必需的知识、技术与服务，使人们面临健康和疾病的预防、治疗、康复等各个层次的健康问题时，有能力作出行为选择，消除或减轻影响健康的危险因素，促进健康和提高生命质量。

一、影响老年健康教育效果的因素

1. **老年人因素**　老年人对疾病知识缺乏认识，虽然有保健意识，但有时不科学。老年人的生活习惯常常很固定，容易盲目听信他人和广告宣传。住院后患者进入角色较慢，很难改变作息时间和服药习惯，一些老年患者对护士的健康教育缺乏兴趣，单纯相信医生的指导。有的患者因反复就医对疾病康复失去信心；有的因长期由家属或保姆照顾生活而导致遵循健康指导不到位。特别是长期患病的老年人，家庭成员对其健康教育的态度是影响健康教育效果的一个主要因素。另外一些老年患者不愿接受新知识，缺乏自我保健、自我管理的能力，以及明显的依赖性心理。

2. **护理人员及其他因素**　在老年护理实践中，有的护士是为了完成工作，将健康教育当作一种形式；有的护士知识不够全面，对病情没有准确了解，宣教内容比较单一，缺乏调动患者主动参与的能力；有的护士对疾病的整体健康教育缺乏计划性，对随时可能出现的健康问题缺乏应急性指导。还有的护理管理者只重视护士是否对患者进行了健康教育，而忽略了对护士的健康教育活动进行评估，这些都能在不同程度上影响健康教育的效果。

二、知识灌输技巧

知识灌输是健康教育的主要方式，老年患者健康知识的获得主要依赖于护理人员的健康教育服务。

（一）讲授

讲授是指教育者通过叙述、描绘、解释等向学习者传递信息、传授知识、阐明概念，以帮助学习者认识和理解健康问题，树立健康的态度和信念。讲授的主要技巧是讲述、讲解和讲演。

1. **讲述**　讲述是教育者用口述的方式，将教学内容有重点、有条理并详细地传达给学习者。讲述是最适宜老年人的一种健康教育方式。根据每位老人需求的不同，有针对性地进行面对面的讲解、安慰和指导，不仅能够帮助老年人了解健康知识，也能体现护理人员对老人的关心，从而满足老人的心理需求。根据一般人注意力维持的时间，一场正式的讲述一般为 15~20 分钟。讲述的基本模式有一个明确的开场白，护士首先介绍要讲述的主题、目标和内容简介，然后详细介绍讲述内容和要求。如向老年患者做术前教育和出院指导时可采用此种方式，讲述的基本要求是突出重点，注意启发、鼓励老年人参与教学，提出问题，引导其分析和思考问题,激发老年人的学习兴趣,使之能自觉地领悟知识,避免照本宣科和机械讲述。

2. 讲解 讲解是教育者对要领、原理、现象等向学习者进行的解释。讲述与讲解各有侧重,在老年人健康教育中常结合使用。如做术前教育时,护士可先讲述术前准备的基本内容,然后再详细解释某一项术前准备的方法、要求和配合要点。使老人不仅了解术前准备的项目,还明确了各种准备的意义和配合要点,做好充分的心理准备。向老年人进行讲解时要避免使用医学术语,尽量采用老人能理解和接受的大众化、口语化词语。尤其是一些操作性医学术语,如注射—打针,输液—打吊瓶,备皮—剃毛,清洁灌肠—洗肠,鼻饲—导管喂食等。

3. 讲演 讲演效果的好坏,主要取决于讲演者的表达能力、个人魅力、讲演内容的吸引力和能否有效地应用非语言沟通技巧。讲演通常用于健康知识的专题讲座,讲演时力求口齿清晰、语言流畅、生动活泼、用语贴切、层次分明、音量适中,避免"嗯""啊"等口头禅;态度要自然大方,从容不迫;表情要适度,切合内容,面带微笑;手势要加强,但勿过于夸张;目光要温和、自然、不紧张,注意巡视全场,多与听者有眼神的接触与交流;举止要文雅,服装整洁、大方,身体适度移动位置;精力充沛,热心指导,不敷衍应付。讲演过程中要善于应用板书、多媒体或实物等辅助教学,并吸引老年人的注意力,应用提问和答疑等形式活跃讲演气氛。

(二)阅读指导

阅读指导是护士指导老人通过阅读教育手册和参考书以获得知识或巩固知识的方法。老年患者健康知识的获得,固然有赖于护士的讲授,但要更好地理解、消化与巩固知识还必须依靠阅读。利用健康书籍和报刊对老年人进行健康教育在时间上比较自由,尤其是有针对性的专刊更受老人欢迎。护士应善于利用老年人学习的特点,帮助其掌握读书方法,提高自学能力。在健康教育中要为老年人创造有利的学习、阅读条件,如组织老人订阅报纸,在老人活动室放置适宜老人阅读的各种书籍和报刊,在医院、社区服务中心等场所提供免费阅读的健康教育材料。也可在其他类型的报刊中设立健康专栏,针对老年人共同关心的问题进行解答和保健指导。

1. 指导阅读专科教育材料 专科教育材料是老人了解专科疾病知识的基础教材,它包括专科教育手册、单张宣教纸、折叠卡、药品说明书、检查示意图、图片等。这些图文并茂的教育材料与讲述法并用,可收到事半功倍的效果。如护士给老年慢性病患者做健康教育时,可先指导老人阅读有关疾病的教育手册,让老人事先预习,待护士到床边做讲解时,可通过直接提问法了解老人对教育手册的理解程度,针对老人尚未了解或理解错误的问题进行专项指导,这不仅能调动老年人参与学习的积极性,还能节省教育时间,提高教育效率。指导阅读前需对老年人文化层次、学习能力、身心状态进行评估。每次阅读的内容不宜太多,并应针对老年人当前的健康问题指导其有针对性地选择阅读材料。

2. 指导阅读保健书籍 许多老年人缺乏自我保健知识和保健能力,致使疾病反复发作。老人虽然住院的概率高,但每次住院的时间相对较短,一般在症状缓解后即出院。对此类老人,仅仅依靠住院期间的健康教育很难帮助其建立正确的健康行为,因此有必要通过指导阅读保健书籍帮助其系统地掌握疾病预防、护理知识。近年来,随着保健医学的兴起,以慢性病、常见病、多发病防治为题材的保健书籍层出不穷。护士应熟知保健书籍的种类,学会利用具有权威性、科学性和可读性的保健书籍,帮助老人制定阅读计划,指导老人系统掌握自我保健知识,提高自我防护能力。

三、行为训练技巧

健康教育主要目的是改变人们的不健康行为,培养、建立和巩固有益于健康的行为和生活方式。人从接受知识到转化为行为是一个复杂的过程,有了健康知识并不一定能带来行为的改变,"明知故犯、知而不行"的现象比比皆是,因此,在向老年人传授保健知识后,还必须以确立信念和转变态度为前提,实现行为的改变。行为训练有两种方式，一是演示，二是强化训练。训练的内容包括老年人自我护理能力训练、住院适应能力训练和康复能力训练。为帮助老年人建立有益于疾病康复的健康行为，必须掌握行为训练的技巧。

（一）演示

演示即护士通过展示实物、直观教具使老人获得知识或巩固知识。演示的特点在于加强教学的直观性，它可以帮助老年人感知和理解书本知识，也是获得知识与信息的重要来源。演示技巧的主要作用是帮助老年人学习自我照顾的技能，如胰岛素自行注射、自测血糖和尿糖、自行更换造瘘袋、如何使用拐杖和家庭常用护理用具等。

1. 演示的基本步骤

（1）护士解释操作的要领，并示范一遍全过程。

（2）护士将全过程进行分解动作示范，同步解释每个步骤、原理、方法及如何与其他步骤相连贯。

（3）护士将全过程再重新示范一遍。

（4）请老人叙述每个步骤，并跟护士演示学着做。

（5）老人在护士的指导下，先练习一些需要使用技巧的步骤，再将每个步骤连贯起来，完成全部操作内容。

（6）老人完成全部操作后，要解释操作的内容及原理。

2. 演示的基本要求

（1）护士应熟悉整个操作的原理及步骤，动作力求准确。如两人演示时，事先必须协调清楚，避免二人在示范时不协调一致，给老人造成困惑。

（2）演示前应对老人的知识、态度、技能和学习能力进行评估，演示时尽量用简单易学的步骤教学。

（3）护士应备齐所用物品，并检查器材是否完好可用，所用器材应与老人出院后使用器材类型一致，以利老人熟练掌握。

（4）演示时应注意控制时间，尽量一面示范，一面讲解说明，鼓励老人提问，较复杂的技术或重要的步骤要多做几次，以加深印象。

（5）演示后应让老人坚持重复练习，演示者应对老人技术掌握的程度做出评价。

（二）强化训练

强化训练一般在疾病恢复期实施，即在其他生理功能训练完成的基础上进行，有些强化训练不是短期内能完成的，需要护士为老年患者制定训练计划，指导老年患者或家属不断练习，反复体会，直到完全掌握，转化为老人习惯的日常行为为止。

（三）老年护理中常见的行为训练

1. 自我护理能力训练

（1）自理能力训练：常用于因手术、脑血管疾病导致瘫痪的老年人。

1）洗漱动作训练：开始时让老人用健侧手洗脸、漱口、梳头，以后逐渐用患侧手或健侧手协助患侧手洗漱。

2）更衣动作训练：嘱老年人选取宽大柔软、样式简单的衣服。穿衣时，先穿患侧，后穿健侧；指导老人将患侧手插入衣袖内，用健侧手将衣领向上拉到患侧肩部，健侧手由颈后抓住衣领并向健侧肩部拉，再将健侧手穿入衣袖内，用健侧手整理、系扣。脱衣时先脱健侧，后脱患侧。穿裤子动作顺序同穿上衣一样。

3）进食动作训练：对不能自行进食的老人应指导其家属喂食，喂食固体食物用小勺，液体食物用吸管，注意掌握每口进食的量和时间间隔，避免过快过多引起呛咳。吞咽困难的老人需用鼻饲。

4）排泄训练：对便秘、尿潴留或二便失禁者，训练其床上排便，由家人或护士辅助应用便器。训练老人利用腹部按摩、咳嗽等增加腹压的方法促进排便。病情好转后，可搀扶老人练习坐位排便，逐步过渡到坐轮椅如厕或完全自理。

（2）自数脉搏训练：适用于各种冠心病、肺源性心脏病的老年人。

让老人取舒适体位，将左手伸展平放，前臂与上臂成90°，手掌向上。嘱老人用右手食指、中指、环指按在桡动脉表面，压力大小以能摸到脉搏为宜，计数半分钟乘2就是每分钟的脉搏，最后记录脉搏计数。

如老人活动后，应嘱其休息20分钟后再测，发现脉搏过快（大于100次/分）或过缓（小于60次/分）或有心律不齐等，及时就医。

（3）自测血压训练：适用于有高血压的老年患者。

向老人和家属介绍血压计构造及各零部件作用。护士演示测血压的动作，边做边讲解。具体步骤：①摆体位；②扎袖带；③开水银开关；④戴听诊器；⑤放置听诊器头；⑥袖带内打气；⑦缓慢放气，同时听搏动、看水银下降位置；⑧水银回位，关水银开关；⑨整理血压计。

（4）自测尿糖定性训练：适用于患糖尿病的老人。

餐前半小时留取少量尿液，置于清洁标本瓶中。取出一枚尿糖试纸，将带有试剂一端插入尿液中1秒钟后取出。1分钟后将测试结果与标准试纸对照。记录与测量结果相对应的标准试纸结果。将测量结果报告医生或按医嘱皮下注射胰岛素。

（5）自行注射胰岛素训练：适用于需长期应用胰岛素治疗的糖尿病老人。

抽取药液后，用酒精消毒注射部位皮肤（由内向外环形消毒，直径约5厘米），待酒精干后，一手绷紧皮肤，另一只手持注射器，针头与皮肤成45°快速刺入皮肤内，抽无回血，缓慢推动活塞，使胰岛素缓慢注入皮下；停留10秒钟后，快速拔出针头，如有出血，用干棉球轻压数秒钟；注射完毕及时去掉针头。

注意事项：①每次注射前检查胰岛素的剂型和有效期。②必须使用胰岛素专用注射器。③注射后不要用手揉注射部位，避免胰岛素吸收过快。④使用中的胰岛素放在常温下即可；未使用的胰岛素要存放在2～8℃的冰箱中。⑤了解可供注射的身体部位及注射时间与进餐的关系。⑥可用橘子模拟皮下注射，掌握手法后再实施。

2. 住院适应能力训练

（1）咳嗽、咳痰训练：适用于患有肺内感染、慢性呼吸系统疾病老人。

老人取坐位、半坐位或直立位，上身尽量坐直屏住呼吸3～5s，然后慢慢地尽量由口将气体呼出。在吸气时，肋骨下缘会降低，腹部下陷。做第二次深呼吸，屏气，此时嘱老人发出"啊、哈"的声音。用力地自肺的深部将痰液咳出来。每次咳嗽次数不宜过多，要根据老人的体力情况，一般每次咳嗽2～3下，每天4～5次。

（2）腹式呼吸训练：适用于慢性阻塞性肺疾病、哮喘、呼吸衰竭等老年患者。

老人取舒适体位，护士将双手放在老人腹部肋骨下缘，嘱老人吸气。吸气时让老人放松肩部，用鼻吸气，将腹部向外突出，顶着护士的双手。护士在老人肋骨下方轻轻施加压力，同时让老人用口慢慢呼出气体。吸呼气的时间比为1:2或1:3。护士与老人一起练习数次后，再让老人将自己的手放在腹部自行练习。每天练习2～4次，每次10～15分钟。

（3）正确留取痰、尿、便标本训练

1）留取痰标本方法：嘱老人晨起洗漱后，用漱口水漱口3次，再用力将肺内痰液咳出，吐入标本盒内，立即送到指定位置。

2）留取尿标本方法：嘱老人将晨起第一次尿接入标本瓶中，注意不要将粪便混入其中，立即送到指定位置。

3）粪便标本留取：让老人排便后，用竹签采取少量粪便（蚕豆大小）放入贴好条形码的检便杯内送检。如老人腹泻，应告知取脓血或黏液部分；如为水样便，应盛于容器中送检；如检查寄生虫应在粪便不同部分取适量标本，留取后立即送检。

（4）人工肛门处理训练：适用于因结肠癌、腹外伤等暂时或永久造瘘老人。

术后7天开始训练，一般取坐位。

1）清洁处理训练：人工肛门周围的皮肤可因肠内容物和分泌的肠液污染引起皮肤损伤，应注意保持其清洁。用棉球或软纸及时擦去粪便及分泌物；用肥皂水轻轻擦洗干净，再用清水洗；用纱布拭去水珠，造口周围皮肤涂以氧化锌软膏或凡士林纱条保护；人工肛门上覆以纱布或粪袋。

2）预防人工肛门狭窄训练：术后一周教老人用手指扩张肛门，将手沿肠道走行慢慢深入人工肛门4厘米左右；不洗肠者每日扩张1次，每次2分钟；扩张时张口，防止增加腹压。

3）造瘘排便训练：初期每日灌肠以建立排便规律。将800～1000ml的温洗肠液在8～10分钟内注入。注入后压迫人工肛门5分钟左右，从回盲部到升结肠缓慢按摩。减轻腹压，避免剧烈咳嗽和用力排便。练习需循序渐进，勿使老人产生心理负担；根据个人身体情况安排练习时间。训练时动作轻柔且要观察老人的反应。

3. 康复能力训练

（1）关节功能训练：适用于关节活动受限的老年人。

评估老人关节活动范围、受限程度。向老人介绍正常关节的活动范围与程度，确定老人关节功能训练后应达到的范围。选择老人活动的形式：外展、内收、伸展、屈曲、内翻、旋前、旋后、旋转。记录老人每次能耐受关节活动的时间和程度。训练时，可先由护士辅助实施或自行由健侧肢体辅助进行，逐渐脱离辅助自行练习，最后达到预期目标。

（2）协调运动训练：适用于肌肉软弱无力、肌肉痉挛、小脑病变、运动失调、神经肌肉疾患、中枢性麻痹等老年人。

评估肌肉运动状态(包括肌力、关节运动度、视觉运动、本体感受、关节交互运动、点对点运动、平衡运动)。运动前要协助老人解除肌肉痉挛，恢复肌张力。对中枢性肌肉痉挛的老人，要用药物解除痉挛。对情绪紧张而致肌张力增强者，可先进行放松训练。

训练步骤：取舒适体位；由简到繁，由易到难；由间歇到持续；从小范围到大范围，从近端到远端；先卧姿训练，继而到坐，再到站；开始时张开双眼练习协调动作，然后再闭目练习。

运动的主要项目：上肢，用手指捡起放置在特定位置内的物品；将自己的手放在桌面上，朝着指定目标做反复练习碰触的动作。下肢，抬起一脚使其足跟碰对侧膝盖，再沿着胫骨面下滑到大踇趾，反复练习；沿着直线向前走、向后走及侧行；在地面上画上足迹，沿着足迹行走练习；练习转身；站起坐下练习；上下楼梯训练。

（董　博）

本章系统介绍了老年护理中的人际沟通和健康教育问题。第一节老年护理的人际沟通主要包括老化对机体的影响、促进有效沟通的方法和技巧等内容。第二节老年护理中的健康教育主要由知识灌输技巧和行为训练技巧组成。

本章的重点内容是促进有效沟通的技巧及健康教育的方式及技巧。本章的难点是老年护理健康教育中知识灌输技巧和行为训练技巧的掌握运用。

1. 简述与老年人进行语言沟通的技巧与注意事项。

2. 运用所学知识分析如何对老年人进行有效的健康教育。

第四章 　老年健康评估

4

学习目标

掌握	老年人躯体功能状态评估的内容及评估方法；各评估工具的作用和评定方法。
熟悉	老年人躯体功能和心理功能评估的目的和注意事项。
了解	对老年人进行体格检查的方法。

老年人随着年龄增大，机体功能会有不同程度的衰退，患病率增高。同时，个体差异的存在，使得同一种疾病发生在不同个体时其健康状况有很大差别。全面准确评估老年人的健康状况，是确认老年人健康问题、实施整体护理的关键。

第一节　老年人健康评估概述

健康评估（health assessment）是系统地、有计划地收集被评估者的健康资料，并对资料的价值进行判断的过程。健康评估的目的在于了解个体在健康和生命过程中的经历，包括健康、疾病和康复；寻找促进健康或增进最佳身体功能的有利因素，为提出护理诊断，制定护理措施和评价护理措施的效果奠定基础。

一、老年人健康评估原则

（一）了解老年人身心变化特点

1. 老年人身体变化的特点　随着年龄的增长，机体必然发生分子、细胞、器官和全身的各种退行性改变，这些是正常的生理性改变；由于生物、物理或化学因素所导致的老年性疾病引起的变化是异常的，属于病理性改变。在多数老年人身上，这两种变化过程往往同时存在，相互影响，有时难以严格区分，这就需要护理人员认真实施健康评估，区分正常老化和现存、潜在的健康问题，采取适宜的措施予以干预。

2. 老年人心理变化特点　在智力方面，由于反应速度减慢，在限定的学习时间内学习新知识、接受新事物的能力较年轻人低；在记忆方面，记忆速度变慢、能力下降，以有意识记忆为主、无意识记忆为辅；在思维方面，个体差异性较大；在特性或个性方面，会出现孤独、任性、把握不住现状而产生怀旧、焦虑、烦躁；老年人的情感与意志变化相对稳定。

（二）明确老年人与其他人群实验结果的差异

老年人实验室检查结果的异常有 3 种可能：①由于疾病引起的异常改变；②正常的老年期变化；③受老年人服用的某些药物的影响。目前关于老年人实验室检查结果标准值的资料很少。老年人检查参考值可通过年龄校正可信区间或参照范围的方法确定，但对每个临床病例都应个别看待。护理人员通过长期观察和反复检查，正确解读老年人的实验室检查数据，结合病情变化，确认实验室检查值的异常是生理性老化还是病理性改变所致，避免延误诊断和治疗。

（三）重视老年人疾病非典型性表现

老年人感受性降低，常并发多种疾病，发病后往往没有典型的症状和体征，称为非典型性临床表现。例如，老年人患肺炎时常无症状，或仅表现出食欲差，全身无力，脱水，突然意识障碍，而无呼吸系统的症状；阑尾炎导致肠穿孔的老年人，临床表现可能没有明显的发热体征，或仅主诉轻微腹痛。由于这种非典型表现特点，给老年人疾病的诊治带来了一定的困难，容易出现漏诊、误诊。因此对老年人要重视护理评估，密切观察病情变化，及时发现非典型症状，评估体温、脉搏、血压、意识等变化，识别潜在的护理问题。

二、老年人健康评估方法

对老年人的健康进行评估，目的是获取准确、全面的资料，从而分析、诊断老年人的健康问题，主要评估方法如下：

（一）交谈

交谈一般从老年人的主诉开始，有目的、有顺序地进行；提问应先选择一般易于回答的开放性问题，如"您感到哪儿不舒服?""患病多长时间了?";交谈时语速要慢,语音要清晰,有适当的停顿和重复,以足够的耐心进仔细询问及倾听;当其主诉远离主题时,应适当引导;始终保持与老年人的目光接触,使其能看清护理人员的表情及口型,并使用必要的手势;对含糊不清、存有疑问或矛盾的内容应向老人的家属或照顾者核实;对记忆功能障碍或语言表达功能障碍的老年人,可向家属或照顾者了解详细情况;对仅有语言表达功能障碍而思维功能正常的老年人,可采取文字或图画等书面形式沟通。

(二)身体评估

用自己的感官和借助仪器对患者进行身体评估,了解躯体的健康状况是健康评估的一种重要方法,通过身体评估能进一步验证交谈问诊中所获得主观健康资料,为确认护理诊断寻找客观依据。常用的评估方法有视诊、触诊、叩诊、听诊、嗅诊,方法简单、适用、广泛。常用的身体评估仪器有血压计、听诊器、体温计、叩诊锤、手电筒、压舌板等。评估时注意动作轻柔,准确选择仪器,控制好评估时间。

(三)评定量表测量

评定表常用来对老人的态度、情感等主观感受和对他人的客观观察作出分级和量化评定活动(即心理评定),也称为心理评定量表。评定量表是通过比较,将个人的行为数量化,分成若干等级,用这种方式将个人行为数量化、规范化。评定量表的主要内容包括数量表名称、项目、项目定义、评定标准和分级,其基本特征是:目的明确、项目适当、评定标准客观、便于操作和掌握,有可供比较的标准,有较好的信度和效度。

(四)查阅资料

评估者可通过查阅老年人的病史资料、健康档案和类似疾病的文献,来分析、整理和归类评估资料。

三、老年人健康评估注意事项

在老年人健康评估的过程中,结合其身心变化的特点,护理人员应注意以下事项:

1. **提供适宜的环境** 交谈环境安静、舒适,光线柔和,温度适宜,以 22~24℃为宜。评估时应避免对老年人的直接光线照射,环境尽可能保持安静,同时,注意保护老人的隐私。

2. **安排充足的时间** 老年人由于感官的退化,反应较慢,行动迟缓,思维能力下降,因此所需评估时间较长。加之老年人往往患有多种慢性疾病,很容易感到疲劳。护理人员应根据老年人的具体情况,分次进行健康评估,让其有充足的时间回忆过去发生的事件,这样既可以避免老年人疲惫,又能获得详尽的健康资料。

3. **选择得当的方法** 对老年人进行躯体评估时,应根据评估的要求,选择合适的体位,重点检查易于发生皮损的部位。对有移动障碍的老年人,可取合适的体位。检查口腔和耳部时,要取下义齿和助听器。有些老年人部分触觉功能消失,需要较强的刺激才能引出,在进行感知觉检查,特别是痛觉和温觉检查时,注意不要引起损伤。

4. **运用沟通的技巧** 护理人员应尊重老人,采用关心、体贴的语气提出问题,选用通俗易懂的语言,适当运用耐心、触摸、拉近空间距离等技巧,注意观察非语言性信息,增进与老年人的情感交流,以便收集到完整而准确的资料。为认知功能障碍的老年人收集资料时,询问要简洁得体,必要时可由其家属或照顾者协助提供资料。

第二节 老年人身体健康状况评估

老年人身体健康状况评估主要通过交谈法了解健康史,通过体格检查法了解身体结构和功能状况。对老年人进行身体健康状况评估不但要考虑老年期的生理、心理及社会角色的变化,也要考虑疾病对老年人健康的影响。

一、健康史

1. **基本资料** 基本资料的评估包括姓名、性别、出生地、文化程度和婚姻状况等个人基本信息，还应包括经济来源、居住情况和主要照顾者等社会信息。

2. **现病史** 老年人目前的健康状况，有无急性或慢性疾病及身体的不适等，应详细询问起病的时间、环境、发病的缓急、原因或诱因和病程，主要症状的特点及演变的过程，对日常生活产生的影响，疾病的治疗经过及用药的疗效，目前康复的情况等。

3. **既往史及个人生活史** 评估老年人的既往病史，询问老年人过去曾患过何种疾病，治疗及恢复情况，有无手术史、外伤史、食物及药物过敏史。目前的健康状况、活动能力，有无急慢性疾病，起病时间和患病年限，疾病的严重程度和治疗情况，对日常生活、心理状态和社会活动的影响。

4. **家族史** 了解老年人家族史，家族中有无遗传性疾病，家人的死亡年龄及原因等。

二、体格检查

老年人体格检查时，应根据老年人生理变化和疾病特点，按视、触、叩、听、嗅的顺序，有目的、有重点的进行。

（一）一般情况

1. **身高、体重** 老年人从50岁开始，身高逐渐缩短。随着增龄，老年人体重逐渐增加，65~75岁达高峰，随后下降。

2. **智力、意识状态** 意识状态主要反映老年人对周围环境的认识和对自己所处状况的自我识别能力，对颅内病变等诊断有帮助。测定老年人的记忆力和定向力，有助于早期认知障碍的诊断。

（二）生命体征

老年人基础体温和最高体温较年轻人低，尤其是70岁以上的老年患者在感染时，常无发热的表现，故若老年人午后体温比清晨高1℃以上，应视为发热。老年人高血压和体位性低血压常见，故检查时不仅要测卧位血压，还应测直立位血压。测定方法为：先平卧10分钟后测血压，然后再直立后1、3、5分钟时各测血压一次，如直立时任何一次收缩压降低的范围≥20mmHg或舒张压降低的范围≥10mmHg，即可诊断为体位性低血压。

（三）体表

1. **皮肤** 老年人因弹性组织丧失，出现皱纹、干燥、表皮色素沉着（老年斑）。老年斑常见于面部、手背、前臂、小腿、足背等部位。老年人皮肤感觉迟钝，主要表现在触觉、痛觉和温度觉减弱，敏感性降低，表现在被刺伤、撞伤后缺乏感觉、皮肤温度比成年人低0.5~1℃。注意观察老年人皮肤的完整性，全面检查易于发生破损的部位，并观察有无皮肤颜色的改变。长期卧床或在轮椅上不能活动的老年人应注意有无压疮。

2. **头发** 稀少，白发或秃发。

3. **指甲** 变厚、变黄、变硬，足趾部出现灰甲。

4. **头面部**

（1）眼睛和视力：老年人眼睛外观变化最常见的是眼睑皮肤松弛，皱纹增多。老年人眼睑结膜常因慢性炎症而充血，应注意其掩盖贫血的程度。老年人迅速调节远、近视力的功能下降，出现老视眼。老年人视网膜视紫质的再生能力减弱使其暗适应能力低下，辨色能力减退。晶状体随着年龄的增加而增厚，致前房中心变浅而致眼内压升高，引起青光眼。由于发生玻璃体混浊、老年性白内障、眼底动脉硬化易发生眼底出血等，常严重影响老年人的视觉功能。

（2）耳与听力：听觉随着年龄增加逐渐减退。老年人由于中耳听骨退行性变，内耳听觉感受细胞功能退化、数目减少、耳蜗动脉血液供应减少等原因出现老年性耳聋，甚至听力丧失。老年人对高音的听力损失比对低音的听力损失早且呈进行性变化，常伴有耳鸣，在安静环境下明显。检查耳部时，应注意取下助听器，以便充分暴露检查部位。

（3）鼻与嗅觉：鼻腔萎缩变薄，且变得干燥。嗅神经数量随着年龄的增长而减少、萎缩、变性，50岁以后嗅觉变得迟钝，对气味的分辨能力减退，尤其是老年男性减退明显，故易发生气体中毒。

（4）舌与味觉：随着年龄的增长，老年人舌部的味蕾萎缩，数量减少，功能退化，对食物的敏感性降低，常使老年人食而无味，影响老年人的食欲。

（5）牙齿：由于长期的磨损及衰老的原因，老年人多有牙齿缺失，常有义齿。检查时应取下义齿，充分暴露检查部位，并注意牙托是否合适，有无牙周疾病及舌下病变。老年人口唇黏膜的色素沉着，易与发绀混淆，应注意鉴别。

5. 颈部　颈部检查包括颈部活动范围、颈静脉充盈度及颈部血管杂音、甲状腺等。一般人由于脑膜刺激征出现的颈部强直，在老年人则应同时考虑血管病、颈椎病、颈部肌损伤、帕金森病等。颈部血管杂音可以是颈动脉硬化狭窄所致，也可以是心脏杂音传向颈部所致。

6. 胸部

（1）胸廓及肺脏：老年人的胸廓常呈桶状改变，尤其是慢性支气管炎者。老年人的胸廓弹性降低，扩张受限，肺部组织膨胀不全，故部分老年人在没有疾病的情况下，肺底部也可闻及少量湿啰音，可在深呼吸后消失。部分慢性支气管炎患者，湿性啰音部位固定且长期存在，严格的抗生素治疗难以消退。

（2）心脏：老年人心音强度的变化比杂音的变化更有临床意义，如舒张期杂音多为异常反应，而收缩期杂音则应注意鉴别。检查的重点是确定有无心脏杂音、心肌肥厚及心脏扩大等。

（3）乳房：40～60岁女性易发生乳腺癌，应每年进行一次检查。

7. 腹部　老年人腹部皮下脂肪堆积，腹壁肌肉松弛，肠功能减退。检查时应注意有无压痛、肿块、肠鸣音减退或亢进。

8. 脊柱四肢　检查包括关节及其活动范围、水肿及动脉搏动情况等，注意有无疼痛、畸形和运动障碍。老年人由于软骨变性和骨质增生，关节退化，关节腔狭窄，表现为关节活动受限，肌张力下降，导致颈部脊柱和头部前仰，脊柱变短，身高降低。注意检查有无下肢皮肤溃疡、足冷痛等。

9. 泌尿生殖器官　老年男性前列腺逐渐发生组织增生，增生的组织引起排尿阻力增大，导致下尿道梗阻，出现排尿困难。老年人膀胱容量减少，很难触诊到膨胀的膀胱。老年女性的外阴随增龄逐渐萎缩，常出现外阴瘙痒、外阴炎等。由于阴道上皮萎缩变薄，上皮细胞内糖原含量减少，阴道内阴道杆菌的糖酵解能力下降，使阴道易受细菌侵袭而发生老年性阴道炎。

10. 神经反射　运动神经核交感神经对神经冲动的传导随年龄增加而减慢，因此老年人反应迟钝，动作协调能力下降。由于小脑纹状体系统的缺血萎缩，导致前庭平衡运动觉发生紊乱，出现步履蹒跚、老年性震颤等。老年人脊髓感觉神经根的有髓神经纤维减少30%，对躯体部分的认识能力下降，立体判断能力损害，引起位置觉的分辨力下降，故容易发生摔倒。

老年人感觉功能逐渐减退，视、听、嗅、味、触、压痛、冷热感觉普遍降低，可检查手足细触觉、针刺觉及位置觉，同时注意检查闭眼时手指的精细动作和握拳动作、下肢肌力、腱反射和膝反射。

三、功能状态评估

功能的完好状态影响着老年人的生活质量。医务人员通过评估老年人的功能状态，判断早期功能缺失，为制定有效的治疗、康复护理方案奠定基础。

（一）日常生活能力评估

日常生活能力评估是指满足个体自身的穿衣、洗澡、进食、如厕、行走及大小便控制等能力的评估。常用评估工具有日常生活能力量表（activity of daily living scale，ADL）、Barthel 指数评定量表（the Barthel index of ADL）、PULSES 量表等（附录一）。

1. 日常生活能力量表　日常生活能力量表（ADL）由美国的 Lawton 和 Brody 制定于 1969 年，量表包括 14 项基本的日常生活活动，分为 4 个等级，1 表示自己完全可以做；2 表示自己完成有些困难；3 表示需要帮助才能完成；4 表示自己不能完成。评价标准：总分最低 14 分，最高 56 分；大于 14 分表示有不同程度的功能下降；凡有 2 项或 2 项以上≥3 分，或总分≥22 分，表示功能明显障碍。该量表项目细致、简明易懂、便于询问，即使是非专业人员也容易掌握。

2. Barthel 指数评定量表　Barthel 指数评定量表由美国 Florence Mahoney 和 Dorothy Barthel 设计并应用于临床，用以评估日常生活活动能力，以判断老人是否需要给予生活帮助，是国际康复医学界常用的评估工具。Barthel 指数评定量表简单，可信度及灵敏度高，可用于预测治疗效果、住院时间和预后，目前应用于临床广泛，每位患者入院时由护士进行初次评估。该量表包括 10 个条目，总分 100 分，最高 100 分，最低 0 分；0～40 分为重度依赖，41～59 分为中度依赖，60～99 分为轻度依赖，100 分为无需依赖。

3. PULSES 量表　该评定量表由 Moskowitz 和 Mclann 在 1957 年首先提出，参考了美国和加拿大征兵体检方法修改完成，主要用于评价慢性患者和老年人的独立生活能力、预测康复的可能性与评估病情的进展情况，也可用于社区的功能状态评估。该量表包括 6 个项目，P（physical condition）表示躯体健康状况（主要是各种慢性病的患病情况）；U（upper limb function）表示上肢功能；L（lower limb function）表示下肢功能；S（sensory intactness and communication）表示感官功能，包括语言、视觉和听觉能力；E（excretory function）表示排泄功能；S（situational factors）表示精神和情感状况。每一方面分为 4 个功能等级，分别评为 1～4 分。总分 6 分为功能最佳，各项功能均基本正常；>12 分提示独立自理能力严重受限；>16 分提示有严重残疾。

（二）功能性日常活动能力的评估

功能性日常活动能力是指个体维持独立生活的基本能力，相比日常生活能力，功能性日常生活能力具备更加高级的日常活动，常通过功能性日常生活能力的评估量表（IADL）来测定。此表由 Lawton 制定，通过观察，确定被测者做饭、做家务、服药、步行、购物、理财、电话交流等 7 个 ADL 功能的评分，总分值和活动范围与认知功能相关。其中 0、1、2 分评估标准是：0 分为完全不能独立完成；1 分为需要一些帮助；2 分为无需帮助。该量表得分 0～14 分，分值越高，得分者的功能性日常生活能力越强。得分 14 分为完全正常，低于 14 分为不同程度的功能下降（附录二）。

第三节　老年人心理健康评估

一、认知功能评估

认知是个体理解、推测和判断客观事物的过程。它反映个体的思维能力，并通过个体行为和语言表达出来。认知功能是影响老年人生活质量的重要因素。

（一）老年人认知功能变化

1. 感觉的变化　感觉包括视觉、听觉、嗅觉、味觉等。由于老年人的感觉器官随着年龄增长而发生敏感性变化，会影响正常的感觉反应。

2. 知觉的变化　由于老年人的感觉器官随着年龄增长发生萎缩性变化，出现知觉反应减慢，但老年人的经验丰富，其知觉的正确性一般仍较高。老年人常发生定向力障碍，影响其对时间、地点、人物的辨别。

3. 记忆的变化 老年人记忆衰退个体差异很大，出现有早有晚，速度有快有慢，程度有轻有重，说明老年人的记忆能力存在很大潜能。为延缓记忆衰退，老年人可坚持适当的脑力锻炼和记忆训练，并主动利用记忆方法，提高记忆能力。

4. 思维的变化 老年人的思维特点是常不能集中精力思考问题、思维迟钝、联想缓慢、计算速度减缓、计算能力减退，尤其是心算能力。

（二）认知状态评估范围和内容

认知状态的评估范围和内容见表4-1。

表4-1 认知状态的评估范围和内容

评估范围	评估内容
外观和行为	意识状态、姿势、穿衣、打扮等
语言	音量、速度、理解能力、复述能力
思考知觉	判断力、思考内容、知觉
记忆力和注意力	短期、长期记忆、学习新事物的能力、定向力
高等认知能力	知识、计算、抽象思维、结构能力

（三）老年人认知状态评估工具

老年人的认知状态常用评估量表测定。1975年美国专家制定的简易智力检查量表（mini-mental state examination，MMSE）常用以测定认知功能障碍老年人的智能。

此表共有5个维度30个条目：第1～10项为定向力、第11～13项为记忆力、第14～18项为注意力和计算力、第19～21项为回忆、第22～30项为语言能力。被测者答对记1分，回答错误或答不知道记0分。判定标准：①认知功能障碍：最高得分30分，30～27分为正常，分数＜27为认知功能障碍。②痴呆划分标准：与文化程度有关，文盲≤17分，小学文化程度≤20分，中学文化程度（含中专）≤22分，大学文化程度（含大专）≤23分。这种方法简单易行，国际上广泛应用（附录三）。

二、情绪与情感评估

（一）焦虑评估

焦虑是个体感受到威胁时的一种不愉快的情绪状态，表现为紧张、烦躁、不安等，但又说不出具体明确的焦虑对象。老年人负面生活事件较多，如退休、丧偶、慢性疾病等常可导致焦虑情绪出现。

常用的焦虑评估量表是汉密顿焦虑量表。汉密顿焦虑量表由Hamilton于1959年编制，被广泛用于评定焦虑严重程度。该量表包括14个条目，分为躯体性和精神性两大类，各由7个条目组成。前者为1～6项和第14项，后者为7～13项。采用0～4分的5级评分法，总分超过29分，可能为严重焦虑；超过21分，肯定有明显焦虑；超过14分，肯定有焦虑；超过7分，可能有焦虑；小于6分，没有焦虑。（附录四）

（二）抑郁评估

抑郁的特点是心境持久低落，典型症状为兴趣减退甚至消失，对前途悲观失望，无助感，感到精神疲惫，缺乏动力，自我评价低，严重的感到生命或生活本身没有意义。常伴有失眠、悲哀、自责、性欲减退等，严重者可出现自杀行为。老年人常因退休、丧偶、子女求学或就业离家、慢性病折磨等表现出抑郁情绪。

常用的抑郁评估量表为汉密顿抑郁量表。采用0～4分的5级评分法。各级的标准为：0无；1轻度；2中度；3重度；4极重。其评分标准为：总分＜8分，没有抑郁症；总分在8～20分，可能有抑郁症；总分在21～35分，肯定有抑郁症；总分＞35分，严重抑郁症（附录五）。

（三）人格评估

老年人的人格改变主要是性格和行为的改变，其特点有：①自我为中心；②性格内向、保守、不容易接受新鲜事物；③依赖性强，适应能力差，尤其对重大的生活事件的打击承受能力较差；④缺乏灵活性，比较执拗；⑤好猜疑，常向不好的方面猜测，且有嫉妒心理；⑥办事谨小慎微；⑦总是怨天尤人、满腹牢骚；⑧爱管闲事；⑨有抑郁倾向。

评估方法：①投射法：在测验时对被测者加以刺激，让其在不受限制的情况下表现出自己的反应，使其不知不觉地表露出人格特点。常用的评估工具是洛夏克墨迹实验。评估过程：测试人员将墨水洒在白纸上，然后对折起来，使纸上的图沿一条对折线形成对称的墨迹图，共有十张墨迹图，五张黑色，图案浓淡不一；两张红黑两色构成；其余三张是多色混合构成。测试人员将这些图形呈现给被测评者，让他们根据图形自由想象，然后口头报告。②问卷法：包括自陈式人格问卷和人格检查表。常用的评估工具是明尼苏达多相人格调查表（Minnesota Multiphasic Per-sonality Inventory，MMPI）和艾森克人格问卷（Eysenck Personality Questionnaire，简称 EPQ）。

三、主观幸福感评估

主观幸福感（subjective well-being，SWB），是衡量个人和社会生活质量的一种重要的综合性心理指标，是人们根据自定的标准对自身在一段时间内的情感反应进行评估、生活满意感进行认知评价后而产生的一种积极心理体验，即评价者根据自定的标准对其生活质量的总体评估。主观幸福是心理健康的重要内容。

主观幸福感包括 3 个部分：①认知评价，对生活质量的整体评估，即生活满意感；②积极情感，也是正性情感，包括诸如愉快、高兴、觉得生活有意义、精神饱满等情感体验；③消极情感，也是负性情感，包括忧虑、抑郁、悲伤、孤独、厌烦等情感体验，不包括重性情感障碍及神经症。

对主观幸福感的评价目前多采用中国居民主观幸福感量表简本。该量表有 20 题，采用 6 点计分，从"很不同意、不同意、有点不同意、有点同意、同意、非常同意"分别计 1~6 分，其中第 4、5、6、9、10、11、13、15、17、18、20 题为反向计分。此量表具有良好的信度和效度。量表制定者认为，取中间值 3.5 分作为参照值，分值越高代表越幸福，其中 4.5 分以上为高水平，2.5 分以下为低水平。

第四节　老年人生存质量评估

人口老龄化是人类社会进步的标志，是世界人口发展的必然趋势。但是，随着年龄的增长，老年人的生理、心理和社会适应都发生改变，生存质量评估成为评价老年人健康状况的重要指标之一。

一、生存质量概念及特点

世界卫生组织（WHO）生存质量研究组对生存质量的定义是：不同文化和价值体系中的个体对与他们的目标、愿望、标准以及所关心事情有关生存状况的体验。这是一个内涵广泛的概念，它包括了个体的生理健康、心理状态、独立能力、社会关系、个人信仰和与周围环境的关系。在这个定义下，生存质量主要指个体的主观评价，这种对自我评价是根植于所处的文化、社会环境之中的。世界卫生组织的定义不但反映了社会物质条件的发展，而且体现了人文主义精神。

中华老年医学会对老年人生存质量的定义是：60 岁及以上或 65 岁及以上的老年人身体、精神、家庭、社会生活满意度和老年人对生活的全面评价。

二、生存质量影响因素

1. **躯体健康方面** 包括躯体的疼痛、疾病严重程度、疲劳、精力、睡眠、各器官的功能如听力、视力以及口腔疾病等。

2. **精神健康方面** 包括日常生活的状态、认知力、思维敏捷力、孤独、有衰老感、无用感，还包括对于疾病的担忧、对死亡的恐惧、个人信仰、应激生活事件、对于儿女的期望以及健康自评等。

3. **独立性方面** 包括个人行动能力、生活自理能力、对药品的依赖性、自我保健意识以及再就业等；学者普遍认为老年人的再就业在提高经济收入的同时，不但提高了家庭生活满意度，而且提高了社会生活满意度。

4. **社会关系方面** 包括老年人在家庭中的地位、家庭和睦程度、是否丧偶、社会交往及有无知心朋友、对于休闲娱乐生活的参与等。有研究表明，家庭和睦对老年人的生存质量影响较大，夫妻关系和父母与子女之间的关系。

5. **医疗卫生方面** 包括医疗卫生质量和来源、医疗健康教育、医疗费用的承担能力及费用来源。研究表明，医疗费用的承担能力是影响老年人看病就医的主要因素，因此对生存质量有很大的影响。

6. **环境方面** 包括居住环境及安全情况、环境条件以及居住情况。研究表明，噪声严重影响城区老年人的生存质量。

7. **其他** 包括个人生活习惯如吸烟、酗酒、做家务以及性生活等。研究表明，老年女性一般较男性的生存质量低，且随年龄的增加，生存质量下降。

三、老年人生存质量测定

世界卫生组织生存质量测定简表（WHOQOL-BREF）是世界卫生组织根据生存质量概念研制的、用于测量生存质量的国际性量表，该量表覆盖了与个体生存质量有关的生理健康、心理状态、独立能力、社会关系、个人信仰以及和周围环境的关系等6个领域24个方面，每个领域包含一些问题，共26个问题条目。国内学者在此量表的基础上制定了符合我国国情的中文版的生存质量测定量表，附加了家庭摩擦、食欲和生活质量总评价3个问题。

相关链接

提高老年人生存质量的10条建议

生活质量（也可译为生命质量、生存质量等）是人们对自身的生活状态和生活满意度的综合评价。美国老年病协会基金会发布服务手册，对如何提高老年人的生存质量提供了10条建议，以供中国老年人参考。

要吃各种颜色的食物：吃营养丰富、色彩鲜艳的水果蔬菜，每周争取吃两次鱼，少吃红肉和全脂奶制品，摄入一定量的粗粮。

适当锻炼：每次30分钟，每周3次大步走，骑单车、慢跑及一定程度的负重锻炼等。

适量饮酒：每天饮用30ml烈酒，或180ml葡萄酒比较合适。

保证充足睡眠：老年人需要保证每日的8h睡眠，否则可能会引起心脏方面的疾病。

激发竞争感：可以玩玩电脑游戏，参加辩论俱乐部，学习新的语言，多参与社交活动等，这些都能让大脑保持良好活力。

享受安全的性生活：研究发现，老年人性生活的次数越多就越幸福。

定期体检：老年人要定期体检，携带日常用药供医生参考。

倾诉：当情绪不佳或焦虑不安的时候，要与人交流；一旦出现忧伤、疲惫、对喜欢的事物失去兴趣、敏感易怒等表现，应立即和医生取得联系。

注射疫苗：疫苗可以预防肺炎、破伤风、带状疱疹等，对老年人很重要。

定期检查：定期去医院检查，患有慢性病或同时患有多种疾病的，最好去老年病科就诊。

（童　莉）

学习小结

　　本章主要介绍了老年人健康评估的原则、方法与注意事项。重点介绍了老年人身体健康状况和日常活动功能状态的评估内容；老年人心理健康状态和社会功能状态的评估；老年人生存质量状况的评估。

复习参考题

1. 影响生存质量的因素是什么？

2. 老年人健康评估的方法有哪些？

第五章　老年保健与照护

5

05章

学习目标	
掌握	老年保健的概念及原则；自我保健的概念和措施；居家养老与机构养老的概念。
熟悉	老年保健的策略；居家养老和机构养老的基本特征和优缺点。
了解	老年保健的发展；老年照护体系中护理人员的角色及人力配置。

随着人口老龄化的发展，老年保健与照护问题日益受到医学界乃至全社会的普遍关注。做好老年保健与照护工作，为老年人提供满意的医疗保健和社会养老服务，最大限度地满足老年人的服务需求，不仅有利于老年人健康长寿和延长生活自理的年限，提高老年人的生活质量，也是促进社会发展的重要内容。

第一节　老年保健

保健即保护、维护和保证健康之意。国际老龄联合会提出，21世纪全球养老新理念为：养老由满足物质需求向满足精神需求方向发展。因此，老年保健的目的是要延长老年人有活力的、健康的预期寿命，使老年人保持良好的健康状况和独立生活能力，有充分的精力实现人生价值，安享晚年并发挥作用。

一、老年保健的概念

（一）老年保健的概念

世界卫生组织提出，老年保健（health care in elderly）是指在平等享用卫生资源的基础上，充分利用现有人力、物力，以维护和促进老年人的健康为目的，发展老年保健事业，使老年人得到基本的医疗、护理、康复、保健等服务。

老年保健事业是以维持和促进老年人的健康为目的，为老年人提供疾病的预防、治疗与功能锻炼等综合性服务，从而促进老年保健和老年福利事业的发展。因此，护理人员在老年保健组织中要充分利用社会资源，重视长期保健护理的需要，对老年人进行保健服务，从而把"老有所养、老有所医"的要求具体地落到实处。

（二）老年保健的特点

1. 保健服务的全面性　老年人的保健和护理是多层面的，其含义包括：①不仅重视对患病老年人的治疗，而且重视疾病的预防、功能的恢复和健康促进；②不仅重视身体的健康，而且重视心理、社会行为的变化；③老年保健和护理面向全体老年人，包括健康的、患病的、有残疾的老年人以及体弱的高龄老人等；④老年保健和护理的工作场所包括老年人的所有生活和活动场所，如家庭、社区、养护机构、医院等。

2. 保健服务的综合性和连续性　老年保健服务是集预防、保健、医疗、康复和健康教育为一体的综合性保健服务。同时，由于老年人的身体机能逐渐减退，因此强调服务的连续性，需要提供长期的、协调的各种服务。

3. 服务机构的功能分化　针对各种健康状况的老年人需要，设置各种类型的医疗保健机构，如老年病医院、养老院、临终关怀医院等。

4. 服务组织的区域性　根据发达国家的成功经验，发展社区卫生保健服务，以社区为单位组织区域性老年保健和服务工作，能为老年人提供方便、经济、及时、优质的保健服务，是应对人口老龄化行之有效的措施。

二、老年保健的基本原则

（一）全面性原则

老年人的健康包括身体、心理和社会多方面的健康，因此，老年保健也应该是多维度、多层次的。全面性原则包括：①关注老年人的躯体、心理、社会适应能力及生活质量等多方面的问题；②关注疾病或功能障碍的治疗、预防、康复及健康促进。

（二）区域化原则

老年保健的区域化原则是指为使老年人能更方便、快捷地获得保健服务，服务提供者能更有效地组织保健服务，所提供的以社区为基础的老年保健。社区老年保健的工作重点是针对老年人的独特需要，确保在要求的时间、地点，为真正需要服务的老年人提供社会援助。

（三）费用分担原则

老年保健费用筹集是老年保健管理的关键环节。由于日益增长的老年保健需求和紧缺的财政支持，老年保健的费用应采取多渠道筹集社会保障基金的办法，即政府承担一部分、保险公司的保险金补偿一部分、老年人自付一部分。这种"风险共担"的原则越来越为大多数老年人所接受。

（四）功能分化原则

老年保健的功能分化是指在对老年保健的多层次性有充分认识的基础上，对老年保健的各个层面都有足够的重视，在老年保健的计划、组织、实施和评价方面均有所体现，提供多种功能的保健服务。例如，由于老年人的疾病有其特征和特殊的发展规律，老年护理院和老年医院的建立就成了功能的最初分化；由于老年人可能会存在特殊的生理、心理和社会问题，因此，在老年保健的人力配备上也显示出明确的功能分化，不仅要有从事老年医学研究的医护人员，还应有精神病学家、心理学家和社会工作者参与老年保健。

（五）联合国老年保健原则

1. 独立性原则

（1）老年人应通过收入、家庭和社会支持以及自助，享有足够的食物、水、住房、衣着和保健。

（2）老年人应有工作机会或其他创造收入的机会。

（3）老年人应参与决定退出劳动力队伍的时间。

（4）老年人应参加适当的教育和培训。

（5）老年人应生活在安全且适合个人选择和能力变化的环境。

（6）老年人应尽可能长期在家居住。

2. 参与性原则

（1）老年人应始终融合于社会，积极参与制定和执行与其健康直接相关的政策和措施，并与年轻人分享他们的知识和技能。

（2）老年人应寻找和创造为社会服务的机会，并以志愿工作者身份担任与其兴趣和能力相称的职务。

（3）老年人应建立自己的协会或组织。

3. 保健与照顾原则

（1）老年人应按照社会的文化价值体系，享有家庭和社区的照顾和保护。

（2）老年人应享有保健服务，以帮助他们保持或恢复身体、智力和情绪的最佳水平，预防或延缓疾病的发生。

（3）老年人应享有各种社会和法律服务，以提高自主能力，并得到更好的保护和照顾。

（4）老年人居住在任何住所，均应享有人权和基本自由，包括充分尊重他们的尊严、信仰、需要和隐私，以及对自身保健及生活质量的决定权。

4. 自我实现或自我成就原则

（1）老年人应追求充分发挥自己潜力的机会。

（2）老年人应享用社会的教育、文化、精神和文娱资源。

5. 尊严性原则

（1）老年人的生活应有尊严、有保障，且不受剥削和身心虐待。

（2）老年人不论其年龄、性别、种族或族裔背景、残疾或其他状况，均应受到公平对待，而且不论其贡献大小，均应受到尊重。

三、老年保健的任务

老年保健工作的目的,是运用老年医学知识开展老年病的预防和治疗工作,加强老年病的监测,控制慢性病与伤残的发生;开展健康教育,指导老年人日常生活和健身锻炼,提高他们的健康意识和自我保健能力,延长期望寿命,提高生活质量,为老年人提供满意的医疗保健服务。

1. 医院内的保健护理 医护人员应掌握老年患者的临床特点,应用老年医学和护理知识有针对性地做好住院老年患者的治疗、护理、康复和健康教育工作。

2. 中间服务机构的保健护理 介于医院与社区家庭中间的老年保健服务机构,如老年护理院、老年疗养院、日间老年护理站、养老院、敬老院、老年公寓和托老所等,可以增进老年人对所面临健康问题的了解及调节能力,并指导老年人每日按时服药、康复训练,从而帮助老年人满足基本的生活需要。

3. 社区家庭的保健护理 社区家庭医疗保健服务是老年保健的重要工作内容之一,也是方便老年人医疗服务的主要形式。它不仅满足了老年人不脱离社区、家庭环境的心理需求,同时也为他们提供了基本的疾病预防、保健、医疗、护理和康复等服务。

四、老年保健的发展现状

(一)国外老年保健的发展

以英国、美国和日本老年保健制度的建立和发展为例,介绍国外老年保健事业的发展情况。

1. 英国 老年保健最初源于英国。当时在综合性医院内住院的一部分高龄老人,不仅患有多器官系统疾病,常伴有精神障碍,同时还存在一些社会和经济问题。这部分患者由于反复入院或不能出院,住院时间长,需要的护理多和治疗上的特殊性,致使国家或地区开始兴建专门的老年病医院。目前,英国有专门的老人医院,对长期患病的老人实行"轮换住院制度",免除了长期住院所带来的生理、心理压力,有利于老年患者的康复。

英国的医疗机构与社区结合,配备老年健康访问员,定期到老年人家中探视,并提供治疗、康复、营养等方面的建议。为更好地管理老年人的心理健康和老年患者,又建立了以社区为中心的社区老年保健服务机构,并且有老年病专科医师,有健全的老年人医疗保健网络。部分社区还为老年人设有"周日医院"和"日诊医院"。周日医院中患病的老年人周一入院,周五出院,周末在家里由子女护理。日诊医院是医院每天清晨把患病老年人接到医院接受治疗,晚上送回家,可以按照患者的实际需求每天去医院就诊,也可以隔日或定期前往。

2. 美国 美国是经济和社会保障较为发达的国家。早在1915—1918年间,美国就提出了老年保健问题。1935年,罗斯福政府颁布《社会保障法》,实行老年保险和失业保险,保障了老年人、失业者、盲人、鳏寡者及其子女的最基本收入。1965年,依据社会保障修正案建立了"老年和残障健康保险"(简称Medicare),它是美国最早的一项医疗保险制度,由美国联邦政府开办,其服务对象是65岁以上的老人或者符合一定条件的65岁以下的残疾人或晚期肾病患者。Medicare也是通常意义上所说的"医疗保险",是美国仅次于社会保障项目的第二大政府财政支出项目。

Medicare包括四部分,分别为住院保险(Part A)、补充性医疗保险(Part B)、医保优势计划(Part C)以及2006年1月实施的处方药计划(Part D)。其中住院保险具有强制性,为患者住院费用、专业护理费用、家庭保健服务费用以及晚期患者收容所护理费用等项目提供保障。它允许参与者每年享受90天的住院治疗和100天的技术护理,但部分情况下需要按照规定自付一定的费用。补充性医疗保险保障的项目主要是住院保险没有覆盖到的项目,以门诊项目为基础,主要包括门诊的医生和护理服务、物理疗法、疫苗接种、输血、肾透析、救护车、器官移植、化疗等的费用以及特定人群的部分耐用医疗设备等。这类医疗费报销的规定经常变化,全国性的报销规定由医疗保险与医疗补助服务中心(简称 CMS)规定。补充性医疗保险费中,75% 的资金来于美国联邦政府的一般性财政收入,25% 左右来自于每位参加者每月交纳的保险费。

美国老年保健事业经历了长期的发展,目前在长期护理方面已比较完善,服务机构主要有护理之家、日间护理院、家庭养护院等,但随着老年保健计划服务对象和服务项目范围的不断扩大,美国的老年保健也面临着增加筹集资金以应对不断增长的老年保健需求的问题。

3. **日本** 日本于 20 世纪 80 年代进入老龄化社会,老年社会保障由老年人收入保障、医疗服务保险和老年福利服务三大系统构成,具有"国家、民间经补型"制度特征和福利保健服务为主的生活保障型制度特征,其发展主要经历了三个时期:①初创期(1945~1957年):这个时期制定了《生活保护法》等三项法律,形成了战后日本老年社会保障的基本框架,重点是生活保护。②扩充期(1958~1973年):通过了《国民健康保险法》《国民年金法》,使日本在 20 世纪 60 年代开始形成了国民皆保险、国民皆年金体制,实现了养老、医疗的全面覆盖。③政策转换期(20 世纪 70 年代中后期至今):进入 20 世纪 80 年代后,老龄化问题越来越严重,为了缓解财政压力,不得不对有关老人保健及医疗政策进行修改。1982 年出台了《老人保健法》,之后又相继出台了《高龄者保健福祉推进十年战略》《高龄社会对策基本法》《介护保险法》《社会福祉法》《社会福祉士及介护福祉士法》《健康增进法》等。以上一系列有关老年人福利政策和法律的出台,使老年人的养老、保健、护理等逐步完善并体系化,目前已形成一套比较完整的老年保健体系,涉及医疗、老年保健设施和老年人访问护理等内容的一系列制度。可以看出,日本在老年社会保障方面已经形成了从生活到医疗护理服务,覆盖老年人晚年生活的较为完整的保障体系。但是,日本同样也面临着如何通过福利资源有效整合发展福利混合经济,以及如何通过"积极老龄化"政策促进老年人参与社会等问题。

(二)我国老年保健的发展

中国老年学和老年医学的研究开始于 20 世纪 50 年代中期。我国对老年工作十分关注,为加速老年保健事业的发展,国家颁布和实施了一系列的法律法规与政策,并形成了以政府为主导,老年专科医院和疗养院为骨干,城乡基层卫生服务网络为基础,综合性医院积极参与的具有鲜明中国特色的老年卫生保健体系。我国老年保健的发展大致可分为以下三个阶段:

1. **萌芽期(1949~1981年)** 这一时期我国人口年龄结构尚处于年轻阶段,虽未提出"老龄政策"的具体概念,但新中国成立后,国家颁布了《农村五保供养工作条例》,20 世纪 60 年代又实施了农村合作医疗制度和城市职工养老及公费医疗政策等,保证了老年人的基本卫生需求。

2. **形成期(1982~1998年)** 我国人口年龄结构进入成年型并出现老年人口快速增长的趋势。1982 年,中国政府批准成立了中国老龄问题全国委员会,建立了老年学和老年医学的研究机构,老年心理学、老年社会学等应运而生,老年保健观念也开始改变。1985 年,卫生部颁布了《关于加强我国老年医疗卫生工作的意见》,指出加强老年医疗卫生工作是"当务之急"。1994 年十部委联合下发了《中国老年工作七年发展纲要(1994~2000年)》,明确提出了老年卫生保健事业的发展目标。1996 年我国保护老年人合法权益的专项法律《中华人民共和国老年人权益保障法》颁布实施,对老年人的家庭赡养与抚养、社会保障、参与社会发展及法律责任等做出了明确的法律规定。之后,各省、自治区、直辖市制定了维护老年人合法权益的地方性法规。此阶段初步形成了宪法、法律、法规、规章制度有机衔接的老年卫生法律体系雏形,推动了老年卫生事业走上法制化的发展轨道。

3. **发展期(1999年至今)** 20 世纪末,我国人口年龄结构进入老龄化阶段,应对人口老龄化上升到国家战略高度。1999 年 10 月,为进一步加强全国老龄工作的领导,先后成立了全国老龄工作委员会、地方各级老龄工作委员会。在农村,70% 的村民委员会建立了村老年人协会,形成了具有中国特色的政府与非政府老龄工作组织网络。2000 年,中共中央国务院发布了《关于加强老龄工作的决定》,确定了 21 世纪初老龄工作和老龄事业发展的指导思想、基本原则和目标任务,切实保障了老年人的合法权益,完善了社会保障制度,逐步建立了国家、社会、家庭和个人相结合的养老保障机制。此外,我国又先后制定了中国老龄事业发展"十五"计划纲要(2001—2005年)》《中国老龄事业发展"十一五"规划纲要(2006—2010)》《中国老龄事业发展"十二五"规划》和《"十三五"国家老龄事业发展和养老体系建设规划》,2017年由民政部、国家标准委、质检总局联合制定的《社区老年人日间照料中心服务基本要求》正式实施。各种老年相关政策及法规的出台,凸显了国家对老年卫生工作的高度重视,也促使我国老年服务产业快速发展。目前智慧养老平台的应用、"互联网+"养老工程、长期护理保险的养老服务补贴等有力地促进了老年医疗、保健、康复、护理及健康教育等服务的开展。

五、老年保健的发展策略

根据我国老龄工作目标、针对老年人的特点和权益,可将我国老年保健的策略归纳为六个"有所",即"老有所养""老有所医""老有所乐""老有所学""老有所为"和"老有所教"。前三个"有所"关系到老年人的生存和健康问题,后三个则关系到老年人的发展和成就。

(一)老有所养——老年人的生活保障

老有所养,即人们进入老年后,不能自己解决生活问题的情况下,能够得到家庭、社会的赡养。家庭养老仍然是我国老年人养老的主要方式,我国90%以上老年人在家庭中养老。但由于家庭规模逐渐缩小,家庭养老功能逐渐弱化,必然导致以家庭为主的传统养老模式转向以社会福利保健机构为主。因此,建立和完善社区老年服务设施及机构,增加养老资金投入,确保老年人基本生活和服务保障,将成为老年人安度幸福晚年的重要生活保障。

(二)老有所医——老年人的医疗保健

所谓老有所医,就是满足老年人看病和治病的需求。大多数老年人的健康状况随着年龄的增长而下降,健康问题和疾病逐渐增多。可以说"老有所医"关系到老年人的生存质量。

要从根本上解决"老有所医"的问题,关键是建立和完善医疗保险制度,保障老年人的医疗需要。只有深化医疗保健制度的改革,逐步实现社会化的医疗保险,运用立法的手段,以及国家、集体、个人合理分担的原则,将大多数的公民纳入这一体系当中,才会改变目前支付医疗费用的被动局面,真正实现"老有所医"。

(三)老有所乐——老年人的文化生活

老有所乐是指开展适合老年人特点的文娱、体育活动,丰富老年人的文化生活,使他们幸福地安度晚年。老年人在离退休之前,在自己的工作岗位上付出了劳动,奉献了自己的半生,晚年虽劳动力下降,但应享有安度晚年、享受生活乐趣的权利。国家、集体和社区都有责任为老年人的"所乐"提供条件,积极引导老年人正确、科学地参与社会文化活动,提高身心健康水平和文化修养。"老有所乐"的内容十分广泛,诸如琴棋书画、阅读欣赏、体育文娱活动、饲养鱼虫花草、组织观光旅游及参与社会活动等。

(四)老有所学和老有所为——老年人的发展与成就

老年人虽然在体力和精力上不如青年人和中年人,但他们在人生岁月中积累了丰富的经验和广博的知识,是社会的宝贵财富。不少老年人仍然在不同的岗位上发挥特长,老骥伏枥,壮心不已,因此老年人仍然存在着继续发展的问题。"老有所学"和"老有所为"是两个彼此相关的不同问题,随着社会的发展,老年人的健康水平逐步提高,这两个问题也就愈加显得重要。

1. **老有所学** 老有所学是指老年人根据社会的需要和本人的爱好,学习掌握一些新知识和新技能,既能从中陶冶情操,又能学到"老有所为"的新本领。"老有所学",并不是为了得到一个新学历或新学位,而是为实现老年人"以学促为"和"学为结合"的目的。自1983年我国第一所老年大学创立以来,老年大学为老年人提供了继续学习的环境和机会,也为老年人的社会交往创造了有利条件。在老年大学,老年人可根据自己的兴趣爱好,选择学习内容,如医疗保健、少儿教育、绘画、烹调、缝纫等,这些知识既给老有所为创造了条件，也能改善老年人的精神面貌，使老年人的生活变得充实而活跃，身体健康状况得到明显改善。

2. 老有所为 老有所为又被称作"积极养老"，是指老年人退出劳动岗位后，愿意用自己长年积累的知识、技能和经验，继续为我国社会主义物质文明和精神文明建设作出新的贡献。可分为两类：①直接参与社会发展：将自己的知识和经验直接用于社会活动中，如从事各种技术咨询服务、医疗保健服务、人才培养、农业生产或家庭养殖等；②间接参与社会发展：如献计献策、社会公益活动、编史或写回忆录、参加家务劳动支持子女工作等。在人口老化日益加剧的今天，不少国家出现了劳动力缺乏的问题，老有所为将在一定程度上缓和这种矛盾；同时，老有所为也为老年人增加了收入，对提高老年人的地位及进一步改善自身生活质量起到了积极作用。

（五）老有所教——老年人的教育及精神生活

《中国老龄事业发展"十二五"规划》中正式提出了"老有所教"，而且此处的"教"明确指"老年教育"。一般来说，老年群体是相对脆弱的群体，由于经济上分配不公、政治上忽视老人、情感上淡漠老人、观念上歧视老人等都可能造成老年人心理不平衡，从而不利于代际关系的协调和社会发展。而良好的科学教育和精神文化生活是老年人生活质量及健康状况的前提和根本保证。因此，社会有责任对老年人进行科学的教育，帮助老年人建立健康、丰富、高品位的精神文化生活。

六、老年自我保健

WHO 指出：在影响个人健康长寿的诸多因素中，自身后天因素占 60%，这充分说明自我保健的重要性。提倡老年自我保健，不仅是个人与家庭的需要，也是整个社会的需要。强化老年人的自我保健意识，提高自我保健信心与能力，对老年人的健康长寿至关重要。

（一）自我保健的概念

自我保健（self health care）是指人们为保护自身健康所采取的综合性保健措施。WHO 提出"自我保健是个人、家庭、邻里、亲友和同事自己进行的卫生活动"。老年自我保健（self health care in elderly），是指健康或罹患某些疾病的老年人，利用自己所掌握的医学知识与科学的养生保健方法、简单易行的康复治疗手段，依靠自己、家庭或周围的力量对身体进行自我观察、诊断、预防、治疗和护理等活动的保健措施。老年自我保健通过不断地调适和恢复生理与心理的平衡，逐步养成良好的生活习惯，建立起一套适合自身健康状况的保健方法，达到促进健康，提高生活质量，推迟衰老和延年益寿的目标。老年自我保健侧重于致病因子出现之前的预防及个人、家庭的自我心理调适，以推动个人、家庭和社会消除不良个人卫生习惯和行为方式。

自我保健的含义和特点是：①自我保健中的"自我"，从狭义上讲是指老年人个体的"小自我"，而广义还包括老年人的家庭、邻里、亲友、同事和社区群体的"大自我"；②突出"自我"在保健中的作用，强调个体不断获得自我保健知识，并形成机体内在的自我保健机制；③自我保健需要学习和掌握医学保健知识，并自觉、主动地对自身的健康负责，根据自己的健康保健需求进行自我保健活动，以实现自我保健目标。

（二）自我保健的作用

1. 自我保健是提高人类健康水平，促进健康长寿的有效方法 自我保健重视自我在保健中的主导作用，要求人们在未病时，自我养成良好的生活习惯，坚持运动，合理饮食，培养良好的心理素质、和谐的人际关系和较强的社会适应能力，主动地进行自我保健活动，达到预防疾病、增进健康、推迟衰老和延年益寿的目的。现代医学实践证明，自我保健是提高老年人生活质量、健康水平和延长寿命最为理想的手段。

2. 自我保健是解决人体亚健康状态的最佳途径 所谓亚健康状态，是指介于健康与疾病之间的中间状态。处于亚健康状态的人虽可从事正常的工作和学习，但自我感觉不适，体力、工作能力和效率明显下降。而"自我保健"恰恰是解决亚健康状态的关键性措施,此时若能加强自我保健,并积极采取相应有效的保健措施,改变一些不健康的生活方式,加强运动锻炼,提高身体素质,即可促使其向健康转化。

3. 自我保健是预防疾病和早期发现疾病的重要手段 老年人利用所掌握的医学知识,通过自我观察,及时发现异常征兆或危险信号,为早期治疗和康复创造良好的条件。同时,自我保健还特别重视积极调动机体内在自我防御、自我治疗、自我修复与自我代偿等保健机制,使人体内在的自我保健潜能得到充分的发掘。

4. 自我保健是促进患者早日康复的重要措施 许多现代疾病与人们不良的生活方式密切相关,通过自我保健,改变不良的饮食和生活习惯,常可治疗某些疾病,预防或推迟慢性疾病及其并发症的发生与发展。

总之,通过自我保健、自我防治的方法,可使1/3的疾病得以预防,1/3的疾病早期发现、早期治愈,1/3的疾病因自我保健、正确对待而减轻病痛和延长寿命。

(三)自我保健的内容

1. 自我观察 是通过"视、听、嗅、触"等方法观察自身的健康情况,及时发现异常或危险信号,做到疾病的早期发现和早期治疗。自我观察的内容主要包括:观察与生命活动有关的重要生理指标;观察疼痛的部位、性质和特征;观察机体各系统的结构与功能变化等。老年人应学会和掌握自我观察的基本知识和技能,掌握自身的健康状况,随时注意自身状况改变,通过自身观察,及时寻求相应的医疗保健服务。

2. 自我预防 是通过建立健康的生活模式,达到预防疾病及健康长寿的目的。老年人掌握保健知识,树立正确的健康信念,养成良好的生活、饮食和卫生习惯,调整和保持最佳的心理状态,坚持适度运动是预防疾病的重要措施。

3. 自我治疗 是指对轻微损伤或慢性疾病患者的自我治疗。自我治疗的方法有:①药物疗法,如常见慢性疾病的自我服药等。用药时,应严格掌握适应证,按规定的剂量、方法和疗程用药;②非药物疗法,主要采用物理疗法、饮食疗法、行为疗法等,达到祛病健身的目的。如热敷、冷敷、自我保健按摩等。

4. 自我护理 是指老年人为增进自身健康,运用家庭护理知识进行自我保护、自我照顾、自我参与及自我调节的自我照顾活动。自我护理对预防疾病的发生、发展及传播,促进疾病早日康复,维护身体健康有重要的作用。

(四)提高老年人自我保健意识和能力的措施

增强自我保健意识,提高自我保健能力和水平,是保证健康长寿的重要手段。因此,老年人在与衰老和疾病的斗争中,就要不断地增强自我保健意识,提高自我保健能力和水平,才能实现健康长寿的目的。

1. 强化自我保健的意义 自我保健不仅患病时需要,健康时同样需要。老年人应清楚地了解自我保健的意义,自觉为个人的健康负责,不断提高自我保健的意识和能力,根据自己的健康保健需求,主动学习和进行自我保健活动,才能达到预防疾病、增进健康、推迟衰老和延年益寿的目的。

2. 学习和掌握医学科普和养生保健知识 老年人应根据自己的身体健康状况、文化程度和工作性质,选择有针对性的内容进行学习。老年人应掌握的医学常识主要有:①人体解剖和生理知识,如人体的呼吸、循环、消化、泌尿、内分泌和生殖等系统的主要脏器,以及这些脏器的部位与生理功能;②人体重要脏器的结构与功能随增龄所发生的变化;③社会和环境因素对机体产生的影响,如饮食、运动和气候等;④老年人常见病、多发病的发病原因、发作诱因、演变规律和识别、治疗、护理及预防的相关知识。

3. 精心总结自己的经验 在日常生活及患病经历中,不断探索、总结成功的保健经验或失败的教训,更好地提高自我保健的能力和水平。

4. 认真研究总结古今中外的健康长寿经验 老年人要善于借鉴,学习长寿老人的生活方式、养生方法,结合自己的健康状况,选择一套适合自己的养生保健方法,并在日常生活实践中加以运用,将有利于自我保健能力和水平的提高。

5. 掌握和运用好辩证法 在自我保健中要处理好健康与疾病、自我保健与社会保健之间的辩证关系。健康时预防疾病，患病时从主观上探讨自身的致病原因，促使早日康复；在社会保健中充分发挥自我保健的优势，不断提高自我保健的能力和水平。

6. 配备自我保健的必要物质条件 社区及有条件的家庭，应为老年人创造进行自我保健的物质条件。主要有：①医学科普读物；②日常用药和应急用药；③小型检测仪器，如体温计、电子血压计、小型快速血糖检测仪和尿糖试纸等；④小型治疗仪器，如简易按摩装置、健身运动器材等。

7. 自我保健贵在坚持 只要持之以恒，长期坚持进行自我保健，就会在自我保健实践中积累宝贵的经验，不断提高自我保健的能力和水平，达到健身祛病、延年益寿的目的。

第二节 老年照护体系的建设

问题与思考

李老伯，75岁，丧偶，独居，子女均在国外。既往有高血压史20年，3月前因突然发生"脑梗死"而住院治疗。目前患者虽在家属协助下能够站立，但行走困难，且因面临日常生活需要照顾的困境，经常表现为情绪低落。

思考：李老伯应选择哪种养老照顾模式？该模式有哪些优缺点？

随着人口老龄化、高龄化和家庭小型化，老年照护服务需求不断增长，老年照护服务问题将更为严峻。老年照护服务体系建设是老年保障体系建设的战略重点，建设更加公平、更有效率的老年照护服务体系是时代发展的要求，关系到社会的发展和稳定。

老年照护体系的建设主要包括对居家老年人的支持性服务机构和长期养护机构的设置与管理。这一体系的总体规划及建设应能适应各种健康状况和经济条件的老年人需要，由国家医政和民政部门对各类机构的建设进行分类指导与管理，做到统一规划、合理布局；制定和执行服务标准；规范人员配备及对各类人员的资格要求；由专业人员进行管理；由专业机构对其运作进行监控与评价，以保证服务的质量。

一、老年照护体系的类型

（一）居家养老

1. 居家养老的概念 居家养老（family endowment）是指老年人居住在家中，由专业人员或家人与社区志愿者为老年人提供服务和照顾的一种新型社会化养老形式。居家养老照顾主要依托社区，以社区服务为保障，把社区养老服务延伸到家庭，是体现家庭养老和社会养老双重优势的新型养老照顾模式，而不是指我国传统的家庭养老方式。一般认为，居家养老更注重对老年人心理和情感的关怀，使老年人尽可能过上正常化的生活，提高老年人的生活质量。目前居家养老仍是我国老年人主要的养老模式。

2. 居家养老服务的内容和形式

（1）居家养老服务的内容：包括基本的生活照料、医疗护理服务、精神慰藉及休闲娱乐设施支持等。对居家养老者支持性服务的主要内容有：①功能状况及服务需求的评估：对老年人的健康与功能状况进行综合评估，确定老年人所需的服务项目。②医疗和护理：对老年人提供治疗和护理，并对其家属进行保健和护理指导。③促进老年人保持日常生活活动的自理能力：根据老年人的活动能力调整和改进家居环境，并提供日常生活活动的辅助性工具，使之适应老年人的生活起居；协助生活不能自理的老年人完成日常生活活动。④提供家庭劳务服务：如供餐、家居清洁及协助购物等服务。⑤对照顾者的支持：对长期照顾生活不能自理老年人的家属，给予心理上、技术上及经济上的支持。必要时，安排老年人短期入住养护机构，以使其照顾者得到一定的休息。

（2）居家养老的服务形式：主要包括：①鼓励老人主动接受服务：把老人"请出来"，动员那些身体比较好、能自理的老年人尽量从家里走出来，到社区机构接受服务，并参加一些社区组织的活动，这样不仅对老年人的精神文化情感方面大有裨益，也可让老人更好地了解社会、融入社会。②为老年人提供上门服务：对身体不能自理、走不出来的那些老人，由经过专业培训的服务人员上门为老年人开展照料服务，使老人的需求在家里也能得到满足。服务提供者主要有居家养老服务机构、老年社区、老年公寓、托老所、家庭病床的医疗保健、护理、家政服务等人员与社会志愿者等。

3. 居家养老的优点

（1）符合我国"未富先老"的社会特点：我国的人口老龄化，是在经济还不够发达、物质条件尚不充裕的情况下到来的，居家养老服务能够有效解决目前我国社会养老机构不足的困难。与机构养老服务相比，具有成本较低、覆盖面广、服务方式灵活等诸多优点。更为重要的是，通过居家养老服务，可以让一部分家庭经济困难但有养老服务需求的老年人能得到精心照料，从而对稳固家庭、稳定社会起到良好的支撑作用。

（2）有利于满足老年人的心理、精神和情感需求：受传统的家庭伦理观念影响，大多数老年人不愿离开自己的家庭，到一个新的环境中养老。居家养老服务采取让老年人在家庭和社区接受生活照料的服务形式，适应了老年人的生活习惯，满足了老年人及子女的心理和情感需求，有助于老年人安度晚年。

理想的居家养老，应能使老年人得到持续周到的生活照顾、健康管理和精神、心理上全方位的关心，能使老年人最大限度地提高和保持日常生活活动能力，延长独立生活的年限。

（二）机构养老

1. 机构养老的概念　机构养老（organization retirement）是指老年人居住在专业的养老机构中，由养老机构中的服务人员提供全方位、专业化服务的养老形式。主要适用于因身体或精神上残障而不能独立生活的老年人。高龄、丧偶及日常生活自理困难是老年人选择机构养老的重要因素，是否选择机构养老取决于老人机体的功能水平而非医疗诊断。目前我国共有养老机构 3.8 万多家，床位 680 多万张。

2. 老年养护机构的基本功能　养护机构是老年人的生活场所，考虑到多数老年人患有一种或多种慢性疾病，并伴有不同程度的功能性残疾，因此养护机构的基本功能应包括：①满足老年人的生理和生活需要；②保证老年人的人身安全及环境安全；③使患病老人得到适当的医治，以稳定或恢复健康状况；④让老年人积极参与社会活动，建立有意义的生活方式，达到生理、心理、社会和精神的和谐及最佳功能状态。

实现上述功能，可以采取的具体措施包括：

（1）帮助老年人树立信心，鼓励他们最大限度地发挥残存功能。

（2）采用辅助手段，如提供特制用具，帮助老年人提高日常生活自理能力。

（3）提供环境条件的支持，如充足的照明、安装扶手等，补偿老年人机体功能的缺失，消除或减少自理缺陷。

（4）对老年人无法自理的日常生活活动，应提供帮助或代替其进行。

（5）生活自理困难的老年人易发生压疮、脱水和营养不良等问题，应注意预防。

3. 机构养老的优点　机构养老是社会化养老的一种形式，其优点主要体现在以下几个方面：①机构养老采用集中管理，能够使老年人获得全面且专业化的照顾和医疗护理服务；②养老机构中良好的生活环境、无障碍的居住条件和配套设施，能使老年人的生活更加便利和安全；③对于独居老人、空巢老人或家中无固定陪护的老人来说，养老机构中各种社会活动和丰富的文化生活有助于解除老年人的孤独感，提高他们的生活品质；④机构养老可使老年人的子女从繁杂的日常照料中解脱出来，更有时间和精力投入到他们的工作中,从而减轻家庭的负担;⑤机构养老可以充分发挥专业分工的优势,创造就业机会,从而缓解就业压力。

然而,我国人口老龄化超前于社会经济的发展,养老照顾要承受巨大的财政负担和人力资源需求的双重压力,而老年保健服务体系起步较晚,发展较慢,这就要求我国既不能单纯实行"居家养老",也不能大范围推广"机构养老",必须创新养老照顾模式,走多元化养老照顾之路,建立"以居家为基础、社区为依托、机构为补充、医养相结合"的养老照顾服务体系。

(三)其他养老照顾模式

1. 候鸟式养老模式 是指老年人像候鸟一样随着季节和时令的变化而变换生活地点的养老方式。作为一种新型的养老方式,候鸟式养老越来越受到老年人的关注。此种养老方式总能使老年人享受到最好的气候条件和生活环境。空气清新、气候宜人的地区往往是老年人相对集中的"迁徙"目的地。

2. 互助养老照顾模式 是指老年人与家庭外的其他人或同龄人,在自愿的基础上相互结合、相互扶持和相互照顾的一种养老模式。它不仅包括老年人结伴而居的拼家养老,也包括社区内成员相互照顾的社区互助养老等很多形式。如有些城市实行的"互助幸福院"。

3. 以房养老模式 是指老年人为养老将自己购买的房屋出租、出售或抵押,以获取一定数额养老金来维持自己的生活或养老服务的一种养老模式。这种养老模式被视为完善养老保障机制的一项重要补充。在美国一些城市,以房养老已被认为是一种最有效的养老方式。自2014年7月至2016年6月,我国在北京、上海、广州、武汉试点实施了老年人住房反向抵押养老保险,以房养老的模式在我国正式落地。

二、老年照护体系中的护理人力配置

中国的迅速老龄化及"四二一"家庭的出现,使养老问题日渐凸显出来,已经成为整个社会不可回避的问题。老年照护体系作为社会保障体系的一个部分,其建设其实是一个系统工程,需要国家、社会和各相关专业的积极参与。护理服务是老年照护服务的重要组成部分,同时,护理专业在老年照护体系的运作与管理中起着重要的作用。

在我国,养护机构的基本工作人员包括护士、助理护士、护理员、物理治疗师、职业治疗师和社会工作者等。其中养护机构中的护理服务主要由护理人员承担,包括注册护士及养老护理员。养老护理员是指对老年人进行生活照料、护理的服务人员,主要从事老年人的直接照护工作。注册护士是指经执业注册取得护士执业证书,从事护理活动,履行保护生命、减轻痛苦、增进健康职责的专业卫生技术人员,在养护机构中主要从事专业护理工作及对护理员的监督管理工作。护理人员是养老服务的人力基础,为保证护理工作的质量和效率,合理的护理人力资源配置越来越受到养护机构管理者的重视。2014年国家卫生计生委办公厅印发《养老机构护理站基本标准(试行)》中指出养老机构护理站至少有2名具有护士以上职称的注册护士,其中有1名具有主管护师以上职称;至少有1名康复治疗人员;按工作需求配备护理员,注册护士与护理员之比为1:2.5。

目前,依据被照护对象的自理能力不同,可将养护机构划分为独立生活区、辅助生活区和长期护理区,分别收住自理、部分自理和完全不能自理老人。由于不同自理能力的老年人所需专业护理程度不同,因此,护理人员配置比例差异很大。

1. 独立生活区护理人力资源配置 对于生活完全自理的老年人来说,护理人员的工作重心应放在老年人生活环境的保护及为老年人提供的各类支持服务上,无需为老年人提供其不需要的帮助(比如生活照料),这样既可以维持老年人的自理能力,又可以维护其尊严。因此护理员提供的服务绝大部分都是辅助性的,涉及个人生活照料的工作并不多;而护士提供最多的则是定期或即时评估老年人生理、心理状况以及慢性病的防治和风险评估等专业护理服务。有研究提出,养护机构独立生活区老年人与养老护理员、护士的理想配比分别为1:0.066和1:0.038。合理的人力资源配置尚需进一步研究。

2. 辅助生活区护理人力资源配置 养护机构辅助生活区收住的老年人需协助程度差异大，使得不同养护机构的辅助生活区之间护理人员工作量有较大差异，因此测算所得人力配置结果可能相差较多，导致管理者很难准确、合理地配置护理人力资源。对于辅助生活区的老年人来说，护理员提供最多的是协助老年人如厕、活动及与用餐相关的工作和保持老年人个人卫生方面，护士提供最多的是与老年人沟通、压疮风险评估、护理记录及药品管理等专业护理服务方面。这些老年人对专业护理需求较高，他们不仅需要护士提供一些间接护理服务，比如护理记录、药品管理等，同样需要护士提供直接护理服务，直接护理服务以专业护理服务为主。因此，在实际照护工作中，要重视护士专业护理服务的提供，这有助于提高老年人的生存质量，并能有效预防或延缓疾病发展。有研究提出，养护机构辅助生活区养老护理员、护士与老年人的理想配比分别为1:0.495和1:0.070。尚需进一步探讨合理的人力资源配置。

3. 长期护理区护理人力资源配置 长期护理区主要收住日常生活皆需要他人代为操持的生活完全不能自理的老人。这些老人多无法正常、及时表达其需求，因此护理人员应将工作重心放在老人生活照顾及专业护理方面，同时应多与老人沟通，随时关注老人需求，并予以满足。护理员提供最多的是生活照顾及个人卫生保持，护士提供最多的是药物管理、压疮护理、护理记录和风险评估等专业护理服务方面。2017年国家卫生计生委下发的《医疗机构基本标准（试行）》要求护理院每床至少配备0.6名护理人员，其中，护士与护理员之比为1:2~2.5。

三、老年照护体系护理人员的角色

养护机构中护士承担着管理、教育和临床护理等多重任务，护士的工作内容跨度很大，包括指导老年人的保健，对功能障碍者进行康复训练、生活护理、慢性病护理和急重症抢救等，因此护士的角色是多重性的，这就要求护士要具备多方面的能力，不断学习，不断进取和积累经验，丰富自我，充实自我，为老人提供亲情化和优质化的服务。

1. 治疗方案的实施者 入住养护机构的老年人罹患疾病需要治疗时，护士根据医嘱给予物理、药物治疗，以促进疾病的早日康复，这是护士最基本、最重要又传统的角色。

2. 日常生活的照料者 入住养护机构的老年人由于罹患疾病致使生活自理能力差，甚至卧床不起，吃饭、穿衣、大小便等均不能自理，需要护士提供服务，帮助老人做好晨晚间护理。

3. 躯体功能的康复者 入住养护机构的老年人中，部分由于脑血管意外遗留肢体偏瘫、智能下降，这就要求护士在生活照料的同时，需加强偏瘫肢体功能的康复，以防肢体僵硬、肌肉萎缩或功能丧失。

4. 心理障碍的疏导者 入住养护机构的老年人大多罹患慢性病，长期疾病的折磨或多或少使老年人在心理上出现一些障碍，如焦虑不安、夜不能眠、多疑、整天担心、烦躁，加之生活自理能力下降或智能下降，无法适应家庭成员的生活方式，产生被抛弃感、无用感等，护士要及时发现老人心理上出现的问题并给予疏导。

5. 代为子女的亲情者 入住养护机构中的老年人因子女不在身边而缺乏亲情感，这就要求护士在日常生活中要加以关注，及时发现老人情绪上的变化，尽可能满足其合理需求，担当起老人子女的角色。

6. 护理队伍的培训者 失能老人进入养护机构后，需要从衣食住行医方面给予照料，目前养老护理员普遍文化程度低较，缺乏专业护理知识，这就要求具备专业护理知识的护士要加强对护理员的培训工作，不仅要集中授课，还要在老人日常的护理过程中加强指导。

7. 矛盾纠纷的调解者 入住养护机构的老年人，均来自于不同的家庭，其生活环境和受教育程度不同，性格特点、生活习惯不同，常常会产生一些矛盾，这就要求护士在了解事情的起因和矛盾所在的基础上，有针对性地和老人沟通，以唠家常的方式让其和好如初。

四、老年照护体系护理质量管理

对养护机构的服务质量进行评价测量,是机构养老服务研究领域中的一个难点。随着社会发展和老年人对机构养老服务需求层次的提升,如何评价和提高养老服务质量逐渐成为焦点问题。在线调查认证与报告(Online Survey Certification and Reporting, OSCAR)是美国测量养老护理机构服务质量的全国性数据库,作为对养老机构的监督系统,可用于评价养老机构的行为是否符合联邦政府和州政府制定的相关法规和规范。OSCAR 数据库包括 17 大类 185 个条目,涵盖机构特征、入住者普查、入住老人情况和服务缺陷 4 方面的信息,此外还提供养老护理机构的结构(如床位、工作人员、是否医院附属、提供的服务等),入住老年人自理能力构成(如日常生活需要帮助的入住老人比例等)、支付来源(如医疗保险支付、医疗救助计划支付或其他支付等),隶属关系(如多机构连锁经营和名称等)等相关数据,具有较高的信度和效度。

我国的老年照护机构包括政府投资、民间投资、政府和民间合资等多种形式。尽管有的照护机构设施齐全,服务良好,但由于我国照护机构起步晚、底子薄,加之相关政策法规不健全,仍然有许多照护机构设施简陋,收费混乱,缺少专业护理人员,服务质量堪忧。鉴于我国老年照护事业正处于上升和发展阶段,国务院 2016 年 12 月发布的《关于全面放开养老服务市场提升养老服务质量的若干意见》就是对当前我国养老服务效率较低的有效回应,对我国养老服务发展面临的关键问题提出了解决措施,明确了全面放开养老服务市场的重点任务,对提升养老服务质量将发挥重要推动作用。

WHO 提出,老年照护体系护理质量控制的内容应包括护理人员的培训、对正式或非正式的护理提供者的监督、患者信息系统的建立、服务标准设定及指导纲领的发布等。同时各级政府和社区也应承担起各自的责任。

1. 中央政府的责任 在照护机构的服务质量保证中,政府的监控和经济政策具有巨大的导向作用。对于照护机构的开设和经营,应有明确的准入标准(包括设备标准、收费标准及执业资格标准等),规范管理,定期检查评审,建立持续、有效的监控机制。只有提高照护机构的质量,才能保证老年照护事业的健康发展。

2. 地方政府的责任 地方政府应按规定合理分配养老保障资源,监管老年长期照护的服务质量,并制定适合当地水平的可测量的质量评价标准。质量监控的内容包括服务提供者的教育培训、制订当地指导标准、建立现有服务体系标准、建立适宜的反馈和奖励制度。

3. 社区的责任 社区是老年人生活的基本环境,老年人的护理重点在社区,所以社区对老年人的护理责任重大。老年人是否需要长期照护,适合寻求何种类型的服务都会在第一时间反馈给社区,因此也应将社区的服务系统纳入卫生保障系统。

总之,老年照护体系的构建在我国刚刚起步,实际工作中应该如何运作和实施,尚处于探索阶段,而较早进入老龄社会的西方发达国家在老年照护体系建设中的一些经历和经验值得我们借鉴。护理人员应了解国外的做法和我国的国情,积极思考老年照护体系的构成和建设,特别是主要的服务内容、服务方式和运作及护理专业在其中应起的作用等。

(郭小燕)

老年保健与照护包括老年保健和老年照护体系的建设两部分内容。学习本章节内容时，护士应注意理论与实践相结合，重点掌握老年保健、自我保健的基本概念，我国老年保健的目标和策略，老年自我保健的原则，并在实践中不断强化老年人的自我保健意识，提高老年人自我保健的信心与能力，从而提高老年人的生活质量。

1. 简述老年保健的原则。

2. 请结合实际说明如何提高老年人的自我保健意识和能力。

3. 结合自己所学知识，试述护理专业在老年照护体系建设中的作用。

6

学习目标	
掌握	老年人心理健康的概念及标准；老年人常见的心理问题及护理要点；维护老年人心理健康的原则和措施；老年人社会适应的概念及指标。
熟悉	老年人社会适应中常见的问题及护理要点；老年人心理健康问题的评估工具及使用方法；促进老年人社会适应能力的对策。
了解	老年人各种社会角色与功能改变及护理。

进入老年期，人体各种生理功能衰退，同时，老年人经常面临社会角色的改变、疾病、丧偶等生活事件，老年人在这一特殊时期如果适应不良，常可导致一些心理问题，甚至出现严重的精神障碍，从而损害老年人的健康，降低生命质量。因此老年人的心理健康问题必须受到高度关注，同时应给予老年人充分的社会支持，帮助老年人具备良好的社会适应能力，以促进健康老龄化。

第一节　老年人的心理健康

一、老年人心理健康的标准与心理特征

（一）心理健康的概念

第三届国际心理卫生大会提出的心理健康（mental health）是指在身体、智能及情感上与他人的心理健康不相矛盾的范围内，将个人心境发展成最佳状态。也就是说，心理健康不仅意味着没有心理疾病，还意味着个人的良好适应和充分发展。表现为一个人的身体、智力和情绪的调节能适应环境，人际关系能和睦相处，宽容谦让，有幸福感，对自己的工作和生活能发挥自己的能力等。

（二）老年人心理健康的标准

关于老年人心理健康的标准，多位学者提出各自的观点。综合国内外心理学专家对老年人心理健康的标准的研究，结合我国实际情况，我国老年人心理健康的标准包含以下6个方面。

1. **认知正常**　认知正常是老年人正常生活的最基本的心理条件，是心理健康的首要标准。老年人的认知正常体现在：①感知觉正常，判断事物基本准确，不发生错觉；②记忆清晰，不发生重大事件的遗忘；③思路清楚，不出现逻辑混乱；④具备想象力，平日生活中有比较丰富的想象力，并善于用想象力为自己设计一个愉快的奋斗目标；⑤具有维持日常生活的一般能力。

2. **情绪健康**　情绪稳定是情绪健康的重要标志。心理健康的老人能正确评估个人能力，做力所能及的事，经常保持愉快、乐观、开朗豁达、安定平稳的情绪；遇到困难和不幸时，能理智地驾驭情感，适度地宣泄不良情绪，很快恢复平静，重新适应环境。

3. **关系融洽**　老年人表现为乐于与人交往，与家人感情融洽，关心他人，并能得到家人发自内心的理解和尊重。有经常交流的朋友，能够宽以待人，在交往中保持独立完整的人格。

4. **环境适应**　老年人与外界环境保持适度接触，能够主动通过多种渠道了解社会变化的各种信息，善于学习新鲜事物，正确认识和评价社会现状，顺应社会进步，努力适应新的生活方式。

5. **行为正常**　老年人能够完成正常的生活、工作、学习和娱乐活动，其行为特征符合年龄、身份、地位和个人修养。

6. **人格健全**　人格健全的老年人主要表现为：①保持积极进取的人生观，积极情绪多于消极情绪；②正确评价个人和外界事物，善于听取他人意见，有效控制个人行为，减少盲目性和冲动性；③意志坚强，能经得起外界事物的强烈刺激，适度发泄情绪，沉着应对各种困难；④能力、兴趣、性格与气质等各项心理特征和谐统一。

相关链接

不同学者提出的老年人心理健康的标准

美国心理学家马斯洛（Abraham Maslow）和米特尔曼（Mittleman）提出的心理健康的10条标准被认为是"最经典的标准"：①有充分的安全感；②充分了解自己，并能对自己能力做出恰当的估计；③有切合实际

的目标和理想；④与现实环境保持接触；⑤能保持个性的完整与和谐；⑥具有从经验中学习的能力；⑦能保持良好的人际关系；⑧能适度地表达与控制自己的情绪；⑨在不违背集体意识的前提下有限度地发挥自己的才能与兴趣爱好；⑩在不违反社会道德规范的情况下，能适当满足个人的基本需要。

我国著名的老年心理学专家许淑莲教授概括老年人心理健康的标准为：①热爱生活和工作；②心情舒畅，精神愉快；③情绪稳定，适应能力强；④性格开朗，通情达理；⑤人际关系适应强。

（三）老年人的心理特征

随着生理功能的衰退和社会角色的改变，老年人的心理状态发生了一些特殊变化，并影响着他们的精神状态、身体健康以及疾病的防治与预后，因此必须掌握老年人的心理特征及其影响因素，采取针对性的措施来维护和促进老年人的心理健康。老年人的心理特征表现为：

1. 感知方面　感知觉是个体发展最早，也是衰退最早的心理机能，老年人的心理变化是从感知觉渐变开始的。各感知器官老化、功能衰退，导致老年人的视、听、嗅、味等感觉功能下降，其中视觉、听觉最明显，其次是味觉、痛觉等，引起反应迟钝、行为迟缓、注意力不集中、易跌倒等。使老年人产生悲观、孤独、冷漠、猜疑等心理。

2. 记忆方面　记忆是指人感知或经历过事物的印象在脑内识记、保持及恢复的一种心理过程。老年人的记忆力会逐渐减退，其记忆特点为：①随着年龄的增长，记忆能力变慢、下降；②有意识记忆为主，无意识记忆为辅；③意义记忆完好，机械记忆较差；④再认能力尚好，回忆能力较差，如能认识熟人但叫不出名字；⑤远期记忆尚好，近期记忆较差。

3. 智力的变化　智力是学习能力或实践经验获得的能力。老年人脑组织逐渐萎缩，智力降低。智力的变化主要表现在操作智商明显减退，学习新东西较难；而语言智商衰退并不明显，综合、归纳、概括、判断及推理方面的能力，会因多年的生活经验而更好。所以，老年人智力变化存在不平衡趋势，具有多维性和多向性的特点。

4. 思维的变化　思维是人脑对客观现实概括和间接的反映，它反映的是事物本质和事物间规律性的联系，包括逻辑思维和形象思维，心理学上专指逻辑思维。老年人由于记忆力的减退，在概念形成、解决问题的思维过程、创造性思维和逻辑推理方面都受到影响，尤其是思维的敏捷度、灵活性、流畅性、变通性及创造性比中青年期差，而且个体差异很大。

5. 人格的变化　在心理学上，人格指个人之特质或个性，主要是指人所具有的独特而稳定的思维方式和行为风格，包括人生观、价值观、能力道德、个性习惯、兴趣爱好等。到了老年期，人格也有了相应的变化，如对健康、经济过分担心与关注所产生的焦虑不安、保守、孤独、任性，把握不住现状而产生的怀旧和愤世等。

6. 情感与意志的变化　情感是人对客观事物所持的态度体验，更倾向于社会需求欲望上的态度体验。因社会地位、生活环境和文化素质的不同，老年人的情感和意志过程存在较大差异。情感活动相对稳定，生活条件和社会地位的变化可造成情感的变化，而非年龄本身所造成。

（四）老年人心理特征变化的影响因素

人的心理状态是许多内外界环境因素综合影响的结果。老年人由于具备丰富的生活、工作经验和技能，往往能够受到其他人的尊敬，在家庭中也占有重要地位，容易形成老年人的一些固有的思维模式和行为习惯。随着年龄增长，老年人精力逐渐衰退，特别是在离开工作岗位后，在社会上甚至家庭内的重要地位发生改变，从而可能产生一些相应的心理特征变化。

1. 生理功能减退　步入老年期，人的组织器官会出现老化现象，生理功能也随年龄的增长而减退。当老年人的视力、听力明显减退，特别是随着听力减退时，对他人语言的理解力下降，尤其是对某些不熟悉的内容，理解力下降更为明显。而味觉和嗅觉的减退，会使老年人觉得食而无味，变得容易挑剔。

2. 社会角色的变化 老年人离开工作岗位后，由于社会角色的改变，在社会地位、经济地位及家庭人际关系方面均可能会发生某些改变，主导作用减小。因此，老年人常感到自己的意见不再像以往那样被别人重视，容易产生精神空虚、情绪消沉。

3. 疾病 很多疾病都会影响老年人的心理状态，如脑动脉硬化，导致脑组织供血不足，脑功能减退，记忆力下降。一些慢性病如脑梗死、慢性心力衰竭等可导致老年人生活部分、甚至完全不能自理，加上疾病的久治不愈，容易使老年人产生悲观、孤独、绝望等心理状态。另外，患有较严重疾病的老年人对衰老、死亡会有忧虑和恐惧感。

4. 营养状况下降 全国第二次营养调查显示，我国中老年人钙摄入量仅为推荐供给量的57%，核黄素为推荐量的67.2%，维生素A为68.8%，锌为86.4%，尤其是老年人群，对这些营养素的摄入更明显地低于推荐量，从而导致某些营养素缺乏。营养不足时，常可出现精神不振、乏力、记忆力减退、冷漠、甚至发生抑郁及其他精神、神经症状。

5. 丧偶 配偶是老年人最重要的伴侣和主要照顾者，俗话说"少年夫妻老来伴"，如果此时失去另一半，对于相依为命的另一半来说是无法承受的伤痛和孤独，对其精神上造成严重的刺激。对于老年人来说，丧偶后悲伤的流露是机体适应危机的一种心理反应，但若长期沉浸在悲伤状态中，就会有损健康。

二、老年人常见的心理问题及护理

（一）焦虑

焦虑（anxiety）是指一种缺乏明显客观原因的内心不安或无根据的恐惧，是预期即将面临不良处境的一种紧张情绪，表现为持续性精神紧张或发作性惊恐状态，常伴有自主神经功能失调表现。焦虑是一种很普遍的现象，几乎人人都有过焦虑的体验。适度的焦虑有益于个体更好地适应变化，有利于个体通过自我调节保持身心平衡等。但持久过度的焦虑则会严重影响个体的身心健康。

1. 原因 造成老年人焦虑的可能原因主要有以下几种：①体弱多病，行动不便，力不从心；②疑病性神经症；③各种应激事件：如离退休、丧偶、丧子、经济窘迫、家庭关系不和谐、搬迁、社会治安以及日常生活常规被打乱等；④某些疾病或症状：如抑郁症、痴呆、甲状腺功能亢进、低血糖、直立性低血压等，以及某些药物的副作用，如抗胆碱能药物、咖啡因、β受体阻滞剂、皮质激素、麻黄碱等均可引起焦虑反应。

2. 焦虑的表现 焦虑包括指向未来的害怕、不安和痛苦的内心体验、精神运动性不安以及自主神经功能失调等三方面症状，分急性焦虑和慢性焦虑两类。

（1）急性焦虑：主要表现为惊恐发作。老年人发作时突然感到不明原因的惊慌、紧张不安、心烦意乱、坐卧不安、失眠，或激动、哭泣，常伴有潮热、大汗、口渴、心悸、气促、脉搏加快、血压升高、尿频、尿急等躯体症状。严重时，可以出现阵发性气喘、胸闷，甚至有濒死感，并产生妄想和幻觉。急性焦虑发作一般持续几分钟到几小时，之后症状缓解或消失。

（2）慢性焦虑：表现为持续性精神紧张。慢性焦虑老年人表现为经常提心吊胆，有不安的预感，平时比较敏感，处于高度的警觉状态，容易激怒，生活中稍有不如意就心烦意乱，易与他人发生冲突，注意力不集中，健忘等。

3. 预防与护理

（1）评估焦虑程度：可用汉密顿焦虑量表（Hamilton Anxiety Scale，HAMA）和状态 - 特质焦虑问卷（State-Trait Anxiety Inventory，STAI）对老人的焦虑程度进行评定（详见第四章第三节情绪与情感评估）。

（2）对因处理：指导和帮助老年人及其家属认识分析焦虑的原因和表现，正确对待离退休问题，积极协助解决家庭经济困难，积极治疗原发疾病，尽量避免使用或慎用可引起焦虑症状的药物。

（3）指导老年人保持良好心态：学会自我疏导和自我放松，建立规律的活动与睡眠习惯。

（4）子女理解尊重：帮助老人的子女学会谦让和尊重老人，理解老人的焦虑心理，鼓励和倾听老人的内心宣泄，真正从心理精神上去关心体贴老人。

（5）重度焦虑用药治疗：重度焦虑应遵医嘱应用抗焦虑药物，如地西泮、氯氮䓬等进行治疗。

（二）抑郁

抑郁（depression）是一种不愉快的心境体验，是一种极其复杂、正常人也经常以温和方式体验到的情绪状态。当成为病理性情绪时，抑郁症状会持续较长时间，并可以使心理功能下降或社会功能受损。抑郁在老年人中十分常见。中科院在2007～2008年间对全国21所主要城市进行的调研显示，我国老年人中有40%存在抑郁。

1. 原因 老年人的抑郁常由以下因素引起：①增龄引起的生理、心理功能退化；②慢性疾病，如高血压、冠心病、糖尿病及癌症等与躯体功能障碍和因病致残导致自理能力下降或丧失；③较多的应激事件，如离退休、丧偶、经济窘迫、家庭关系不和等；④低血压；⑤孤独；⑥消极的认知应对方式。

2. 表现 抑郁症状主要包括情绪低落、思维迟缓和行为活动减少。老年人抑郁表现特点为以躯体症状为主要表现形式，心境低落表现不太明显，称为隐匿性抑郁（masked depression），或以疑病症状（hypochondria）较突出，可出现"假性痴呆"（pseudodementia）等。严重抑郁老人的自杀行为很常见，也较坚决，如果疏于防范，自杀成功率也较高。

3. 预防与护理

（1）心灵沟通：平时应多与老人沟通，除了对其生活上给予照顾，还应对其心理上予以支持、理解和鼓励。从老人微小的情绪变化上发现其心理的矛盾、冲突等，并进行鼓励和开解。

（2）转移注意：尽量鼓励老人做一些平时感兴趣的事来转移其注意力，使之逐渐忘却不愉快的事情，心情逐渐开朗起来。

（3）预防意外：应密切注意老人平时的言谈、行为，凡能成为老人自伤自杀的工具和药物，都应妥善保管。亲属24小时专人守护。

（4）坚持服药：严格遵医嘱喂老人服药，不可随意增减药物，更不可因药物不良反应而中途停服，以免造成治疗的前功尽弃。

（三）孤独

孤独（loneliness）是一种心灵的隔膜，是一种被疏远、被抛弃和不被他人接纳的情绪体验。孤独感在老年人中常见。我国上海一项调查发现，60～70岁的人中有孤独感的占1/3左右，80岁以上者占60%左右。美国医学家James等对老年人进行一项长达14年的调查研究发现：独、隐居者患病机会为正常人的1.6倍，死亡的可能性是爱交往者的2倍；他的另一项对7000名美国居民长达9年的调查研究显示，在排除其他原因的情况下，那些孤独老人的死亡率和癌症发病率比正常人高出2倍。因此，解除老年人孤独感是不容忽视的社会问题。

1. 原因 导致老年人孤独的可能原因有：①离退休后远离社会生活；②无子女或因子女独立成家后成为空巢家庭；③体弱多病，行动不便，降低了与亲朋来往的频率；④性格孤僻，不愿意与他人交往；⑤丧偶。

2. 表现 孤独寂寞、社会活动减少会使老年人产生伤感、抑郁情绪，精神萎靡不振，常偷偷哭泣，顾影自怜，如体弱多病，行动不便时，上述消极感会明显加重。孤独也会使老年人选择更多的不良生活方式，如吸烟、酗酒、不爱活动等，不良的生活方式与心脑血管疾病、糖尿病等慢性疾病的发生和发展密切相关。有的老年人会因孤独而转化为抑郁症，有自杀倾向。

3. 预防与护理

（1）社会予以关注和支持：对离开工作岗位而尚有工作能力和学习要求的老年人，各级政府和社会要为他们创造工作和学习的机会。社区应经常组织适合老年人的文体活动，鼓励老年人积极参加。对于卧病在床、行动不便的老人，社区应派专人定期上门探望。

（2）子女注重精神赡养：子女必须关心父母，充分认识到空巢老人在心理上可能遭遇的危机，和父母住同一城镇的子女，与父母家的距离最好不要太远；身在异地的子女，除了托人照顾父母外，更要注重对父母的精神赡养，尽量常回家看望老人，或经常通过电话等与父母进行感情和思想的交流。丧偶的老年人独自生活，感到寂寞，子女应该支持老年人再婚。

（3）老年人需要再社会化：老年人应参与社会，积极而适量地参加各种力所能及的有益于社会和家人的活动，在活动中扩大社会交往，做到老有所为，既可消除孤独与寂寞，更从心理上获得生活价值感的满足，增添生活乐趣；也可以通过参加老年大学的学习以消除孤独，培养广泛的兴趣爱好，挖掘潜力，增强幸福感和生存价值。

（四）自卑

自卑（inferiority），即自我评价偏低，就是自己看不起自己，它是一种消极的情感体验。当人的自尊需要得不到满足，又不能恰如其分、实事求是地分析自己时，就容易产生自卑心理。

1. 原因 老年人的自卑心理通常与以下因素有关：①老化引起的生活能力下降；②疾病引起的部分或全部生活自理能力和适应环境能力丧失；③离退休后角色转换障碍；④家庭矛盾。

2. 表现 一个人形成自卑心理后，往往从怀疑自己的能力到不能表现自己的能力，从而怯于与人交往到孤独地自我封闭。本来经过努力可以达到的目标，也会认为"我不行"而放弃追求。他们看不到人生的光华和希望，领略不到生活的乐趣，也不敢去憧憬美好的明天。

3. 预防与护理

（1）为老年人创造良好、健康的社会心理环境，尊老敬老。

（2）鼓励老年人参与社会，做力所能及的事情，挖掘潜能，获得自我实现，增加生活的价值感和自尊。

（3）对生活完全不能自理的老人应注意保护，在不影响健康的前提下，尊重他们原来的生活习惯，使老年人尊重的需要得到满足。

（五）脑衰弱综合征

脑衰弱综合征（encephal asthenia syndrome）是指由于大脑细胞的萎缩，脑功能逐渐衰退出现的一系列临床症状。

1. 原因 老年人的脑衰弱综合征与以下因素有关：①长期烦恼、焦虑；②离退休后生活过于清闲，居住环境太静，与周围人群交往甚少，信息不灵通；③生活事件影响：如生活中的重要亲友重病或亡故等；④因脑动脉硬化、脑损伤后遗症、慢性酒精中毒及各种躯体疾病引起的脑缺氧等。

2. 表现 头痛、头晕，疲乏无力，记忆力下降、注意力不集中，感觉过敏，情绪不稳、易激惹、焦虑，出现睡眠不稳、不易入睡、多梦易醒、早醒、睡后不能解除疲乏等睡眠障碍。

3. 预防与护理

（1）鼓励老年人培养豁达开朗的性格，尽量避免做一些力所不及的事情，或避免从事不适合自己体力和精神的活动。

（2）对于患有脑衰弱综合征的老人，首先应该从思想上解除老人的精神负担，认清疾病是功能性的、可逆性的，树立起战胜疾病的信心。

（3）帮助老年人合理安排工作和生活，饮食起居规律化，鼓励老年人参加适当的文体活动，增强体质，提高健康水平。

（4）遵医嘱适当给予镇静、安神、止痛类药物。

（六）离退休综合征

离退休综合征（retirement syndrome）是指老人在离退休之后出现的适应性障碍。主要发生于平时工作繁忙、事业心强、争强好胜的老人及毫无心理准备而突然离退休的老人，而平时活动范围广且爱好广泛的老人则很少患病。女性适应较快，发生率较低。

1. 原因 老年人在离退休后,社会角色发生变化,结束了长期紧张而有规律的职业生活,突然转到无规律、懒怠的离退休生活,加上离退休后社交范围的缩小,人际关系发生了改变,这些应激因素对心身方面的干扰,使一些老年人在一段时间内难以适应现实生活,出现了一些偏离常态的行为,甚至由此而引起其他疾病的发生或发作,严重地影响了健康。

2. 表现 脾气急躁、坐卧不安、行为重复、犹豫不决、不知所措,偶尔出现强迫性定向行走;对任何事情都不满或不快;每听到别人议论工作时,常觉烦躁不安,敏感,怀疑是影射或有意批评自己;有的老人因不能客观地评价事物甚至发生偏见;有的老人情绪忧郁,以至引起失眠、多梦、心悸、阵发性全身燥热感等。

3. 预防与护理

(1)护理人员应倡导社会和家庭对离退休老年人应给予更多的关注,关心和尊重离退休老年人的生活权益。

(2)在精神和物质两方面给予关怀,使他们感到精神愉快、心情舒畅。

(3)引导老年人做力所能及的事情,为儿孙分忧解愁,使家庭关系更加密切、融洽。

(4)建立良好的社会支持系统,社区卫生保健人员要协助社区行政人员及时建立离退休老年人的档案,并组织各种有益于老年人身心健康的活动,此外,还要为社区中可能患有离退休综合征或其他疾病及经济困难的老年人提供特殊帮助。

(七)空巢综合征

"空巢家庭"是指家中无子女或子女成人后相继分离出去,只剩下老年人独自生活的家庭。生活在空巢家庭中的老人常由于人际疏远、缺乏精神慰藉而产生被疏离、舍弃的感觉,出现孤独、空虚、寂寞、伤感、精神萎靡、情绪低落等一系列心理失调症状,称为空巢综合征(empty-nest syndrome)。

1. 原因 导致老年人出现空巢综合征的原因包括:①老年人对离退休后的生活变化不适应:从工作岗位上退下来后感到冷清、寂寞;②老年人对子女情感依赖性强:有"养儿防老"的传统思想,儿女却不在身边,易引起孤苦伶仃、自卑、自怜等消极情感;③本身性格方面的缺陷:对生活兴趣索然,缺乏独立自主、振奋精神、重新设计晚年美好生活的信心和勇气。

2. 表现 精神空虚、无所事事;孤独、悲观、社会交往少;长期的孤独使空巢老人情感和心理上失去支柱,对自己存在的价值表示怀疑,陷入无趣、无欲、无望、无助状态,甚至出现自杀的想法和行为。另外还可伴随躯体化症状:如失眠、早醒、睡眠质量差、头痛、食欲减退、心慌、气短、消化不良、高血压、冠心病、消化性溃疡等。

3. 预防与护理

(1)帮助老年人做好"空巢"的思想准备,计划好子女离家后的生活方式,有效防止"空巢"带来的家庭情感危机。

(2)鼓励老年人走出家门,培养生活情趣,接触社会,结交朋友,体会生活乐趣。

(3)子女需了解空巢老年人容易产生不良情绪,要常与父母进行感情和思想交流,在异地工作的子女,除了托人照顾父母,更要常回家探望父母,注重对父母的精神赡养。

(4)对存在较严重空巢综合征的老年人,要及时寻求心理医生的帮助,接受规范的心理或药物治疗。

(5)倡导政府相关部门建立家庭扶助制度,制订针对空巢困难老年人的特殊救助制度,把帮扶救助重点放在空巢老年人中的独居、高龄、女性、农村老年人等弱势群体上。

(八)高楼住宅综合征

高楼住宅综合征(high-rise syndrome)是指一种长期居住于城市的高层闭合式住宅里,与外界很少接触,也很少到户外活动,从而引起一系列生理和心理上的异常反应的一组综合征。多发生于离退休后久住高楼而深居简出的老年人。

1. **原因** 老年人的高楼住宅综合征常由以下原因引起：①老年人身居高层住宅，身体虚弱，下楼行动不便；②天气不利户外活动时，导致老年人不得不困于高层住宅；③长期处于高层建筑中，会使老年人有"不稳定""不踏实"的感觉，使之产生一种不安稳的心理；④由于高空中空气较稀薄，氧气量减少，使患有一些疾病的老年人不适感加重，尤其是患有慢性支气管炎、心脏病、心绞痛、脑血管以及内脏有病变的老人，长期生活在高空中对其病情发展不利，有可能会加重病情。

2. **表现** 体质虚弱，四肢无力，面色苍白，不易适应气候变化，不爱活动，性情孤僻、急躁，难以与人相处等。它是导致老年肥胖症、糖尿病、骨质疏松症、高血压病及冠心病的常见原因。也有的老人因孤独、压抑、丧失生活的意义而自杀。

3. **预防与护理**

（1）鼓励居住高楼的老人重视户外活动，根据自己的健康状况和爱好，选择适当的户外运动项目，如散步、练太极拳等，同时注意运动量要适当，要循序渐进、持之以恒。

（2）鼓励老年人经常参加社会活动，增加人际交往。平时，左邻右舍应经常走动，以增加相互了解，增进友谊，开阔胸怀。

（3）保持室内空气流通，每天尽量保持一定的开窗时间，使室内空气新鲜清洁，改善空气质量。

三、老年人心理健康的维护与促进

影响老年人心理健康的因素是多方面的，有生理、心理的因素，也有社会、家庭和个人的因素。因此要维护老年人的心理健康，一方面，老年人自身要重视心理健康，学会调整心理状态，积极面对生活；另一方面，也需要社会、家庭等各方面的密切配合和共同努力。

（一）维护和促进老年人心理健康的原则

心理健康的概念强调人与环境的和谐平衡。老年人的心理健康维护，是一项复杂的工作，需要遵循一定原则，根据老年人个体的状况，有针对性地开展工作。需要遵循的原则有：

1. **适应原则** 帮助老年人适应老人所处的自然环境和社会环境，并且是积极主动地调整个人或对环境进行改造，以避免环境中的不良刺激，协调人际关系，发挥自身潜能，维护和促进身心健康。

2. **系统原则** 将老人看作是一个整体的人，包含生理、心理和社会适应等多个层面的人，必须从自然、社会、文化、道德、生物等多个方面、多个角度、多个层次解决问题，才能达到维护老人心理健康的目的。

3. **发展原则** 人的心理状态是动态发展的，应当适应这种动态变化的特点，以发展的眼光看待和解决老年人的心理问题，动态把握和促进心理健康。

4. **整体原则** 心理健康要注重身心统一。人既是生物的、社会的人，也是具有自我意识、勤于思考、情感丰富、充满内心活动的人，每个个体都是一个身心统一的整体，只有达到生理健康，适应社会健康，才有助于促进心理健康。

（二）维护和促进老年人心理健康的措施

实现老人的心理健康，需要针对老人自身、老人的家庭提供干预，也需要全社会共同努力，护理人员更要积极做好各方面的工作，确保各项措施的有效落实。

1. **加强老年人自身的心理健康维护**

（1）指导老年人树立正确的健康观和生死观：应鼓励老年人客观地、实事求是地评价自己的健康状况。树立正确的健康观，正确认识疾病和健康的关系，采取适当措施寻求医生的帮助，保持乐观、积极的心情，养成健康的生活方式。帮助其正确看待死亡，指导老年人正确分析和处理客观事物，使其接受生老病死是人生的自然规律，而健康长寿是人类的追求目标，使其克服对死亡的恐惧，乐观对待有生之年的生活，提高生活质量。

（2）指导老年人做好社会角色转换时的心理调适：由于老年人在社会上及家庭中的主要角色地位逐渐减退，使其易产生不良心理情绪。护理人员要指导老年人认识和适应社会角色转换，正确看待离退休，充分理解新老交替的社会规律。帮助老年人培养新的兴趣和爱好，平稳适应生活中的各种变化。鼓励老年人根据自身状况，在可能的情况下，发挥余热，为社会和家庭做出更大的贡献。

（3）鼓励老年人保持适量的脑力劳动：适量的脑力活动可以刺激脑细胞不断接收信息，有助于延缓大脑的衰老和脑功能的退化。适当的学习可以满足老人的精神需要，还可以增长知识，活跃思维，开阔眼界，有益于身心健康。因此要鼓励老年人学习和参加一些力所能及的文娱活动，以陶冶情操，丰富精神生活。

（4）指导老年人注重日常生活中的身心保健：健康的生活方式，可以帮助老人保持旺盛的精力，振奋精神。因此要指导老人安排好日常生活，平衡膳食，起居有常，适量运动，戒烟限酒；保持生活环境整洁，修饰外表，做好安全防护，让老人的晚年生活充实而充满生机。

（5）增强自我照顾能力：老年人常以被动形式生活在依赖、无价值、丧失权利的感受中，自我照顾意识淡化，久而久之将会减弱其生活自理能力。因此，要善于运用老年人自身资源，以健康教育为干预手段，采取不同的措施，尽量维持老年人的自我照顾能力，巩固和强化其自我护理能力，使老年人避免过分依赖他人护理，从而增强老年人生活的信心，保持老年人的自尊和价值感。

2. 指导老年人的家庭，共同维护老年人的心理健康

（1）指导老年人与家人处理好代沟问题：在中国传统文化的作用下，老年人在家庭中一般处于核心地位，起着主导作用。但是，老年人与晚辈之间在价值观念、思想感情和生活习惯等方面会有较大差异，而且难以达成一致，形成"代沟"。要指导老年人及其家庭成员互相理解，作为子女要尊重老人，多向老人解释，关心和体贴老人；作为老年人，不要固执己见，要善于倾听子女的意见和建议，以理服人，与子女互相包容，求同存异。

（2）促进家庭成员的相互沟通：鼓励老年人主动调整自己与其家庭成员的关系，夫妻间应互相恩爱，互相关怀体贴，互谅互让，相互慰藉和鼓励。家庭成员也要积极为老人的衣食住行创造条件，尤其是对经济能力不足的老人，为他们提供便利的物质支持和必要的情感支持。空巢家庭中的老年人，要正确对待子女独立生活的现实，积极应对生活中的各种困难，最大限度地减轻对子女的依赖，主动与子女沟通。同时子女也要体谅老人的孤独和对天伦之乐的渴望之情，利用可能的机会多看望老人。

（3）认真对待老人的再婚问题：丧偶老人的再婚问题是家庭中面临的难题之一。老年人有追求幸福、寻求依靠的权利。因此，家庭成员要摒弃旧的习俗观念，理解老年人的需求，同老年人一起妥当处理因再婚带来的财产分配、赡养等各种问题，为老年人争取一个幸福的晚年。

3. 加强和改善社会上老年人心理健康服务

（1）积极倡导尊老敬老的社会风气：尊老敬老是中华文明的传统美德，也是实现我国老年人心理健康的良好社会心理环境。在我国未富先老的国情下，为继续营造老年人良好的社会心理环境，促进健康老龄化，促进社会和谐稳定发展，应加强宣传教育，尤其加强对青少年的教育，继续大力倡导养老敬老的社会风尚。

（2）进一步完善法律法规：完善法律法规能够保护老年人的合法权益，增加老人的安全感，解除后顾之忧，为老年人安度晚年提供社会保障；同时老年人各种权益的保护，上升到法律层面才能具有约束力。我国于2012年新修订了《老年人权益保障法》，在"精神慰藉"一章中规定，"家庭成员不得在精神上忽视、孤立老年人"，特别强调"与老年人分开居住的赡养人，要经常看望或者问候老人"。

（3）充分发挥社会支持系统的作用：老年期的心理问题是由多种因素引起的，如离退休后角色的转换、收入减少、离开了熟悉的交往人群、晚年丧偶、子女独立、体弱多病等等。因此，老年人心理健康的维护需要政府、社会、社区、邻里、家庭、亲友等的共同努力，建立一个有力的社会支持网络，满足老人的物质和情感需求。大力发展老年服务事业,提供老年人的食品、服装、用品,开设老年人医疗机构或部门,方便老人就医和体检,为老年人建设便利的运动休闲娱乐场所等。

4. 加强老年期衰老与疾病的心理保健

(1)鼓励老年人增强治疗疾病及康复的信心:老人自己要正确对待疾病和康复,充分发挥主观能动性,与医护人员恰当地协同合作,摸索出一套适合自己病情的治疗和休养方法,提高老年人对医疗、护理的依从性,促进疾病的康复。

(2)帮助老年病人了解病情与疾病的性质:在没有禁忌的情况下,帮助老年人了解自身疾病的病因、诱因及治疗情况;掌握所患疾病的规律,力求逐步取得疗效,增强身体的抵抗力,使病情稳定,再进一步扩大和巩固疗效,达到痊愈。

5. 心理咨询和心理治疗 心理咨询,即通过人与人之间直接或间接的接触,由咨询工作人员与有心理创伤或心理冲突的老人进行对话、沟通,从而给以启迪、开导、教育和帮助,使其认识到不良心理社会因素的影响,帮助解决问题,预防或减轻这些因素对身心的危害。心理咨询的方式包括:门诊咨询、书信咨询、电话咨询、专题咨询等。

心理治疗也称精神疗法,即运用心理学的方法来改变老年病人的认识、感受、情绪、态度、意志和行为。由专业人员、医生和护理人员通过语言、表情、姿势、态度和行为对老人施加影响,以减轻或消除老人不良的心理因素,改善其适应能力。心理治疗的基本方法是采用暗示和疏导等方法,给老人以安慰剂或进行安抚治疗或让老人倾诉衷肠,发泄心中的压抑情感、苦闷和委屈,使老人心理得到一定的平衡。

6. 传统医学对心理保健的认识 传统医学历来将人体看作是一个由脏腑、经络、气血等组成的、有内在联系的有机体。传统医学中所谓脏腑的功能与现代生理学中脏器功能的概念虽有不同,但传统医学早已注意到人的情绪或情感变化和躯体的生理活动相联系,即心理与生理的关系。尤其强调人体与自然界和社会的关系,特别是心理因素对人体的影响。传统医学将"喜、怒、忧、思、悲、恐、惊"称为"七情",认为这些情感因素的刺激可以影响内脏的功能,诱发疾病。传统医学对于不良心理或情绪对躯体的损害与致病作用非常重视,并且一贯强调心理保健对防病治病的作用。

第二节 老年人的社会适应

发展迅速的人口老龄化进程给经济尚不发达、社会保障体系仍有待完善的我国带来了日益严重的压力。解决老龄化问题,除了社会保障、医疗保健、社区服务、养老模式及政策法规等举措外,解决老年人的社会适应问题也是非常重要的方面。

一、老年人社会适应的概念及指标

(一)社会适应及老年人社会适应的概念

社会适应(social adaptation),是指个体与特定社会环境相互作用达成协调关系的过程,以及这种协调关系呈现的状态。对不同个体来说,社会适应不是适应与不适应的问题,而是适应程度的差异问题。对老年人而言,自身与社会环境的协调程度如何,往往通过自我内部的生理与心理的和谐平衡程度来判断。因此,老年人社会适应(social adaptation of the elderly)就是老年人个体根据外在社会环境的要求,调整自身的心理和行为方式,最后达到内在的和谐平衡,以及个体与外在社会环境的和谐平衡。

从社会适应的概念可得出,社会适应包括三个基本组成部分:①个体:是社会适应过程的主体。②情境:与个体相互作用,不仅对个体提出了自然的和社会要求,而且也是个体实现自己需要的来源,人际关系是个体社会适应过程中情境的重要部分。③改变：是社会适应的中心环节。许多心理学家认为社会适应是由达到个体和环境的和谐关系所必需的个体自身改变和环境改变双方组成，它不仅包括个体改变自己以适应环境，也包括个体改变环境使之适合自己的需要。

（二）老年人社会适应的指标

有研究者认为老年人适应社会最重要的内容是社会角色的适应，进入老年后，在心理和行为上产生诸多的不适应，所以对新的角色适应是老年人社会适应的关键。良好的心理状态是老年人社会适应的一般要素，具体为：身体、智力、情绪协调；人际关系良好；有幸福感；有效率感等。因此，老年人社会适应的指标应包括身心平衡的状态和具备某些社会适应能力，如日常生活能力、社会活动能力、人际沟通能力等，概括起来为：①基本生活适应：老年人在现实的社会生活中能够自理和存活；②人际关系适应：老年人能够与他人沟通、交流及建立良好关系；③精神文化适应：老年人能够顺应变化中的思想、观念及各种文化现象；④个人发展适应：老年人在现实社会生活中能够发挥自身潜能、扩展自我价值。

这些指标与当前"积极老龄化"的战略主旨不谋而合，即在健康和成功老龄化的基础上，调动老年人适应社会的积极性，提高其社会适应能力使老年人"老有所为，老有所乐，老有所用，老有所成"。

二、老年人社会适应中常见的问题及护理

（一）老年人社会适应中心理状态及护理

1. 去势焦虑　焦虑是心理上的一种紧张状态，去势焦虑（castration anxiety）是指老年人即将或已经从工作岗位上退下来而产生的各种不适应的心理紧张状态。去势焦虑会使人产生无力感、无用感、无助感和无望感。此时应倾听老人的诉求，站在老人的立场给予理解，鼓励老人积极参加各类学习，如上老年大学，培养兴趣爱好，尽快适应变化。

2. 消极人格　老年人的人格发展往往呈两极性变化。有的老年人随着年龄的增长、阅历的丰富，人格日益走向成熟，变得稳重、深思熟虑、宽厚、豁达。而有的老年人则不能很好地适应老年期的一系列变化，导致人格发生消极的变化，表现为以自我为中心、争强好胜、斤斤计较、敏感多疑、好高骛远、脱离现实生活等不健康倾向。这些人格缺陷严重影响了老年生活质量，因此，要正面引导老人，鼓励病友之间相互交流与沟通，组织各类活动使其尽快融入群体，病友之间建立良好的关系。

3. 不健康的补偿　人到老年，常常喜欢追忆过去，但如果这些回忆的结果只是对人有怨、对己有悔，那就只会起到困扰未来生活的消极作用。有的老年人没有改变观念，没有调整好看问题的角度，而一味地企盼通过某种形式的补偿来使自己恢复平衡，往往导致各种不良后果。鼓励老人著书立传，充实生活，将回忆变成有纪念意义的文字，薪火相传。

（二）老年人社会角色与功能改变及护理

1. 离退休　离退休带来工作角色的丧失，对老人来说是人生一个巨大的转折，预示着原来的生活习惯、经济收入、社会地位等发生了变化，如果再加上疾病缠身，老年人极容易产生孤独、自卑、迷惘、抑郁等消极心理。因此，应帮助老人做好充分准备，适应离退休后的生活。通常，离退休后的生活阶段可以划分为3个时期，每个时期都有其工作的重点。

（1）等待期：当人的年龄接近法定退休年龄时，需要提前接受指导以做好心理准备，避免退休后产生失落和孤独感。因此，各单位和各部门要对即将离退休的人员给予更多的关心、爱护和照顾，主动与其交流，帮助老人培养新的兴趣和爱好，学习新知识，以积极的态度迎接离退休带来的变化，尽快适应新生活。

（2）退休期：这一时期要帮助老人重新设计安排自己的生活。条件允许，可以发挥潜能，重归社会，做一些力所能及的工作，让老人的生活充实丰富起来。提倡老年人离退休后继续学习新知识，看书看报，既可以了解外界的变化，不脱离社会，也可以促进大脑活动，延缓智力衰退。鼓励老人利用离退休后的闲暇

时间,有意识地培养个人的兴趣,充分享受个人爱好带来的乐趣。多与人交往,建立新的社交网络,排解寂寞。指导老人养成健康的生活习惯,制定科学合理的作息时间表,平衡饮食,适当运动。当老人出现情绪不佳时,要及时与老人沟通,帮助其排解,指导老人多与人交流,多参与社交活动,以调节情绪。同时,老年人的家庭成员也要注意帮助老人安排好离退休后的生活,为老人的各项活动创造条件。

（3）适应期:大部分老人在离退休后的1~2年时间里都能适应新的生活。一些老年大学、老年社团等组织为老年人提供了相互交流的机会。还需要加大建设力度,为老人创造更多的机会参与社会,参与有益于健康的群体性活动,帮助老人度过幸福晚年。

2. 丧偶　配偶在老年期通常是最重要的精神支柱和主要生活照顾者,所以当失去一起生活多年、共同分享生活点滴的配偶,对于老年人来说,是无法承受的伤痛和孤寂。经过长期婚姻状况的老年人在配偶去世的前几个月有极度哀伤、忧郁的情绪反应,有的甚至心存负罪感,需要一段时间的调整,良好的社会支持有利于帮助丧偶老人度过哀伤期。

（1）丧偶老人的心理特点:丧偶老人的心理变化常常经历以下5个阶段,而且每位老人经历各个阶段的时间长短不同。①震惊阶段:老人表现为痛不欲生,所有的注意力都指向死者,不能接受亲人的故去,拒绝死者火化或下葬;②情绪波动阶段:老人对死者或其他人发怒或表现出敌意,有时会对着照片中故去的亲人生气,有时会认为老伴的离世是儿女没有尽心尽力治疗照顾而造成的,因而迁怒于儿女,容易无故和别人吵架;③孤独感产生阶段:老人会要求其他人的支持和帮助,向他人发泄自己的悲伤情绪,会常常不顾别人是否愿意听,向周围的所有人诉说着自己的不幸,希望得到他人的同情和帮助;④自我宽慰阶段:老人已经明确地意识到了配偶的离世,自己的原有生活已经彻底改变,绝望情绪达到顶峰并逐渐排解,开始主动自我调适;⑤重建新模式阶段:老人开始从绝望中逐渐缓解出来,调整悲伤的情绪,把注意力转移到其他事件或人,重新组织自己的生活,逐步建立并主动适应新的生活模式。

（2）健康指导:护理人员应指导丧偶后的老人积极采取以下措施尽快摆脱悲伤压抑的情绪,适应新的生活。

1）指导老年人自我安慰:在给予老年人同情、安慰的同时,要指导老人接受失去亲人的现实;让老年人理解无论生者如何痛苦都不可能挽回逝者的生命,对故去的亲人最好的怀念是照顾好自己,让亡者安息。

2）避免老年人自责:老人丧偶后,常常会自责,认为老伴的死和自己有关,是自己没有精心照顾才造成的,或者回想起以往曾经有过的争吵或者没有满足的愿望,常觉得自己对不起老伴。应指导老人多回忆一些美好的情景,讲述那些愉快的岁月来调整情绪。

3）转移注意力:老人在一段时间内难以抚平悲伤的心情,尤其是看到一些老伴曾经使用过的物品容易触景生情,勾出思念之情。要指导老人暂时将老伴的物品收藏起来,多参与一些集体活动,有条件的也可以暂时离开,换个环境居住一段时间,把注意力转移到新的生活中,待情绪有所平复后再整理老伴的遗物。

4）寻求积极的生活方式:指导老人积极寻求新的生活方式,参加社交活动,拓展生活圈,培养爱好和兴趣,以增加生活乐趣,摆脱不良情绪。

5）建立新的依恋关系:丧偶使得夫妻间多年的亲密依恋关系被破坏,老人应和子女、朋友建立一种新的依恋关系,可以有效地减轻哀思。另外,指导家庭鼓励老人再婚是建立新的依恋关系的重要途径之一。

3. 再婚　老年人的再婚对社会稳定、家庭幸福和老人的身心健康都起着巨大的作用。首先,老人再婚可以减轻子女的精神负担。老人的子女大多有较重的工作负担和家庭负担,有时会对老人照顾不周,再婚的老人相互照顾、相互扶持,会减轻子女的惦念。其次,老人再婚有利于抚育下一代。老人再婚后组建了新的家庭,可以替子女分担一些抚育晚辈的任务,既享受了天伦之乐,又发挥了自己的余热,增强了生活的自信心。再次,老人再婚也有利于减轻国家对孤老者的负担。孤老者组建新的家庭,老人互相照顾,孤老不孤,减轻了养老机构和民政部门的负担。

老人再婚也会遇到一些阻力,主要来自于:①旧的观念影响:传统的观念不认同老人再婚,将其看作不光彩的事,老人常常担心自己的再婚会让人耻笑,会让子女脸面无光;②子女的阻挠:通常子女会因为亲情的缘故而无法接受另一位老人,也有的人因为财产分配而阻挠,还有的子女不愿意照顾继父或继母而加以干涉;③经济条件限制:老人的经济条件所限,难以支付两个人的生活费用。有时居住条件也不允许老人组建新的家庭。

要正确看待老人的再婚问题,加大宣传教育,改变人们的观念,给予老人宽容的再婚环境。同时,完善老年人再婚的协调机制,充分发挥老年婚介机构和其他各类老年人管理机构和协会的作用,与民政部门和妇联组织协同工作,努力为老年人再婚提供政策和权益支持。还要积极探讨适宜老年人再婚的有关举措,如老年人再婚时,实行"财产公证""协议婚姻"等方式,即约定原来的财产所有权、继承权及亲属关系不变等,以减少子女因财产问题而反对老人再婚,也可避免再婚后的家庭纠纷。

(三)促进老年人社会适应能力的对策

1. 提高老年人适应现代社会的主动性 鼓励老年人积极主动地适应现代社会,跟上时代的步伐。社会、社区应提供充分的条件让老年人主动拓宽自己获取外界信息的渠道,增长自己的见识,以改善自身无法适应日新月异的社会状况。同时也应鼓励老年人积极主动地与人交往,提升自己的人际交往适应能力。

2. 全社会要加强树立积极的老年社会形象 社会要尽可能消减有形与无形的"老年歧视"。大众传媒、研究者、政府工作人员应倡导"积极老龄化"的理念,从青少年开始进行如何看待老年人、老龄社会教育,通过传扬积极的老年形象,激发人们对老年群体投以更为积极的目光,同时也促使更多的老年人在现实生活中表现出更加积极的形象,提高老年人的自尊心、自信心与独立性,进而促进老年人积极主动地适应社会、服务社会。

3. 促进老年教育和老年学习 从加强老年教育和老年学习入手,为老年人接触不断变化的外在社会创造条件。老年教育与老年学习的重点除了接触新的知识、新的信息,还要学会主动、灵活地调整自己的观念与行为。

4. 加强老年人社会适应性训练与咨询 老年人社会适应性训练和咨询内容包括:退休前后的角色转换训练、子女离巢或空巢情境适应训练、观念冲突的调适训练、沟通能力训练、应变能力训练以及老年适应不良咨询等,都可以在城市范围内优先开展起来,乃至将来逐渐延伸到经济与文化水平不断发达起来的农村地区。

三、老年人的社会支持

社会支持(social support)是指个体处于危机或困境之中可以获得的资源支持,这种支持可以来自他人,也可以来自某些群体或者社区。在社会学研究中,社会支持是一个更广义的概念,只要有社会关系存在,社会中的任何人都可以是这种支持的对象。社会支持也可以解释为一个人从社会网络中所获得的支持和帮助,是对人类健康有益的社会因素,大致可以分为两个方面:一是客观的、实际的或可见的支持,包括物质上的直接援助和社会网络的大小;二是主观的、体验到的或情绪上的支持,即个体感到在社会中被尊重、被支持、被理解的情绪体验和满意程度。社会支持能够缓解老年人的心理压力,提高其生活满意度,促进老人的身心健康。社会支持最主要的来源是配偶及其他家庭成员,而朋友、同事的支持也非常重要。此外,各种社会团体,包括政治团体、宗教团体、文娱团体等也是社会支持的重要来源。社会支持的好坏不取决于社会交往和社会支持的数量和范围,而是取决于在老人最需要帮助、最渴望被关照、最紧急的时刻,能否得到支持。

社会支持系统的类型包括正式和非正式两种。正式系统包括社会组织系统,如社区服务、社区互助、社区公共护理、居家护理等;非正式系统包括家庭成员、亲友和近邻。中国城市的家庭服务系统,既有可能涉及社区服务,也有可能涉及亲朋的援助,似乎是介于正式和非正式之间的一种社会支持。

1. **血缘型非正式社会支持系统** 来自于家庭子女和亲戚的帮助，这是人们经常使用的一种社会支持。系统中涉及的人员主要提供日常家事的支持、病痛的服侍和慰藉，子女还要承担亲情下的经济与社会安全责任。这种支持系统会让老人感受到来自家庭亲人的关注和帮助，满足老人对亲情的渴望。但是，如果子女不在老人身边，就容易导致此类社会支持的缺失。另外，由于我国家庭结构的改变，血缘型非正式支持系统逐渐趋于难以持久，子女无法承担长期照顾老人的重担，非正式系统的有效性越来越薄弱。

2. **友情互助型非正式社会支持系统** 来自于近邻和朋友的帮助。这一方式被越来越多的老年人使用，来弥补血缘型社会支持的不足。但是，这种系统也同血缘型社会支持系统一样缺乏稳定性，不容易持久，也缺乏调动专业性资源的能力。

3. **正式社会支持系统** 来自于社区服务和互助服务，有家庭服务系统、志愿者组织、社区老年人互助组织等形式，有各种专业人员，如医护人员、心理保健人员、社会工作者等的介入。这种系统的最大益处在于能够有效地调动各种社会资源，尤其是专业资源。在老年人需要时，任何一种社会支持系统提供的帮助，都能有助于老年人健康状态的稳定。因此，政府、社会、家庭都应当关心老年人，同情和支持老年人，营造尊老敬老的社会风气，为其建立有效稳固的社会支持系统。

良好的老年社会支持体系是基于国家与政府、社区、家庭与老年人个体互动基础上的可信任服务、综合性服务和连续性支持的结合。在理解老年人的需求时，强调满足老年人物质生活的同时，不可忽视老年人对亲情关怀的内在需求。应充分利用各种社会支持体系，提高老年人的社会适应能力，使老年人保持良好的生活质量。

相关链接

老年人社会适应性与主观幸福感的关系

研究表明，老年人社会适应性中，人际交往适应性和角色转换适应性对主观幸福感各维度具有显著的预测价值，生活自理适应性对积极情感具有显著预测作用，但预测力不如人际交往适应性和角色转换适应性；而社会整体变化适应性对主观幸福感不存在预测的价值，表明老年人对社会整体变化均有较好的适应能力，因为毕竟社会整体变化是一个缓慢渐进的过程。生活自理适应性与主观幸福感的结构关系，说明生活自理水平是老年人产生积极情感的重要因素。另外，研究也表明地区差异对老年人社会适应性与幸福感关系的调节效应非常显著，这意味着他们之间的结构预测关系模式是不一样的，最明显的是，生活自理适应性对农村老年人主观幸福感各维度均具有显著的预测作用，而对城市老年人来说，情况则相反。因此，社会和家庭更需要促进城市老年人在生活自理适应性方面的能力。

（童 莉）

本章主要阐述了老年人的心理健康和老年人的社会适应的相关内容。在老年人的心理健康一节中,重点内容是:老年人心理健康的标准;老年人常见的心理问题及防护措施,包括:焦虑、抑郁、孤独、自卑;维护和促进老年人心理健康的原则、策略和措施。老年人的社会适应一节的重点内容是:老年人社会角色与功能的变化和护理,以及老年人的社会支持系统的概念;运用可利用的社会支持系统,采取一定措施以促进老年人的社会适应能力。

1. 请以您身边的 2~3 位老年人为对象,总结他们现存及潜在的心理问题,并制定相关护理措施。

2. 老年人心理健康标准是什么?

第七章　老年人的日常生活护理

7

学习目标	
掌握	平衡膳食、休息、跌倒、坠床、噎呛的概念；老年人活动、饮食的原则；老年人排尿困难、排便失禁的防治措施。
熟悉	老年人饮食、睡眠、清洁卫生的护理要点；预防老年人跌倒、坠床、噎呛的的护理措施。
了解	老年人的营养代谢、睡眠的特点；影响老年人休息的因素；老年人排便困难、排尿困难、排便失禁的常见原因。

第一节　老年人的营养与饮食

营养与饮食是机体维持正常功能的最基本需求。均衡的饮食、充足的营养是降低疾病发生和延长个体寿命的重要条件。老年人由于生理功能和代谢水平的变化，其正常的营养状态常常受到影响，因而对营养饮食有特殊的要求。

一、老年人的营养代谢特点

随着年龄的增长，人体各器官的生理功能都有不同程度的减退，特别是消化和代谢能力下降，如咀嚼吞咽能力降低、胃肠蠕动减慢、消化液分泌减少、小肠吸收能力下降等，都直接影响着老年人的营养状况。

（一）代谢功能降低

1. **基础代谢率下降**　老年人代谢速率减慢，代谢量减少，基础代谢率一般要比青壮年时期降低 10% ～ 15%，75 岁以上老人较其 30 岁时大约降低 26%。主要原因是内分泌系统的功能降低使得激素的分泌发生改变，如甲状腺素减少、钠钾 ATP 酶活性降低、血管对去甲肾上腺素的反应性减弱等，显著影响老年人机体代谢功能。

2. **合成代谢降低**　老年人分解代谢增高，合成代谢降低，致使合成与分解代谢失去平衡，引起细胞功能下降及营养不良。

（二）体内成分发生变化

1. **脂肪组织和非脂肪组织比例发生变化**　脂肪组织随年龄增长而增加，非脂肪组织比例减少。

2. **细胞量减少**　老年人细胞凋亡速度增加，常表现为细胞的减少与破坏。部分脏器的重构和肌肉组织的重量减少，如老年人肌肉萎缩或胃肠蠕动减弱。

3. **水分减少**　随着年龄的增长，机体对体内水分的调节能力减弱，体内水分会随年龄增高而减少，主要为细胞内液减少，因此老年人易发生脱水、水肿等现象。

4. **无机盐成分变化**　老年人体内无机盐成分的改变主要是钾、钙、镁、磷的含量减少，极易出现低钾、低镁、低钙的临床变化。因此，老年人的营养支持应当特别关注电解质失衡，并及时加以纠正。

（三）器官功能下降

1. **消化系统**　老年人消化系统的老化影响到其对食物的选择、消化及对营养的吸收、储存和利用。消化系统的消化酶、胆汁、胃酸等各种消化液分泌量减少，影响食物的消化和吸收，导致老年人所摄取的食物不能有效地被机体所利用。老年人常有牙齿磨损、松动、脱落，舌及咬肌萎缩，牙龈萎缩，影响食物的咀嚼和消化，限制食物的摄取，也增加营养失调的可能。味蕾减少和萎缩致使老年人的味觉减退，对食物味道的敏感性降低。老年人嗅觉功能减退，不能或很难嗅到食物的香味。食管收缩力减弱，蠕动幅度减小，吞咽持续的时间及食物通过食管的时间延长，使老年人易发生吞咽困难。胃肠蠕动及排空速度减慢，常引发老年人便秘，而便秘又可引起腹部饱胀感、食欲不振等，对食物的摄取产生负性影响。肝脏的代谢功能随年龄增高而下降，营养物质的转化能力降低。

2. **循环系统**　老年人心脏功能降低，心排出量减少，静脉回流减少，各组织器官的血液供应减少，使得营养物质的运送受到限制。

3. **泌尿系统**　老年人随着年龄的增长，肾的重量减轻、肾小球数目减少、肾单位减少、肾间质纤维化及肾动脉硬化等，这些因素会引起肾功能减退。老年人肾小球滤过率下降，使机体排泄水分、平衡电解质的能力降低，对氨基酸和葡萄糖的重吸收功能下降，调节体内酸碱平衡的能力降低。肾小管重吸收功能减退，使老年人尿液浓缩和稀释功能下降，老年人排泄同样量的溶质需要排泄更多的尿液和水分，易导致失水、脱水。

4. **呼吸系统** 老年人肺功能下降,肺残气量增加,肺通气/血流比例失调,气体弥散功能降低,容易导致肺气肿和低氧血症,引起胃肠道充血、水肿,降低消化系统功能,影响老年人对于营养物质的消化和吸收。

5. **内分泌系统** 老年人激素水平下降与营养状况有密切关系。绝经后妇女由于雌激素水平降低,影响钙的吸收,易发生骨质疏松症。老年人胰腺萎缩,胰岛素分泌能力下降,对胰岛素的敏感性下降,糖耐量下降,易引发糖尿病。

6. **其他** 老年人身体其他器官的疾病和老化也直接或间接地影响到老年人对食物的消化吸收和机体的营养状况。部分老年人由于关节病变和脑血管障碍等引起关节挛缩、变形,肢体的麻痹、震颤常加重自行进食的困难。一些疾病如消化性溃疡、肿瘤等,也是影响食物消化吸收的重要原因。

(四)心理因素

一些有厌世情绪、精神状态异常、患有孤独症的老年人以及入住养老院或医院对环境感到不适应的老年人常常存在饮食问题。某些排泄功能障碍且不能自理的老年人,有时为了避免给护理者增添麻烦,往往自己限制饮食及饮水量。对于有精神障碍及痴呆的老年人,如果照顾者不加控制将会出现饮食过量、过少或异食行为。

(五)社会因素

老年人的社会地位、经济状况、生活环境以及价值观等对其饮食习惯影响很大。经济困难导致可选择的膳食种类、数量减少;营养学知识欠缺可引起食物烹饪和选择上的误区,导致营养失衡;独居老人或者高龄者常常缺乏采购及烹饪的兴趣,容易产生营养问题;一些素食习惯的老年人在选择食物的品种上过于单一,易造成某种营养素缺乏。价值观对饮食的影响也同样重要,人们对饮食的观念及要求有着许多不同之处,有"不劳动者不得食"信念的老年人,认为自己年老居家丧失了劳动能力,有可能在饮食上极度地限制自己的需求而影响健康。

二、老年人的营养需要

(一)热能

由于老年人基础代谢下降、器官功能减退、活动量减少及体内脂肪组织比例增加,所需的热能供应也应适当减少。因此,每日应适当控制膳食中总热能的摄入量,以免过剩的热能转变为脂肪贮存体内而引起肥胖。一般而言,每日热能摄入 6.72~8.4MJ 即可满足需要。

热能的摄入量与消耗量以能保持平衡并可维持正常体重为宜。正常体重(kg)的简易计算法为[身高(cm)-105(女)或100(男)]×0.9。肥胖程度或体型的判断依据是:实际体重在标准体重的±10%以内,属正常体重,超过10%未超过20%属超重,超过20%为肥胖。低于正常体重10%未低于20%为消瘦,低于20%则为严重消瘦。也可用目前较通用的身体质量指数(Body mass index,BMI)衡量体重是否正常,$BMI = 体重(kg)/[身高(m)]^2$。BMI的正常值为18.5~23.9,低于18.5为过轻,24~27为过重,28~32为肥胖,高于32为非常肥胖。此外,还应根据活动量的大小适当调节热能的摄入。

供给热能的营养素包括碳水化合物、蛋白质和脂肪。根据我国居民的膳食结构和饮食习惯,每日摄入的热能约55%~65%由碳水化合物提供,10%~15%由蛋白质提供,20%~30%由脂肪提供。

(二)蛋白质

老年人对蛋白质的吸收和利用率均比年轻人低。在老年人的体内代谢过程中,蛋白质的分解代谢超过合成代谢,需要较为丰富的蛋白质补充组织蛋白的日消耗,当膳食蛋白质供应不足时,容易出现负氮平衡。老年人胃蛋白酶和胰蛋白酶分泌减少,过多的蛋白质可加重老年人消化系统和肾脏负担,因而蛋白质摄入量不宜过多。每日蛋白质的摄入以每公斤体重 1.0~1.2g 为宜。老年人的消化吸收差,应以优质蛋白质为主,优质蛋白应占摄取蛋白质总量的50%以上,如奶类、豆类、肉类、鱼类等,以便于消化吸收和利用。

（三）脂肪

随着年龄的增长，人体内的总脂肪含量显著增加，胆固醇、甘油三酯和游离脂肪酸增多。老年人由于胆汁酸分泌减少，脂酶活性降低，对脂肪的消化能力下降，食入过多的脂肪易造成血脂过高，故脂肪的摄入量不宜过多。若进食脂肪过少，又将导致必需脂肪酸缺乏，并影响到脂溶性维生素的吸收，因此脂肪的适当摄入十分重要。脂肪的供给量以每日每公斤体重 1.0g 为宜。特别要限制高胆固醇、高饱和脂肪酸的摄入，即减少动物内脏、脑、鱿鱼、鱼卵等食物，而以富含不饱和脂肪酸的植物油为主。胆固醇的摄入量不宜超过 300mg/d。

（四）碳水化合物

碳水化合物又称糖类。老年人对糖类的利用率下降，若摄入的比例过高，会使内源性甘油三酯生成增多，特别是单糖，如葡萄糖、蔗糖，容易引起高脂血症和高胆固醇血症，还可诱发缺血性疾病。过多地摄入糖类，还会使饱和脂肪酸增加，引起蛋白质和其他营养素的不足；但若摄入过少，则会使蛋白质分解增加以供给热能，对身体不利。对老年人而言，果糖的利用对胰岛素的依赖性小，且能比较迅速地转化为氨基酸，而转化为脂肪的可能性比葡萄糖要小得多，所以在老年人的饮食中，可供给一些含有果糖的食物。老年人胰岛功能下降，糖耐量减低，血糖的调节作用减弱，容易引发高血糖，所以应适当限制糖类食物。膳食纤维主要包括淀粉以外的多糖，存在于谷、薯、豆、蔬果等多种食物中，不能被人体吸收，但能增加粪便体积，具有促进胃肠蠕动，吸附由细菌分解胆酸等而生成的致癌物质，促进胆固醇代谢，降低餐后血糖和防止热能摄入过多等作用，对维持老年人的健康极为重要。老年人膳食纤维的适宜摄入量为 30g/d。

（五）无机盐

无机盐是构成人体的重要组成部分，虽然人体对无机盐的需求量较少，但它却是维持正常生理功能不可缺少的物质。人体的各种元素，除碳、氢、氧、氮主要以有机化合物的形式存在外，其余的元素，无论其存在的形式和含量如何，统称为无机盐。根据人体对无机盐的需要量，分为常量元素和微量元素。人体每日需要量超过 100mg 的无机盐称为常量元素，包括钙、钠、钾、镁、硫、磷、氯 7 种。每日需要量低于 100mg 的元素，称为微量元素，包括铁、锌、碘、硒、氟、锰、铜、钼、铬、镍、钒、锡、硅、钴等 14 种。这些元素主要来自食物的供给，发挥着维持人体健康的重要作用。与中青年相比，老年人应加强钙、铁的补充，限制钠的摄入。

1. 钙 老年人对钙的吸收利用率约为 20% 左右，主要是由于胃肠功能降低，肝肾功能减退，合成维生素 D_3 的能力减弱；户外活动的不足和缺乏日照又使皮下 7-脱氢胆固醇转化成维生素 D 的来源减少，影响钙的吸收和利用。加上饮食中摄入的钙不足，容易发生钙代谢的负平衡。尤其是女性，在绝经期后，由于内分泌功能的衰退，骨质疏松的发生概率增加，骨质疏松性骨折的发生率也增加。因此，应适当增加富含钙质食物的摄入量，并增加一定量维生素 D 的摄取，增加户外活动。老年人钙的每日摄入量应为 1g，老年女性每天需要钙 1.2g。钙质丰富的食物来源有：奶类及奶制品、豆制品、虾皮、坚果类等。

2. 铁 铁参与体内氧的运输与交换，老年人铁贮备不足，造血功能减退，对铁的吸收和利用能力下降，血红蛋白含量减少，容易发生缺铁性贫血。一方面是由于老年人铁的摄入量不足，吸收利用差；另一方面可能与蛋白质合成减少、维生素 B_6、维生素 B_{12} 及叶酸缺乏有关。老年人应选择含铁量高的食品，如动物肝脏、瘦肉、黑木耳等，同时还应多食用富含维生素 C 的蔬菜、水果，以利于铁的吸收。为了保证老年人铁代谢的平衡，老年人铁的供给量应为 15mg/d，在治疗老年缺铁性贫血时，应补充维生素 B_{12} 和叶酸，以提高铁蛋白的吸收。

3. 其他 锌有助于老年人维持和调节正常免疫功能；硒可提高机体抗氧化能力，从而延缓衰老；适量的铬可使胰岛素充分发挥作用，并可降低低密度脂蛋白含量，使高密度脂蛋白水平升高，故老年人应注意摄入富含这些微量元素的食物。此外，老年人应限制钠盐的摄入，采用低盐、清淡的饮食。

（六）维生素

维生素是一些辅酶的主要成分，是维护人体健康、促进新陈代谢和调节生理功能、增强抵抗力、延缓衰老所必需的营养素。维生素 A 可减少老人皮肤干燥和上皮角化，增强机体的抵抗力；β- 胡萝卜素能清除过氧化物，有预防癌症、增强免疫、延迟白内障发生的功能；维生素 E 有抗氧化作用，具有减少体内脂质过氧化、消除脂褐质、降低血胆固醇浓度、抗衰老等作用；B 族维生素能增加老年人的食欲；维生素 C 有提高免疫力和防止血管硬化的作用。然而大多数维生素在体内不能被合成或合成较少，还有一些维生素不能在组织中贮存，必须依靠食物供给。老年人由于进食量减少，胃肠道吸收和消化功能减退，加之老年性疾病等因素，影响维生素的正常摄入，因而易发生维生素缺乏。老年人对各种维生素的摄入应充足、均衡，应鼓励老年人多选择蔬菜和水果等食物以增加维生素的摄入。

（七）水分

老年人常常患有不被察觉的脱水，脱水常与水的摄入量不足和过量丢失有关。长期卧床、活动受限的老年人常常会饮水不足，一些药物如利尿剂、缓泻药、静脉高渗液，可导致老年人机体缺水。由于水的代谢有助于其他物质代谢以及代谢废物的排出，因此老年人需要补充足够的水分，但过多饮水也会增加心、肾负担，每日水的摄入量应为 2000ml 左右，以保持尿量在 1500ml 左右。饮食中多些汤羹类食品，既补充营养，又保证水分的供应。

相关链接

中国老年人膳食指南

中国营养学会根据我国居民的营养健康状况、膳食习惯和食物供应以及饮食文化等情况，修订发布了《中国居民膳食指南（2016）》。《中国老年人膳食指南》是其中的一个重要组成部分。老年人膳食指南在一般人群膳食指南的基础上，补充了以下 4 条关键推荐：①少量多餐细软，预防营养缺乏；②主动足量饮水，积极户外活动；③延缓肌肉衰减，维持适宜体重；④摄入充足食物，鼓励陪伴进餐。

三、老年人的饮食护理

（一）老年人的饮食原则

1. **营养素比例要适当** 老年人要保持理想体重，就必须保持营养素的均衡摄入，应适当限制热量，保证充足的优质蛋白、丰富的维生素、足量的膳食纤维和摄入适量的含钙、铁等无机盐食物，做到"三低"，即低脂肪、低盐、低糖，同时要充分饮水。

2. **食物品种要合理搭配** 由于各种食物所含营养素成分不一，多种食物合理搭配食用，各种营养素互补，可有效满足机体需要。要做到动物性食物与植物性食物搭配，粗粮与细粮搭配，主食与辅助食品搭配，保证食品的多样化，达到全面营养的目的。禁忌烟、酒、浓茶、咖啡和辛辣刺激性强的食品。

3. **食物加工要细且多样化** 老年人消化系统的生理功能有不同程度的减退，故为老年人提供的食物应便于咀嚼、易消化，食物加工应嫩、软、松，宜切碎煮烂，肉可做成肉糜，蔬菜应选用嫩叶。烹调宜采取蒸、煮、炖、煨、烩等方式，少用煎、炒、烤、炸等，同时应注意色、香、味齐全。老年人饮食宜清淡，忌过咸饮食，应在数量合适、品种齐全的前提下，既尊重其原有饮食习惯，又遵循营养学的原则。

4. **食物的温度要适宜** 老年人消化道对食物温度较为敏感，过冷或过热的饮食，均可刺激消化道黏膜，从而影响消化和营养素的吸收。过冷饮食容易引起胃壁血管收缩，供血减少，使得胃液分泌减少，导致消化不良，因此老年人的饮食宜比年轻人饮食温度偏高些，但应避免过烫。

5. **节制饮食** 老年人的饮食要做到有节制、有规律，少量多餐、定时定量，切忌暴饮暴食或过饥过饱。由于老年人肝脏中储存肝糖原的能力较差，而对低血糖的耐受能力不强，容易饥饿，因此可在两餐之间适当增加点心。晚餐不宜过饱，因为夜晚的热能消耗较少，且如果过量食用富含热能而又较难消化的蛋白质和脂肪会影响睡眠。

6. 科学地安排一日膳食　老年人食物的选择,除了要考虑营养外,还应考虑老年人不同的生理、病理特点和饮食习惯。食物内容的改变也不宜过快,要照顾到个人喜好。一日三餐饮食,应做到定时、定量,两餐之间间隔5~6h。为了减轻胃肠道负担,还可实行一日四餐制,两餐之间间隔4~5h。或少量多餐,在正餐之外,午休起床后加一餐。

各餐食物的分配,要遵循"早餐吃好,午餐吃饱,晚餐吃少"的原则。通常全天总热量的分配应为早餐30%、午餐40%、晚餐30%。这种分配,符合人体生理需要,同时适应日常生活的要求。因为早晨起床后食欲较差,但需满足上午活动的需要,故应进食一些体积小、营养价值高的食物,保证热量的供给;午餐既要补充上午活动的能量消耗,又要为下午活动做准备,故在全天各餐中热量最高;夜间的热能消耗较少,晚餐可适量进食蔬菜和含碳水化合物较多且易于消化的食物。

7. 注意饮食卫生　老年人由于视觉、味觉和嗅觉功能的下降,对食物的质量判别能力降低。因此在为老年人提供食品时要注意避免食用污染、含杂质、过期、腐败的食物。进餐的环境、餐具等应保证洁净。

(二)老年人营养要求

1. 平衡膳食　平衡膳食(balance diet)是指膳食中所含的营养素种类齐全,数量充足,比例适当,既不过多又不缺乏,合理搭配,达到平衡。平衡膳食按照每个人的年龄、劳动所需要的热量来安排。老年人由于基础代谢较低、消耗少,总热量要比青壮年低,因此应保证营养的平衡,适当限制热量的摄入,提供富含优质蛋白、低盐、低脂肪、低糖、高维生素和含适量钙、铁的饮食。一般谷类食物占20%~40%,蛋、肉、鱼占8%~16%,油脂食品占12%~18%,乳制品占16%~18%,糖和甜食占10%,蔬菜和水果占12%~20%。

2. 注意各类食物的营养搭配　食物按其来源可分为植物性食物和动物性食物。各类食物的营养价值不同,任何单一食物都难以满足人体所需的各种营养素。因此,在日常生活中必须根据各种食物的营养成分和营养价值进行合理搭配,使膳食中所含的营养素种类齐全,数量充足,比例适当,保证人体的正常生理需要。日常所需的营养素,主要由下列各类食物供应:

(1)谷类:谷类食物包括面粉、大米、小米、玉米、高粱、荞麦等,主要提供碳水化合物、蛋白质和B族维生素,是老年人主要的糖类食品。谷类食物中蛋白质的含量,面粉10%,大米8%;脂肪含量1%~3%;淀粉70%~80%;矿物质2%,主要有铁、钾、磷及少量钙;B族维生素,即维生素B_1、维生素B_2、维生素PP。谷类食物中蛋白质所含人体必需氨基酸不足或比例不适当,所以单靠谷类中的蛋白质不能满足人体生理需要。B族维生素大部分集中于胚芽和谷皮中,经过精加工的米和面粉由于谷胚、谷皮被去掉,B族维生素含量较少。

(2)肉类:肉类食物主要包括家畜及家禽类的肌肉、内脏及其制品。其特点为饱腹感强,吸收率高,味道鲜美,营养价值高。主要提供蛋白质、脂肪、维生素及无机盐等。蛋白质和脂肪是肉类的主要成分,一般肉类蛋白质含量为10%~20%,内脏和瘦肉中蛋白质含量最高。肉类蛋白质中必需氨基酸含量及其利用率都很高,是人体不可缺少的蛋白质来源。膳食中的动物性蛋白质至少应达到蛋白质总量的10%以上。一般瘦肉中脂肪含量为10%~30%,多为饱和脂肪酸,能使血脂增高,因此,老年人及患有心血管疾病的人,要减少动物脂肪的摄入。肉类中含有的无机盐总量约为0.6%~1.1%,其中又以人体必需的钙、磷、铁含量最高,且吸收率、利用率也较高。肉类中主要含维生素A、B,尤以肝脏最高,其次还含有维生素D、维生素E、维生素K,以及维生素C及叶酸等。动物的脑、肾、肝中胆固醇含量较高,患有高血压、动脉硬化等心脑血管疾病的老人应慎食。

(3)豆类及豆制品:包括大豆、其他豆类及其豆制品。大豆的蛋白质含量高,一般为35%~50%,且为优质蛋白,具备人体所必需的8种氨基酸,是老年人最佳的蛋白质来源;脂肪含量高达15%~30%,其中不饱和脂肪酸占85%,故豆油是优质的食用油脂;豆类含有丰富的膳食纤维、无机盐如钙、磷、铁和B族维生素、维生素E等。豆芽中还含有较多的维生素C。大豆中含有大豆皂苷,能防止过氧化脂质的生成,降低血胆固醇,延缓衰老。因此豆类被称为"益寿食品"。

(4)蔬菜和水果:蔬菜按其品种可分为绿叶类、瓜茄类、根茎类和豆荚类;水果分鲜果和干果两类。蔬菜和水果中水分含量高,蛋白质和脂肪含量低,主要供给人体所需的维生素、膳食纤维及无机盐,是膳食中维生素C、维生素B、胡萝卜素及钙、钾、钠、镁的主要来源。尤其是维生素C,其主要来源是蔬菜和水果。多吃蔬菜可防治维生素缺乏,并可作糖尿病、高血压和动脉硬化等老人的食疗食品。此外,蔬菜和水果还含有果胶、酶、有机酸等,可增进食欲、促进消化液的分泌。

(5)水产类:包括鱼、虾、蟹、贝类及海藻类,是蛋白质、无机盐和维生素的良好来源,味道鲜美,适合老年人食用。以鱼为例,蛋白质含量占15%~20%,且所含蛋白质的氨基酸种类齐全,比例适当,属优质蛋白质,是人体所需蛋白质的良好来源。鱼肉肉质松软,纤维易于消化,营养成分的吸收率高。鱼类的脂肪含量少,多数在5%以下,其中80%为不饱和脂肪酸,常呈液态,易于被消化吸收。鱼类食品中,特别是鱼肝、卵含有丰富的维生素A、维生素D,无机盐的含量也极为丰富,钙、磷、钾、铁、锌、碘、钠的含量很高,是补充碘的最好食物。海带是水产中的植物,含有18种氨基酸、60%的糖类和多种有机物以及10多种矿物质,还含有维生素A、维生素B_1、维生素B_2、维生素D等。海带对血管硬化、冠心病、高血压和肥胖症有一定的预防和辅助治疗作用,对多种慢性病有益。

(6)蛋类:蛋类是适合老年人的食物,各种蛋类的营养成分大致相同。蛋类主要提供蛋白质、脂肪、维生素和无机盐。其蛋白质的含量为13%~15%,氨基酸种类齐全,比例适当,非常适合人体的需要;脂肪含量高达11%~15%,绝大部分在蛋黄内,主要含有卵黄素、卵磷脂及胆固醇等,且分散成细小颗粒,极易被吸收;无机盐主要有钙、钾、磷、铁、镁、钠等,尤其是铁几乎完全被吸收;所含维生素比较齐全,以维生素A、维生素D、维生素B_2含量较高,易于吸收。蛋清中除含少量维生素外,主要是蛋白质,几乎不含脂肪。蛋黄中含有维生素A、维生素D、维生素B_2和矿物质等;其脂肪中含磷脂和胆固醇,具有健脑、抗衰老的作用。蛋黄中磷脂是很强的乳化剂,它可使胆固醇和脂肪乳化成极细的颗粒,能透过血管壁为身体所利用。

(7)乳类:乳类所含的营养素较为全面,且易于被消化和吸收。乳类水分含量较高,约占83%,乳类除不含纤维素外,含有几乎人体所必需的所有营养物质。含2%~4%的蛋白质,含有人体所需的全部必需氨基酸;3%~4%的脂肪,其中以必需脂肪酸和卵磷脂为主,颗粒小,易于消化;碳水化合物的含量约为5%,以乳糖的形式存在,可调节胃酸,促进胃肠蠕动和钙的吸收;含丰富的钙,每100ml乳大约含钙100mg,吸收率高,是最好的食物钙的来源;还含维生素A、维生素D、维生素C、维生素B_1、维生素B_2、烟酸等及磷、钾等矿物质。经加工的酸奶,口味酸甜可口,能刺激胃酸分泌,增强胃肠消化功能,促进新陈代谢,对患有消化道疾病及身体虚弱的老年人最为适宜,长期饮用可防止神经系统过早衰老。

3. 改善营养状况延缓衰老　饮食与营养是影响衰老过程的重要因素之一,对维护人类健康和延长寿命作用显著。营养结构及某些营养素的摄入对延缓衰老和预防疾病的发生具有重要作用。为了促进健康、延缓衰老,老年人的饮食应注意以下要点:

(1)保持热量平衡:热量是维持生命活动的动力,人体对热量的需求和消耗应保持相对平衡。老年人基础代谢率降低,体力活动减少,每日摄入的热量也需相应减少,热量的减少可以避免体内脂肪堆积,降低高脂血症、冠心病、糖尿病等疾病的发生危险,推迟衰老进程,延长寿命。

(2)保证蛋白质的质和量:相比于中青年人,老年人的蛋白质分解代谢加强,血清蛋白降低,血液中各种氨基酸浓度也有所下降,需要从食物中获取足量的外源蛋白质,以满足组织蛋白质的消耗,特别是优质蛋白的摄入量应充分。

(3)控制脂肪的摄入:老年人的脂质合成代谢能力降低,摄取高脂肪,尤其是富含饱和脂肪酸的脂肪,易在体内组织及血液中堆积,引发动脉粥样硬化及心脑血管疾病;摄入高脂肪还容易导致结肠癌、乳腺癌和子宫颈癌等。因此,老年人要严格控制脂肪的摄入量。

(4)保证无机盐的摄入:无机盐参与人体的各种代谢活动,是机体生命活动正常进行的重要保证。老年人由于消化吸收功能的降低以及摄入量的减少等原因,常常存在某些无机盐的缺乏。

(5)增加维生素的供给:人体老化的种种表现与维生素缺乏有密切关系,维生素缺乏易导致代谢失调,机体功能紊乱,因此老年人要注意维生素的补充。

(三)老年人的饮食护理要点

1. 老年人的营养评估 通过对老年人营养状况的评估,在饮食护理中加强健康教育,指导老年人合理营养。评估的内容包括:①体重及其动态变化;②日常饮食形式,每日液体的摄入量;③提供食物者如本人、配偶、家庭成员或其他人员;④烹调方法;⑤饮食需求中存在的相关问题,如身体、精神问题,口腔卫生,准备食品的能力,经济状况,对膳食结构成分的了解程度等;⑥进食环境,包括食具选择、桌面大小高低、食品的距离、周边环境、卫生条件及设备等对进食的影响;⑦饮食习惯及形态。

2. 老年人进食原则

(1)按时进食:老人需合理安排进餐时间,早餐的适宜时间是上午的7~9点间;午餐宜在午前,11~12点间;晚餐宜在日未落之时,17~19点间。也可在上午10点和下午的15点左右安排一次加餐,补充少量的水果等。

(2)进食宜缓:由于老年人咀嚼、消化能力较差,故进食时应细嚼慢咽,以减少胃肠负担。缓慢进餐还可避免呛、噎、咳的发生,且利于体会饱腹感,防止进餐过多。

(3)节制饮食:老年人脏器功能逐渐衰退,进食过量会使血液过多集中于消化道,影响其他器官的血液供应,导致疾病的发生,故膳食要有节制,每餐不宜过饱,切忌暴饮暴食。

(4)进食宜淡:以清淡为主,避免摄入过多的盐,给心血管、肾脏增加负担。此外还应注意荤素搭配,避免食用过于油腻的食物。

(5)进食宜暖:即饮食宜温,少食生冷,利于消化与吸收。

(6)进食宜软:老年人由于消化系统功能的减退,对食物的质地要求以软烂为好,避免纤维较粗、不易咀嚼的食品。

(7)进食宜洁:老年人体弱多病,食用不洁净的膳食更易引起多种疾病,因此老年人的食品、进餐环境、餐具要符合卫生标准。

(8)进食宜全:摄入的食物品种过于单一会造成营养素的缺失,因此膳食要多样全面,合理搭配。

3. 老年人进餐的护理

(1)餐前准备:老人进餐的环境应以清洁、整齐、空气新鲜、气氛轻松愉快为原则。具体措施包括:①去除一切不良气味和不良视觉印象,如饭前半小时开窗通风,移去便器,清除周围污物等;②督促或协助老人洗手及漱口,提醒老人“准备就餐”,使其做好心理准备,提高食欲;③根据老人的身体状况,选择进餐方式,尽量取坐位或半坐位;尽量和家人一起就餐;不能步行者可推轮椅到餐桌前;卧床的老人要根据其病情采取相应的措施,如让其坐在床上进餐,支起靠背架,放好床上餐桌等。

(2)进餐:生活能自理的老人,应鼓励其自己进餐,家人给予必要的协助。有部分肢体活动障碍但仍愿意自行进餐的老人,可选择适合的辅助餐具,尽量维持老人自行进餐的能力。对于视力障碍的老年人,要先向老人说明餐桌上食物的名称和位置,并帮助其用手触摸,易引起烫伤的食物要事先提醒,鱼刺等要剔除干净。对于吞咽能力下降的老年人,应取合适的体位,一般为坐位或半坐位,偏瘫的老年人可取健侧卧位,在老年人进食过程中,护理者应给予协助和观察,防止食物误入气管。老年人的唾液分泌相对减少,口腔黏膜的润滑作用减弱,因此进餐前应先喝水湿润口腔。对进餐完全不能自理的老人,应给予喂餐。喂餐时,应根据老人的进餐习惯、进餐次序与方法等进行,以适当的速度与老人互相配合。对于不能经口进食者,可采用鼻饲法及全肠道外营养等,为老人输送食物和营养。

(3)餐后处理:餐后及时撤去餐具,清理食物残渣,整理周围环境。督促或协助老人洗手、漱口或做口腔护理。护士评价老人的进食情况是否达到营养需求。

第二节 老年人的休息与睡眠

休息、睡眠与人的健康息息相关,然而老年人由于生理、病理与心理因素的影响,常常表现睡眠紊乱,甚至失眠。不仅影响老年人的日常生活,还会影响老年人的心绪,引发诸多心身疾病或加重原有疾病,甚至导致意外伤害。

一、休息

休息(rest)是指一段时间内相对地减少活动,使身体各部分放松,处于良好的心理状态,以恢复精力和体力的过程。休息意味着身心的平复与放松,是更好活动的前提。休息并不是不活动,有时变换一种活动方式也是休息,如长时间做家务后,活动肢体或散步等,将合理的休息穿插于日常的生活活动当中。

(一)老年人休息的注意事项

1. 注意休息质量 有效的休息应满足三个基本条件,即充足的睡眠、心理的放松、生理的舒适。适度而有规律的活动可促进休息,提高休息的质量。故老年人要注意劳逸结合,合理调整休息和活动的节律。为了保证健康,老年人睡眠要充足,活动后适时坐、卧休息。

2. 调整休息方式 老年人的休息应多样化、内容充实、富有情趣。简单的坐或卧床限制活动并不能保证老年人的休息质量,有时过度限制活动会使老年人感到厌烦而增加疲劳感,降低了休息的效果。卧床时间过久还会导致运动系统功能障碍,甚至出现压疮、静脉血栓、坠积性肺炎、泌尿系统感染和结石等并发症。因此应尽可能对老年人的休息方式进行适当调整,如从事自己感兴趣的体育活动、绘画、歌唱等,或者和其他老人一起对弈、聊天、参加一些老年人的集体娱乐活动等。丰富而多样化的休息方式可以使大脑皮层各部位的兴奋及抑制过程不断进行轮换和调整,保持机体的活力,并且有助于消除疲劳感。

3. 改变体位时预防意外发生 要注意预防体位性低血压或跌倒等意外的发生,如早上醒来时不应立即起床,而需在床上休息片刻,活动肢体,再起床活动。

4. 调节性休息不宜时间过长 看书、看电视、打牌是一种调节性休息,但不宜持续时间过长。如果持续时间过长,不仅达不到休息的目的,反而增加大脑、躯体和视力的疲劳感。应适时活动肢体、举目远眺或闭目养神进行调节。

(二)影响老年人休息的因素

1. 环境因素 老年人休息的环境宜相对安静,如居室附近有施工、马路边行车过多等都会对老年人的休息产生影响。老年人休息的环境需保持适宜的温度,避免强光直射,居室内整洁,并且注意室内空气流通。

2. 精神心理因素 某些重大生活事件常会影响老年人的休息,最常见的是人际关系问题,包括人际冲突、信任危机、对他人的依赖得不到满足等,此外诸如退休、丧偶、罹患严重疾病等重大生活事件也会对老年人的精神产生影响,进而影响休息。75%的失眠者在失眠开始前都经历过一次或多次应激性生活事件。许多失眠老人有"失眠期特性焦虑",夜晚总担心不能入睡,或是尽力让自己快入睡,结果适得其反。越怕失眠,越想入睡,脑细胞就越兴奋,就更加难以入眠。

3. 体质因素 一些老年人由于体质较为敏感,对外界事物及环境的变化也更为敏感,情绪波动较大。遇事易激动,责任心强,或性格较为内向,遇事易惊慌,多思多虑,反复考量,会影响正常的休息。

4. 疾病因素 很多老年人患有慢性病。一些精神疾病或者躯体疾病都会影响休息。常见的如精神分裂症、情感性精神病、神经症以及其他各种精神疾病。溃疡病、心绞痛、心力衰竭、甲状腺功能亢进等躯体疾病,会引发休息不良和失眠。由疾病引发的躯体不适,如疼痛、瘙痒、腹胀、膀胱胀满、呼吸困难、便意等,也会影响休息。

5. **其他** 一些药物和食物具有兴奋神经的作用,如兴奋剂、某些扩血管药、抗生素、抗结核病药和浓茶、咖啡、酒等食物;安眠药依赖者服药的戒断等也是影响休息的原因。还有某些药物具有引起肠胃不适、尿频等副作用,也是影响老年人休息的重要因素。

二、睡眠

睡眠和觉醒是脑的两个周期性相互转化的主动生理过程。睡眠具有慢波睡眠和快波睡眠两种不同的时相状态,且两个时相相互交替。

(一)老年人睡眠特点

通常随年龄增长,老年人大脑皮质功能减退,新陈代谢变慢,体力活动减少,睡眠时间逐渐减少,青壮年每天睡 7~9 小时,而老年则减为 5~6 小时。老年人睡眠障碍表现为夜间失眠和白天瞌睡增多。老年人的睡眠模式也随年龄增长而发生改变,以晚上入睡困难,清晨早醒,或夜间觉醒次数增多,睡眠效率低,白天疲劳、嗜睡为主要特征。也有些老年人表现睡眠过多或睡眠倒错。睡眠质量不佳会直接影响老年人身体健康状况,甚至导致疾病的发生。老年人睡眠的特点如下:

(1)入睡潜伏期长:老年人由于大脑皮层的抑制作用减弱,常常入睡困难,躺卧后不能迅速入睡。此外,入睡困难还表现在老年人夜晚醒后的再入睡困难。

(2)睡眠时相提前,早睡早醒:老年人的睡眠节律位相前移,晚间就寝的时刻早,清晨觉醒的时间提前。

(3)睡眠在昼夜间重新分布:24 小时中总的睡眠时间增加,但睡眠在昼夜间重新分布,夜间有效睡眠时间减少,白天瞌睡增加。

(4)浅睡眠比例增加,深睡眠比例减少,夜间觉醒次数增多:大多数 70~80 岁的老年人,其每晚深睡眠时间只占全部睡眠时间的 5%~7%,而 30 岁左右的青年人占 20%~25%。老年人常处于浅睡状态,容易受到各种因素的干扰,夜晚频频醒来。

许多因素可影响老年人的生活节律进而影响其睡眠质量,如疾病导致的身体不适或疼痛、频繁夜尿、精神疾病、社会家庭因素、睡眠卫生不良、更换环境等。睡眠质量下降可导致疲乏无力、烦躁、精神萎靡、食欲减退,甚至引发多种疾病的发生,直接影响老年人的生活质量。

(二)老年人常见的睡眠障碍

老年人常见的睡眠障碍有失眠、睡眠呼吸暂停综合征、发作性睡病和睡眠中周期性腿部活动。

1. **失眠** 失眠(insomnia)是指个体感到睡眠不足,包括睡眠时间、深度和体力恢复不够。临床上失眠有两种类型:入睡困难和早醒或续睡困难。失眠症是指睡眠不足至少连续 3 周,并导致明显的功能障碍。失眠是老年人常见的睡眠障碍。失眠按其产生的原因可分为:

(1)心理、生理性失眠:包括短暂的情景性失眠和持久性失眠。前者是由于环境改变,情绪受到影响或因饮茶或咖啡等而诱发;后者失眠的时间长,因受心理社会应激因素的影响,出现觉醒过度,频繁转醒或由于条件反射因素所致的习惯性失眠。

(2)精神疾病伴发失眠:这类失眠的主要原因是情绪障碍。抑郁症、恐怖症、焦虑症、疑病症、强迫症等精神疾病都能引起老年人失眠、易惊醒和多噩梦。有时失眠是老年抑郁症的唯一主诉。一般催眠药物对这类失眠或早醒无效,需要使用各类抗精神疾病的药物,并配合心理、行为和催眠暗示治疗。

(3)药物或酒精性失眠:老年人长期使用中枢抑制药物形成耐药性或停药时出现失眠。催眠镇静药物连续服用 2 周可产生耐药性,为达到安眠的效果而加大剂量又使老年病人产生药物依赖性,此时突然停药引起反跳性失眠,并可伴发夜间惊恐发作。酒精依赖者在突然停止饮酒时可出现严重失眠,其他药物如甲状腺素等也可引起失眠。

2. **睡眠呼吸暂停综合征** 睡眠呼吸暂停综合征(sleep apnea syndrome, SAS)是指每晚 7h 睡眠过程中,鼻或口腔气流暂停每次超过 10s,暂停发作超过 30 次以上(或每小时睡眠呼吸暂停超过 5 次以上,老年人超过 10 次以上)。睡眠呼吸暂停综合征可引起动脉血氧饱和度下降,夜间因睡眠时的呼吸暂停致觉醒而难再入睡,引起失眠,白天出现瞌睡。最常见的原因是上呼吸道局部结构异常导致的机械性阻塞,此时虽有吸气肌肉收缩,但因上呼吸道间歇性闭合阻碍了气流的流动。此外,肥胖是主要的诱发因素。肥胖老年人多有上呼吸道脂肪堆积,睡眠时咽部肌肉松弛,活动减少,使上呼吸道狭窄或接近闭塞,而出现呼吸暂停。其次是呼吸中枢活动抑制,表现为膈肌和肋间肌活动消失,多由脑肿瘤、癫痫、代谢不平衡等原因引起。另外,老年人中枢神经系统调节能力减退、呼吸肌力量减弱以及中枢化学感受器对低氧和高碳酸血症的敏感性降低、中枢神经系统对呼吸肌的支配能力下降,或呼吸肌无力等都容易引发呼吸暂停。老年人多合并全身性疾病,睡眠呼吸暂停对老年人的健康危害较大,由于呼吸暂停,CO_2 不能排出,血 O_2 含量降低,造成器官功能不同程度的下降,出现血压升高、心律失常、心绞痛,肺部疾病加重,甚至诱发睡眠时猝死。

3. 发作性睡病 发作性睡病(narcolepsy)是一种特殊的睡眠失调,特点是控制不住的短时间嗜睡。诱发因素可以是情绪的急剧变化,过分高兴或悲伤。发作性睡病也可以是某些脑部疾病的一个症状,如脑肿瘤、脑炎、脑外伤,甲状腺功能低下的老人也可出现此症。约有 70% 的发作性睡病患者会出现猝倒,表现为肌张力部分或全部缺失,出现严重跌伤。

4. 睡眠中的周期性腿部活动 又称腿不能安静综合征(restless legs syndrome,RLS),在老年人中较为常见。当人试图入睡时有爬行、蔓延的感觉,并伴有想动的冲动,快速走动或按摩会带来暂时的缓解。

(三)促进老年人睡眠的护理措施

1. 明确睡眠障碍的原因并对因处理 这是促进老年人睡眠的首要措施。指导有睡眠呼吸暂停综合征的老人养成侧卧睡觉的习惯,睡前避免饮酒或服用镇静剂,以保持呼吸道通畅;控制体重,积极治疗相关疾病。如找不到原因,应先采用放松术、适时适量运动、改变不良睡眠习惯、定时睡觉,注意饮食摄入和饮品饮用等措施。如果上述方法无效,可在医生指导下选择合适的镇静安眠药,但应避免长期使用单一药物,以防出现药物依赖。

2. 提供舒适的睡眠环境 要选择适宜的寝具和柔软干燥的被褥,保持床品干净、整洁,枕头高低合适、软硬适中。调节卧室温湿度及光线,保持居室内安静,努力创造有利于老年人睡眠的舒适环境。

3. 养成良好的生活习惯 为提高夜间睡眠质量,应注意白天睡眠不宜过多,限制在 1h 左右,同时注意缩短卧床时间。每日的作息时间要规律,按时睡觉和起床。就寝前热水泡脚。睡前尽量不看有刺激内容的节目,避免睡前忧思及大喜大怒,保持情绪平稳。如家中重大变故或事件不宜在晚间告知老人,避免造成心理负担,影响睡眠。白天进行适量的运动有助于夜间睡眠,但不要在睡前进行。晚餐宜清淡,避免吃得过饱,加重胃肠道负担。此外,老年人睡前应适当控制饮水量。若出现影响睡眠的症状,如疼痛、咳嗽、瘙痒、夜尿频繁、呼吸困难等,应及时治疗。

第三节　老年人的活动与安全

问题与思考

宋大爷,70 岁,退休干部,患高血压病 10 年、糖尿病 6 年。他非常热爱体育运动,平日经常约老朋友一起在附近公园打乒乓球。某日上午,已经打了近 2 个小时球的宋大爷刚刚还在乒乓球台前稳健挥拍,却突然晕倒,面色青紫、呼吸急促、意识不清。他身旁的球友立即拨打 120 求救,但当 120 急救人员赶到时,老人已心跳呼吸停止。经常在公园乒乓球球场运动的老人惋惜道:"真想不到宋大哥平时身体那么好,打乒乓球时就像小伙子似的,怎么会突然去了?"

思考:老年人活动的量和强度应如何选择?老年人运动时应注意哪些问题?

活动可以增强和改善机体各脏器的功能,提高对疾病的抵抗力,延缓衰老的进程,拓展生活和交友空间,使老人在生理、心理及社会各方面获得益处。然而,老年人由于机体衰弱、患病、平衡失调、感觉减退、体质减弱或有不服老和不想麻烦别人的心态,使得老年人在活动过程中容易出现安全问题。因此,护理人员应了解影响老年人活动的因素,评估其活动能力,选择适合老年人的活动方式,指导老年人做好常见意外损伤的预防,确保老年人的活动安全。

一、老年人活动的种类、活动量与强度

(一) 老年人的活动种类

老年人的活动种类可分为:日常生活活动、家务活动、职业活动、娱乐活动、体育锻炼。其中,日常生活活动和家务活动是最基本的活动,如进食、穿衣、个人清洁卫生等;家务活动种类繁多,而且所需动作非常复杂,但是家务活动的内容实用性强,能引起老年人的活动兴趣,如取放衣物、收拾房屋、清洁环境等;职业活动属于发展自我潜能、实现自身价值的活动,如手工劳动、机械装配等;娱乐活动与体育锻炼可以促进老年人的身心健康。老年人应根据年龄、性别、体质状况、锻炼基础、兴趣爱好及周围环境条件等因素选择合适的活动项目。掌握运动强度和时间,实现科学锻炼,才能达到强身健体、活跃老年生活的目的。

(二) 老年人的活动量与强度

老年人由于不同的身体素质、衰老程度及锻炼习惯,参加体育锻炼的能力也各不相同。因此,要制定个性化的运动处方。老年人的活动种类、活动量及强度应根据个人的能力及身体状态选择。一般认为,每日活动所消耗的能量在4180kJ以上,可以起到预防某些疾病、强身健体的作用。老年人在进行活动时要选择适合身心特点的活动项目,掌握活动强度和时间。

健康老年人的活动量和强度应根据个人的能力及身体状况来选择。判定活动量是否适合的指标有:①靶心率:活动中允许达到的安全心率为靶心率。由于活动时的心率可反映机体的摄氧量,而摄氧量又是机体对运动量负荷耐受程度的一个指标,因而可通过监测心率变化来控制活动量。靶心率(次/分)=170-年龄。身体健壮者可用180作被减数,即运动后最适宜心率(次/分)=180-年龄。②活动后的心率恢复到活动前水平的时间:一般健康老人活动后在3分钟内恢复,表明活动量较小,应加大活动量;在3~5分钟之内心率恢复到活动前水平,表明活动量适宜;在10分钟以上恢复者,则表明活动量太大,应适当减少活动量。

在客观监测的同时,还要结合主观感觉综合判断,如活动时全身有热感或轻微出汗,活动后感到轻松愉快或稍有疲劳,食欲增加,精神振奋,睡眠良好,表示活动适当,效果好;活动时身体不发热或无出汗,脉搏次数不增或增加不多,则说明活动量小,应适当增加活动量;活动后感到很疲乏、头晕、心悸、胸闷、气促、食欲减退、睡眠不良,说明活动量过大。如在活动中出现严重的胸闷、气喘、心绞痛或心率反而减慢、心律失常等应立即停止,并及时就诊。高龄老人健身活动最好有医疗监督,在健身活动前后检查身体,记录活动前、中、后各阶段的心率和血压,也可做心电图检查,并根据检查结果及时调整运动处方。对于有心血管疾病的老人,应根据机体功能状态选择适合的活动,在活动过程中注意备好相应的急救药物并进行密切监测,如果出现严重的不适反应立即停止活动,及时就医。

二、影响老年人活动的因素

影响老年人活动的因素包括老年人的自身因素和环境因素。活动可以涉及身体各系统与组织器官的功能。一般正常活动时,会出现肌肉张力增加、心率加快、血管阻力增加、血压上升、心排出量增多等表现,而老年人由于相应组织器官的老化,其活动就更具有特殊性。

（一）自身因素

1. 生理因素

（1）心血管系统：①最大耗氧量下降：老年人活动时的最大耗氧量会下降，且随增龄而递减。其原因可能与老年人最大心率下降，最大心搏出量下降，同时受肥胖、活动减少或吸烟等因素的影响有关。②最高心率下降：当老年人做最大限度活动时，其最高心率要比成年人低。一般情况下，老年人的最高心率约为170次/分。主要由于老年人的心室壁弹性降低，导致心室的血液再充盈时间延长，影响到整个心脏功能所致。③心排血量下降：老年人由于心脏老化，泵血功能下降，因而心排血量减少，最大搏出量减少，心脏储备功能减退，当活动量增加时，心排出量无法上升到预期值，对活动的适应能力下降。

（2）肌肉骨骼系统：老化使肌肉体积减小，肌力减退，肌张力下降，使得老年人的骨骼支撑力下降，活动时容易跌倒。老年人由于骨质疏松，骨皮质变薄，骨骼的强度降低，在剧烈活动时容易发生骨折。老化对骨骼系统的张力、弹性、反应时间及执行功能都有负面的影响，这些均会造成老年人活动量减少。

（3）神经系统：神经系统的老化改变多种多样，影响老年活动的神经因素因人而异。如某些改变可能只是造成一些老年人功能受限，而对另一些老年人却是严重的功能损伤。老年人因前庭器功能、视力及本体感觉的衰退，对姿势改变的耐受力下降及平衡协调能力降低，故老年人应考虑活动的安全性。老化会造成脑组织血流量减少、大脑萎缩、神经树突数量减少、神经传导速度变慢，神经反射时间延长，反应迟缓，这些均会影响老年人的活动姿势、平衡状态、运动协调性及步态。

2. 疾病因素　老年人常患有慢性病，使其对活动的耐受力下降。如帕金森病对神经系统的侵犯可造成步态迟缓，身体平衡感丧失。骨质疏松症会造成老年活动能力受限，且容易跌倒造成骨折等损伤。患病老人的依赖心理增强，使得部分老年人的活动量减少。

3. 认知因素　老年人对运动的防病治病及强身健体作用和意义的认识会影响老年人的活动行为。一些老人由于缺乏相应的指导，无法根据自己的病情和体质，科学地选择活动项目，制定适宜的活动计划。因此应加强体育防病健身的知识宣传，积极鼓励和支持老人参加体育锻炼，做好老年人的活动指导，努力创建"全民健身"的氛围，提高老年人参与体育锻炼的兴趣和意愿。

（二）物理环境因素

老年人居住的社区及周边是否有适合老年人的活动场地，是否有完备的公共健身器材及器材的安全性能，将影响老年人活动的选择、活动质量。活动场地是否空气新鲜、安静清幽、地面平坦，场地周围是否设有便于老年人休息、娱乐的场所。老人的居室布局及装饰设计是否满足老年人的活动需要并顺应老年人的性格喜好。活动还受到气候、温度、天气情况的影响，需进行适当调整。夏季高温炎热，要避免直接日晒，防止中暑。冬季严寒冰冻，户外活动要防跌倒和感冒。

（三）人文因素

全社会对于强身健体知识的宣传，政府对于群众体育运动的关怀，相关机构对于老年人活动的组织等，家庭成员和运动伙伴的鼓励、督促和支持，都会影响老年人参加和坚持活动的积极性和持久性。

三、老年人活动的原则及常用的健身方法

（一）老年人活动的原则

1. 因人而异，选择适宜　老年人应根据自身的年龄、性别、体质状况、活动基础和场地条件，选择适宜的活动项目、活动时间、活动量及强度。活动设计应符合老年人的兴趣及能力范围，活动目标的制定必须考虑到老年人对自己的期望，才会让老年人觉得有价值而容易坚持。年老体弱、患有多种慢性病或平时有气喘、心慌、胸闷或全身不适者，应请医生检查，并根据医嘱实施活动，以免发生意外。

2. 量力而行，循序渐进　机体对活动有一个逐步适应的过程。因此，活动应该有目的、有计划、有步

骤地进行。活动强度要由小到大,逐步增加,时间不宜过长;动作也由慢到快,由简单到复杂,不要急于求成。活动前要做好准备活动,切忌突然做剧烈活动,以免拉伤肌肉和关节。活动后应做放松活动。增加新活动内容时,需评估老年人对于此项活动的耐受性。

3. **贵在坚持,持之以恒**　锻炼身体必须保持经常性、系统性,如果间断进行,各器官系统得不到连续的刺激,则达不到效果。通过锻炼增强体质、防治疾病,一般要坚持数周、数月,甚至数年才能取得效果。取得疗效以后,仍需坚持锻炼,才能保持和加强效果。

4. **活动时间恰当**　老年人的活动时间以每天 1～2 次,每次 30 分钟左右,一天活动总时间不超过 2h 为宜。活动时间宜选择在上午,但应避免起床后立即进行剧烈活动,应在机体充分舒展后,慢慢地开始活动。其他时间可按个人情况确定,可选择在下午或晚上,最好安排在 17～20 点之间。

5. **场地选择适宜**　活动环境好坏直接影响着活动效果。活动场地尽可能选择空气新鲜、安静清幽、地面平坦的室外,如小区内、操场、公园、树林、海滨、湖畔、疗养院等地。遇到恶劣天气或行动不便时可在室内进行锻炼。

6. **自我监护**　老年人在活动过程中要做好自我监测,根据机体的耐受程度随时调整活动量,既保证足够的活动量及强度,也保证安全。特别是对患有心血管疾病、呼吸系统疾病和其他慢性疾病的老年人来说尤为重要。

(二)老年人常用的健身方法

老年人的活动应以活动多肌群、进行大关节节律性有氧活动为宜,活动强度以低或中等强度为主。适宜老年人的活动项目主要包括:

1. **散步**　散步是一种简单易行、安全的低强度健身活动,既能锻炼身体,又能调节情绪。最好在空气清新的林荫小道或视野开阔的场地中进行。散步的时间、距离和速度因人而异,一般情况下,以中速(80～90 步/分)或快速(100 步/分以上)步行法进行锻炼,才能达到良好的锻炼效果。老年人步行每周至少 3 次,每次 40～60 分钟。步行过程中,应使脉搏保持在 110～120 次/分,自我感觉良好为宜。

2. **健身跑**　即慢跑,属于中等强度的有氧活动。慢速的中长跑,可以增强老年人的心肺功能,改善大脑皮层功能,调节皮层和内脏的联系,改善各系统器官的协调性,调节血管舒缩功能,改善脂质代谢,降低胆固醇。

健身跑的速度为 120～130 米/分,以不感觉难受,不气短,能边跑边与人说话为宜。初练时,可慢跑 5～10 分钟,适应后逐步增至 15～20 分钟。每天坚持锻炼一次,有困难时每周至少锻炼 3 次,逐渐增加至 30～40 分钟。跑步结束后,应缓慢步行或原地踏步做整理活动。健身跑应以慢跑为主,体质较差或缺乏锻炼的老年人,可采取跑走交替,逐渐适应。距离逐渐加长,速度由慢到快,以全身舒适为度。如遇雨雪、大风天气或因其他原因不能外出锻炼时,可在室内进行原地跑锻炼。

3. **游泳**　游泳是一项全身性健身活动,比较适合老年人参加。长期坚持,对老年人的身心健康颇有益处。游泳可通过水的物理、化学刺激,增强心肺功能;促使肌肉发达,保持体型健美。坚持游泳锻炼可使老年人的动作协调、敏捷。游泳消耗能量较大,每小时消耗 1255.2～3367.2kJ 热量,有利于减肥。

老年人游泳时泳姿不限,水温不宜过低,速度不宜过快,时间不宜过长,以每天 1 次或每周 3～4 次,每次游程不超过 500m 为宜。下水前应做 3～4 分钟的准备活动。有严重的心血管疾病、皮肤病和传染病不宜参加;注意自我监督,如游泳后有头晕、恶心、疲劳不适时,应减少活动量或暂停锻炼;注意安全,防止溺水;游泳可与冷水浴结合进行。此外,身体素质好并有多年游泳训练和冷水浴锻炼的老年人,适当参加冬泳锻炼,可提高机体御寒抗病能力。

4. **骑自行车**　骑自行车也是一项全身性活动,可使心脏收缩力增强,肺活量增加,促进新陈代谢,增进食欲,利于消化等。尤其可锻炼肌肉系统,特别对腿部肌肉锻炼更为显著,还可增加肢体和关节的柔韧性和灵活性。骑自行车的速度、距离应根据个人的体力情况而定。

5. **跳舞** 跳舞是一种将音乐与舞蹈有机结合起来的有益于老年人身心健康的文娱活动。跳舞可消除脑力的疲劳和心理的紧张，使人感觉精神愉悦。在跳舞过程中，老年人可以增进交往，扩大社交范围。老年人要注意选择适当节奏的舞曲，并根据自身的体力适当休息。

6. **球类活动** 球类活动可锻炼肌肉关节的力量，调节大脑皮质的兴奋性及小脑的灵活性和协调性。球类活动还是一个集体的活动项目，可增进老年人的人际间交往，减轻老年人的孤独与寂寞。适合老年人的球类活动项目比较多，如门球、网球、乒乓球、台球、羽毛球等。可根据个人的兴趣和爱好加以选择。

7. **医疗体育** 又称康复体育，即用适当的体育活动来治疗疾病、恢复功能的一种康复手段。首先需对老年人疾病的特点和主要器官的功能状态进行评估，然后选择有针对性的合适的体疗项目，确定活动方案、活动强度、活动时间和量，通过科学的体育活动，系统地指导和帮助老年人恢复功能。常用的项目有医疗性体育活动（如医疗体操、传统拳和操、有氧训练法和健身活动、借助器械的活动）、气功和生物回授、按摩和牵引、自然因素锻炼（如日光浴、冷水浴）。体疗必须按医生制定的活动处方进行锻炼，做到循序渐进，坚持不懈，学会自我监督，锻炼过程中要注意安全，才能达到祛病健身的目的。

（三）患病老人的活动训练

老年人常因疾病困扰而导致活动障碍，特别是肢体活动障碍的老年人。而长期不活动，很容易导致失用性萎缩等并发症。因此，保证患病老人的活动量，是最大限度地降低并发症，提高老年人生活自理能力，改善生活质量的关键。

1. **偏瘫老人的活动训练** 偏瘫老人活动的目的是消除或减轻残肢功能障碍，最大限度恢复生活自理能力。活动训练的时间越早，功能恢复得越好。以先被动活动，后主动活动，先大关节后小关节，先粗略活动后精细活动，先易后难为原则。活动可借助辅助器具进行，护士应注意预防老年人的坠床和跌倒。

2. **脊柱弯曲变形老人的活动训练** 老人行走训练时，因重心向前移，跌倒的危险性较大，所以速度要慢，最好使用多脚手杖来扩大支撑面，在户外活动时，可借助小推车，既可以辅助支撑，又可载物，还可以在疲劳时当椅子使用。

3. **因治疗而制动老人的活动训练** 老人因病需绝对卧床时，容易出现肌力下降、肌肉萎缩、关节僵硬等并发症，应在不影响病情的前提下，尽可能做肢体的被动活动或按摩等，争取早日解除制动状态。

4. **无力、无欲、疼痛、害怕活动老人的活动训练** 针对一些老年人唯恐病情恶化或疼痛而不愿活动，要耐心说明活动的重要性及其对疾病治疗的辅助功效，制定老人乐于接受、易于学习、容易开展的活动处方，耐心指导老人执行活动处方，尽量减轻活动后的疼痛及副反应。对于无力无欲活动的老人，要让老人一起参与活动计划的制定，以被动活动为先，循序渐进，让其感到愉快、满意，实现促进其主动活动的目的。

5. **痴呆老人的活动训练** 促进痴呆老人的活动能力，增加老人与社会的接触机会，可以延缓病情的发展。护理人员及老人家属应为轻度痴呆的老人创造良好的环境，从事力所能及的脑力劳动和体力活动，选择适当的户外活动项目，指导老人做一些他们感兴趣的活动，增加他们与社会的接触，但要防止老人走失。尽可能协助重度老年痴呆老人维持日常生活自理能力。对生活完全不能自理、长期卧床的重度老年痴呆老人，应加强翻身和肢体的被动活动，防止卧床相关并发症的发生。

（四）老年人活动时的注意事项

1. **合理安排饮食与活动** 饥饿时不宜活动，在体内能量不足时勉强活动会对身体造成损伤。不宜空腹活动，以免引起心律失常的发生。饭后不宜立即活动，因活动可减少对消化系统的血液供应及兴奋交感神经而抑制消化器官的功能活动，影响消化吸收，甚至引发消化系统疾病。如在餐前锻炼至少要休息30分钟后才能用餐，餐后2小时活动为宜。

2. **活动时要穿合适的服装** 最好是伸展性、透气性好且长短适宜的活动服，以便于肌肉关节的活动。要选择大小合适、软硬适中、穿着舒适的运动鞋，可以保护踝关节又便于活动。

3. **注意气候变化** 老年人对气候的适应能力较差，进行户外活动时，宜选择适宜天气和空气质量较好的上午或傍晚时段进行。如遇到恶劣天气，应适当调整活动方案。

4. 活动量及强度适宜　活动的开始阶段，活动量可逐渐增加，当活动量及强度达到一定水平后，应保持相对稳定。用力抬腿、反复下蹲及屏气的活动，易诱发心脑血管及呼吸系统并发症，应尽量避免。进行负重练习、快速冲刺跑及肌肉过分紧张的活动容易造成肌肉韧带的损伤，要量力而行。老年人应慎重对待比赛，勿过度争强好胜。要尽量选择动作简单易学、身体位置变化不大的活动。

5. 必要时暂停活动　在疾病的急性发作期、各种创伤未愈期、有出血倾向时、精神受刺激、情绪激动或悲伤时应暂时停止活动。参加健身活动时，如果身体感到不适，切不可勉强，老年人在活动过程中突然出现胸闷、头晕或呼吸困难等情况时，应立刻停止活动并及时就医。

6. 体力劳动不能完全取代活动锻炼　由于体力劳动仅仅是部分肢体参加紧张性、强制性活动，常常是某些动作的单调重复，不能使身体各部位得到均衡活动，而活动锻炼则是全身关节、全部肌群参与的协调性活动，所以体力劳动不能完全代替活动锻炼。

7. 防止跌倒　跌倒不仅会影响到老年人的身体健康，导致软组织损伤、骨折、硬膜下血肿等，而且还会影响到老人的心理和社会层面。跌倒的老年人很可能丧失自信心，害怕单独生活，特别是那些曾经发生过跌倒的老年人，由于惧怕再跌倒而尽可能少活动，可导致骨骼肌萎缩，走路更加不稳，更易再次跌倒从而形成恶性循环。

第四节　其他日常生活的护理

一、老年人的日常生活安排要点

护理人员及老人家属应协助老年人安排每日的生活，使之既有内容，又有舒适感，在力求使老人感到安心和安全的前提下，在尊重老人行动自由和生活习惯的基础上，帮助老人安排丰富多彩的生活，建立和维持适合老人健康状况的生活习惯。根据老年医学专家的综合观察和许多长寿老人的经验，老年人在日常生活中应从以下几个方面建立有规律的生活秩序和良好的生活习惯。

（一）注意用脑卫生，延缓大脑老化

大脑也如同人体其他各器官一样具有失用性萎缩的特点。但人脑有很大的可塑性，老年人通过科学用脑，可增强脑功能，使脑组织退化减慢，延缓大脑衰老速度。所以，要多用脑，采用积极科学的用脑方式。强化思维，同时注意脑的保健，如供给大脑充足的营养，保证足够的睡眠，学习与活动相结合，避免过度操劳和精神紧张，这些均可使老年人的智力得到充分发挥，保持思维的灵活。

（二）保持良好的起居卫生

老年人的生活环境要符合健康、安全、便利、整洁的标准。

1. 居室环境要求

（1）室内外无障碍设计：房屋的出入口、走廊、卫生间及床周围等是老年人经常变换姿势和方向的地方，应设有扶手，去除门槛、台阶或障碍物，保证居室内外地面无高度差。老年人经常活动的区域及通道应畅通，避免堆放过多杂物，房间内无易坠落的危险物品。

（2）厨房及卫生间：厨房及卫生间是老年人使用频率较高而又容易发生意外的地方，因此一定要保证安全，并考虑到不同老年人的需要。为了防滑，厨房和卫生间应铺设防滑瓷砖，水池与操作台的高度应适合老年人的身高，煤气开关应尽可能便于操作，其他地面也应保持清洁干燥并防滑。卫生间应设在卧室附近，且两者之间的地面没有台阶或其他障碍物，必要时设置扶手。夜间应有适当的照明以看清便器的位置。对于使用轮椅的老年人还应将卫生间改造成适合其个体需要的样式。浴室周围应设有扶手，地面铺防滑砖。如使用浴盆,应带有扶手,浴盆底部应设置防滑垫。对于不能站立的老年人可用淋浴椅。浴室应设有排风扇,以免沐浴过程中湿度过高而影响老年人的呼吸。

(3)家具:家具不宜过多,减少棱角。衣橱不宜过高,老年人常用的衣物放在便于取用处。床位安排要考虑老人身体状况和日常生活能力,一般老人较喜欢靠窗边的位置,不宜安排在有穿堂风的通道上。床铺一般以木板床加棕垫及松软的棉垫为宜。床垫过软不利于老年人翻身和移位,变换体位时,容易造成重心失控导致坠床,也会使肥胖的老年人身体过度下陷,影响呼吸和循环。对于体质消瘦的老年人,可适当增厚床垫,避免局部骨隆突处过度受压。对于意识障碍等有坠床危险的老年人,可安装床挡。保持床单干燥、清洁、平整、无渣屑,床褥经常更换、拆洗并在阳光下曝晒。枕头的高度适宜,枕芯松软适中。枕头过高容易造成颈部不适,使患脑动脉硬化的老年人发生脑血栓的危险率增加;枕头过低会影响舒适感。充分利用床头柜,便于老年人取放眼镜、水杯及电话等常用物件。老年人使用的椅子应牢固结实。沙发不宜过软过轻,保证老年人坐于沙发上既不会由于重心不稳而过度前倾也不会难以起身。

(4)室内装修:宜宽敞、简单整齐、美观大方,门窗易开关。墙壁隔音要好,因为噪声强度达 60dB 时即能使人感觉喧闹,影响老年人的睡眠;达到 90dB 就能引起头晕、头痛、耳鸣等症状。由于老年人健忘,可在其房间内放置日历、时钟等。为了减轻老人的孤独感,室内可根据老年人的意愿悬挂全家福照片或老人喜爱的书画作品。窗帘、墙面及室内物品的颜色满足老年人的喜好。居室采用偏暖色调,避免采用带有刺激性的对比色调。

2. 合理调节室内温湿度 老年人由于体温调节能力降低,居室应温湿度适宜,有良好的采光和通风。适宜的室温是 22～24℃,湿度是 50%～60%。有条件的情况下室内应有冷暖设备。可通过在居室内养花草、洒水或开窗通风来调整湿度。夏天为避免散热不良引起体温升高、脉搏增快、血管扩张、头晕、甚至中暑,要注意室内通风散热,用电风扇或空调降低室内温度,但应注意避免冷风直吹在老人身上。鼓励老人使用手摇扇,风力比较徐缓,且可增加肩、肘等关节活动。冬季取暖设备的选择应着重考虑卫生且安全。

3. 保持室内空气新鲜 开窗通风可以使室内空气流通,增加室内氧气含量,降低二氧化碳及空气中微生物含量,调节室内温、湿度,预防呼吸道疾病的发生。一般每日开窗换气 3～6 次,每次通风 30 分钟左右。冬天开窗通风的时间应选择在中午或下午,并避免冷风直接吹到老年人身上。老人睡眠时要关好门窗,不应睡在窗下或者风口处。

4. 采光及照明 适当的光线可使老人精神振奋、心胸开朗。老年人视力下降,阅读时应有充足的照明。老年人的暗适应能力低下,室内照明要满足正常的夜晚照明需要,避免光线过于昏暗或过强。卧室设置床头灯或床旁灯,方便老人开关。居室通往卫生间的过道及卫生间内应有低度照明,在不妨碍睡眠的情况下可安装地灯等。

5. 养成良好的起居习惯 良好的起居习惯会使身体形成特定的规律性,对维持机体的健康有很大的帮助。

(1)早睡早起,适度午睡:老人宜 21 点左右上床,早 6 点左右起床。避免熬夜或过早起床。起床后宜在花草树木多的地方活动、锻炼。合理安排午睡,一般安排在午餐后 30 分钟,午睡时间不宜过长,一般以 1h 左右为宜。

(2)定时排便:老年人容易出现便秘,但大多是功能性的,应以预防为主。养成良好的排便习惯和排便节律,有助于预防功能性便秘。

(3)遵循原则,按时进餐(见本章第一节老年人的营养与饮食)。

(4)坚持活动:老年人应克服依赖心理,生活以自理为主,并参与多样化的轻微的体力劳动或功能康复锻炼。

(5)保持个人清洁卫生:皮肤是人体最大的器官,老年人皮肤逐渐老化,生理功能和抵抗力降低,因此要做好皮肤护理,保持皮肤清洁,讲究衣着卫生,经常洗澡、擦身、换衣,提高机体活力,保持良好的精神面貌。

（三）注意日常生活的安全问题

安全护理的主要目标是预防老年人发生意外情况。老年人常见的安全问题有：跌倒、坠床、噎呛、服错药、交叉感染、心理伤害等，护理人员及老年人家属应充分认识安全的重要性，采取有效措施，保证老年人的安全。

1. 防跌倒 跌倒（fall）是一种不能自我控制的意外事件，指个体突发的、不自主的、非故意的体位改变，脚底以外的部位停留在地上。老年人跌倒发生率高，是老年人伤残和死亡的重要原因之一。防止跌倒发生的关键是指导老年人纠正不健康的生活方式和行为，消除环境中的危险因素。防止老年人跌倒的护理措施包括：

（1）熟悉环境：进入陌生环境应首先熟悉环境，加强对方位、布局和设施的记忆。经常使用的东西放在伸手容易拿到的位置，尽量不要登高取物。家具边缘尽量圆钝。

（2）服装合体：衣服、鞋要适宜，不宜过长过大，尤其是裤腿太长会直接影响行走，走路时穿合脚的鞋，尽量避免穿拖鞋、鞋底过于柔软的鞋、过大的鞋、高跟鞋以及易滑倒的鞋。在穿脱袜子、鞋、裤子时注意保持重心稳定，尽量坐姿完成。

（3）环境安全：在老人活动的范围内，有足够的采光，地面或地毯保持平整、无障碍物，水泥地面避免潮湿，有条件者可铺塑胶地板，光而不滑，平而有弹性。卫生间安装坐便器，并设有扶手。澡盆不宜过高，盆口离地不应超过 50cm，方便老人进出，盆底铺防滑垫。避免走过陡的楼梯或台阶，上下楼梯、如厕时尽可能扶住扶手。避免去人多拥挤、地面湿滑的地方，避免夜间出行。

（4）用药后的防护及使用辅助器具：了解药物副作用，注意用药后的观察，用药后动作宜缓慢。行动前先站稳、站稳后再起步。对反应迟钝、有体位性低血压、服用镇静安眠类药物或降压药的老人，夜间尽量不去卫生间，如夜尿较频，应在睡前备好夜间所需物品和便器，必须下床或如厕时，一定要有人陪伴。指导老年人合理使用拐杖，并将拐杖、助行器及经常使用的物品放在触手可及的位置。有视觉、听觉及其他感知障碍的老年人应佩戴辅助器具。完成转身、转头、下床、起身等动作时要缓慢。走路要保持步态平稳，避免携带沉重物品及快步行走。乘车时，应待车辆停稳后再上下车。

（5）防治骨质疏松：加强膳食营养，保持饮食均衡，适当补充维生素 D 和钙剂，增强骨骼强度，降低跌倒后的损伤程度。

（6）合理活动：坚持参加适宜、规律的体育锻炼，以增强其肌肉力量和身体的柔韧性、协调性。保持良好的平衡能力，增进步态稳定性和灵活性，以减少跌倒的发生率。避免在他人看不到的地方独自活动。

（7）健康指导：护士应加强防跌倒知识和技能的宣教，帮助老年人及其家属增强预防跌倒的意识；告知老年人及其家属在老年人发生跌倒时的紧急处理措施及求救办法等。

2. 防坠床 随着年龄的增大，老年人对刺激源的接受、传达、反应能力下降，平衡感及纠正失衡的能力降低。一些老年性疾病如骨关节病、帕金森病、直立性低血压、癫痫、阿尔茨海默病等，会增加坠床的危险。各种原因引起的肌无力、意识障碍、认知功能障碍也可导致坠床的发生。此外，服用一些药物，如镇静催眠药、降糖药、血管扩张药、肌肉松弛药等，也会增加老年人坠床的危险。物品放置不合理，取用不方便，床的稳定度差，床的宽度、软硬度不合适，缺少床挡等都可造成坠床。老年人睡眠质量差，床上辗转反侧易造成坠床。搬运老年人时，人力不足，方法不正确，可发生坠床。为老年人翻身过程中，翻转幅度过大、用力过猛也可造成坠床。防止老年人坠床的护理措施包括：

（1）评估并确认坠床的高危老人：全面评估病情及发生坠床的危险因素，确定高危人群，给予重点防护。

（2）恰当设置床具：老年人的床要稳固，如有脚轮，应处于制动状态。床不宜过高，高度不宜超过 50cm，以方便老年人安全起身和躺卧。床的宽度应稍宽一些，床垫不要太软。睡眠中翻身幅度较大或身材高大的老人，应避免其在移动身体时失去重心而坠床，必要时加设床挡，如没有专用设备，可在床旁用椅子护挡。

（3）卧床老人的护理：老年人在变换体位时动作要慢，幅度要小，确保安全。如发现老人卧于床边缘时，要及时护挡，必要时把老人移至床中央。对于有坠床危险的老年人，夜晚应有人陪护。

（4）健康教育：做好老年人及照顾者对于坠床相关防护知识的健康宣教，增强防坠床意识，说明采取安全防范措施的必要性、重要性及方法，给予有效的防范。

3. 防噎呛　噎呛（choke）是指进餐时食物噎在食道的某一狭窄处，或呛到咽喉部、气管而引起的呛咳、呼吸困难，甚至窒息，又称为老年性食管运动障碍。老年人随着年龄的增加，咽喉黏膜、肌肉发生退行性变化，神经反射减退，唾液分泌减少，使得吞咽动作协调功能不良，机体防止异物进入气道的反射性能力下降，在进食过程中容易发生噎呛甚至窒息。防止老年人噎呛的护理措施包括：

（1）进餐体位：进餐时体位尽量采取坐位或半卧位，上身前倾15°，卧床老人进餐后，不要过早放低床头，避免引起食物反流。

（2）进餐方式：进餐过程中提醒老人注意力集中，避免进餐时看报、看电视等。进餐时速度宜慢，每口吃的食物要量少、质精、便于咀嚼和消化。对容易发生呛咳的老人，进餐时可用汤匙将少量食物送至舌根附近，待老人完全咽下后再送入第二口食物。发生呛咳时宜暂停进餐，等到呼吸完全平稳时再喂食物，剧烈频繁呛咳者应停止进餐。

（3）食物选择：避免进食容易噎呛的食物和黏性较大的食物。对于有吞咽困难的老人，给予半流质饮食。对偶有呛咳的老人，合理调整饮食种类，以细、碎、软为原则。吃馒头等较干食物时，应备有水、饮料或汤。鼓励少食多餐、细嚼慢咽。喝稀食易呛者，应把食物加工成糊状。

（4）心理护理：当老人进餐中发生噎呛，要及时稳定其情绪，给予安慰。引导老人接受由于吞咽障碍导致进餐困难的事实，给予健康指导，告知老人预防噎呛发生的策略等，减轻或消除其焦虑、恐惧心理。

（5）吞咽功能锻炼：对于有吞咽功能障碍的老年人，可采用面部肌肉锻炼法，如鼓腮、露齿、吹哨、龇牙、张口、咂唇、皱眉等；舌肌运动锻炼法，如伸舌，使舌尖在口腔内左右用力顶两颊部，并沿口腔前庭沟做环转运动；软腭训练法，张口后用压舌板压舌，用蘸水的棉签在软腭上做快速摩擦，以刺激软腭，嘱老人发"啊、喔"声音，使软腭上抬，利于吞咽。通过上述方法，促进吞咽功能的康复或延缓吞咽能力的下降，预防噎呛的发生。

4. 注意给药安全　见本教材第八章第二节老年人的用药护理。

5. 预防交叉感染　老年人免疫功能低下，抵抗力弱，应注意预防感染。故不宜过多会客，患病老人之间更应尽量避免互相走访，患呼吸道感染的老人更应注意，尤其有发热、咳嗽等感染症状的老年人不应串门。做好居室的卫生清洁及通风换气，保持室内空气新鲜，温湿度适宜，定时进行空气消毒。给予老年人营养丰富的饮食，提供足量维生素及蛋白质，以提高自身免疫力。

6. 防止心理伤害，提供保护性医疗　消除各种影响老年人的不良刺激。及时了解老年人的心理状态，有针对性地做好老年人的心理护理，使老人心理上有安全感。同时，做好家属的健康教育，使家属明白自己的情绪会影响老年人，要求家属多给予老年人安慰、鼓励、爱与关怀。

7. 注意温度变化　老年人的体温调节能力下降，故夏季要注意防暑，冬天应注意保暖。高龄者最适宜的温度为24～27℃。

（四）保持适当的性生活，注意性安全，防止性老化

根据马斯洛的人类基本需要层次理论，性是人类的基本需要，不会因为疾病或年龄的不同而消失，即使患慢性病的老年人仍应该和有能力享有一定的性生活。老年人应对性生活有正确的观念及态度，适度、和谐的性生活对老年人的生理、心理和社会健康都有益处。性生活应根据自身情况因人而异、顺其自然。在享受美好的性生活时，要注意安全。老年人的性生活更注重相互安慰、相互照料等精神方面的属性。

老年人应树立正确的性观念，积极防止性的老化。应注意性的保健，即保持适当体型，维持标准体重，防止肥胖；增进与伴侣间的沟通；营造温馨的环境和氛围；维持愉快的生活，避免心理狂躁或郁闷；做好性器官的清洁；有规律地从事运动，保持良好的体能；养成与专业医护人员讨论的习惯，以便早日发现疾病，及时治疗。

二、清洁卫生与衣着

（一）清洁卫生

清洁是机体保持健康和获得健康的重要条件。老年人清洁可以预防感染，促进皮肤代谢，并且可以使老年人感觉舒适、安全和心情愉快。对于老年人维持自尊，树立自信，增进人际交往，促进身心健康非常重要。

1. 老年人的皮肤清洁　随着年龄的增长，一些体内或体外因素的变化都会反映在皮肤上，影响正常皮肤的老化过程，而皮肤的改变又是老化最早且最容易观察到的征象。如出现皱纹、松弛和变薄；下眼睑出现"眼袋"；皮肤变得干燥、多屑和粗糙；头发脱落和稀疏；皮肤附属器皮脂腺组织逐渐萎缩，功能减弱；皮肤表面的反应性衰减，对不良刺激的防御能力降低，皮肤的触觉、温、痛觉等浅感觉减弱；皮肤的细胞更新能力、屏障功能、创伤愈合能力、体温调节功能衰退；免疫功能下降，以致皮肤抵抗力全面降低。老年人因皮肤的老化改变和全身、局部的疾病影响及情绪波动，常会带来皮肤的干燥、瘙痒、皲裂、疼痛等问题，给老年生活带来经常性的痛苦和烦恼。

根据老年人的皮肤特点，协助老人保持皮肤的清洁卫生，增强皮肤抵抗力是日常生活护理的重要内容。特别是皱褶部位如腋下、肛门、外阴和乳房下，可用温水洗浴，以保持毛孔通畅。由于老年人皮肤对碱的中和能力降低，应避免碱性肥皂的刺激，保持皮肤酸碱度（pH 值）在 5.5 左右，防止皂液残留引发的皮肤瘙痒和慢性皮肤炎症。根据老人的习惯和地域特点选择合适的沐浴频率。每周洗浴频次不宜过多，北方夏季可每日 1 次、其余季节每周 1 ~ 2 次，南方则可夏秋两季每日 1 次、冬春两季每周 1 ~ 2 次沐浴或酌情安排。饱食或空腹时均不宜沐浴，以免影响食物的消化和引发低血糖、低血压等不适症状，沐浴最好选择在餐后 2 小时左右进行。沐浴时间不宜过长，以 10 ~ 15 分钟为宜，避免因洗浴时间过长引发胸闷、晕厥等意外的发生。洗浴过程中避免烫伤和受凉，浴室温度调节在 24 ~ 26℃，水温在 40℃左右。沐浴毛巾应柔软，洗澡时轻擦皮肤，以防损伤角质层。由于老年人腺体与脂肪组织萎缩，汗腺数量减少，功能降低，使皮脂和汗液分泌减少，在冬春气候干燥时，浴后可以用一些润肤油保护皮肤，以防水分蒸发、皮肤干裂。老年人的足部要注意保暖与清洁，由于老年人的指（趾）甲的甲板变薄，易受到真菌感染，应定期修剪趾甲及脚垫。贴身的内衣内裤要柔软，质地以全棉为宜。

2. 老年人的头发清洁　老年人的头发应保持清洁美观，定期洗发。由于老年人毛发生长周期缩短，再生能力降低，固着力差，容易脱发，洗发时避免过度牵拉。干性发质可每周清洗 1 次，油性发质可每周清洗 2 次。皮脂分泌较多者可用温水及中性洗发液洗发。头皮和头发干燥者，洗发不可过于频繁，可用多脂洗发液清洗，并适当应用护发素、发膜等护发产品。

3. 老年人的口腔清洁　老年人牙齿间隙较大，容易滞留食物残渣，应早晚清洁口腔，餐后漱口。尽量选用外形较小、刷毛软硬适中、表面光滑的牙刷，避免刷毛过硬造成牙龈损伤。牙刷应每 3 个月更换一次，根据口腔的情况选择具有消炎、脱敏或固齿功效的牙膏。有义齿者夜间应取下，使牙龈得到休息。义齿取下后应用牙刷和牙膏认真清洁后放于冷开水的杯中，每日换水 1 次。

4. 老年人的化妆品选择　老年人的化妆品以含油脂及中性为佳，不宜经常更换，以免刺激皮肤，引起瘙痒。需使用药效化妆品时，要注意以不发生过敏反应为前提，然后再考虑治疗效果。对光敏感肤质的老年人，外出时要注意涂擦防晒化妆品。

（二）衣着卫生

1. 老年人的服装　老年人服装的选择要根据老人的自理能力、气候变化及环境条件进行。尊重老年人的习惯，选择适合老年人参与社会活动的款式。选择柔软、保暖、轻便、吸水性好、不刺激皮肤、耐洗、质地优良的布料。选择适合老年人个性的服饰打扮，并对老年人自理能力有促进作用，老人自己能穿脱、不妨碍活动、宽松、便于变换体位；色彩柔和、不褪色、容易观察到各种污渍；大小适中，过大过长容易绊倒或做饭时易燃火，过小则影响血液循环。由于老年人体温中枢调节功能降低，对寒冷的抵抗力和适应力降低，因此在寒冷时节要特别注意衣着的保暖功效。要及时根据气候适当增减衣服、定时换洗。

2. 老年人的鞋　选择大小合适、防滑、低跟、底略厚的鞋。鞋子太大，易跌倒；过小可因压迫和摩擦造成皮肤破损。老年人鞋子要注意防滑，鞋底有一定厚度、后跟高度在2厘米左右的鞋较为适宜，可减轻足弓压力。老年人脚部肌肉因老化而发生萎缩，鞋底太薄，行走时足底不适；鞋底太平，无法对足弓提供足够的支撑，易使脚部产生疲劳感。冬季鞋子选择以保温、透气、防滑为原则；其他季节，以轻便、柔软为原则。

三、辅助生活用品

（一）老花镜

老年人随年龄的增长，晶体逐渐硬化，弹性下降，睫状肌功能也逐渐减弱，引起眼的调节功能降低，视物模糊不清，需要佩戴合适的凸透镜，俗称老花镜，以弥补调节力降低的不足（图7-1）。常见的老花镜有两种，一种为单眼或单焦点眼镜，适合于以前视力正常的老人，只有在读书、做精细工作时戴，在做一般家务劳动或活动时不需要佩戴。这种眼镜的作用是可以增加眼部晶状体的调节能力，使近处模糊的字迹看得更清楚。另一种老花镜为双光眼镜，或双焦点眼镜（图7-2），适用于原有近视眼、远视眼或散光的老人。这种眼镜将看远物与看近物的镜片合为一体，眼镜的上半部用于看远处物体，下半部用于阅读或看近处物体，省去了老人戴两副眼镜的麻烦。但需注意，有些老人不习惯佩戴此种眼镜，特别是在上下楼梯或骑自行车时感到不便，容易出现危险。因此，佩戴此类眼镜要根据老人的年龄、职业、居住环境等特点来选择。

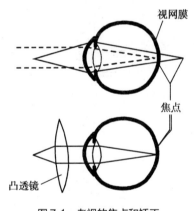

图7-1　老视的焦点和矫正

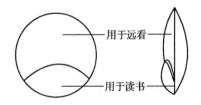

图7-2　双焦点镜片

（二）助听器

使耳聋的老人重新听到正常语音和环境声音，非常有益于老年人的身心健康。助听器可将输入的声音信号放大，使听力障碍的老人能听到原来听不到的声音，便于老人日常交流和享受生活乐趣，是患老年性耳聋老人不可缺少的辅助器具。

老年人听力损失在45dB以上，90dB以下，且影响日常交谈，但不能经内科或手术方法矫正时，都可佩戴助听器。常见的助听器有盒式、耳背式、耳内式、耳道式等几种类型。其中盒式助听器的优点是功率较大，价格便宜，容易修理。其缺点是体积大，助听器耳机线与盒体和衣服摩擦会产生杂音而干扰音质。这种助听器比较适合活动量不大的重度耳聋的老年人。耳背式助听器具有携带方便、功率多样、价格适中等优点，缺点是必须挂在耳背上，不便于随时调节功率。耳内式助听器的优点是体积较小，缺点是易产生声反馈,可引起老年人的不适。耳道式助听器比耳内式助听器的体积更为小巧,可以放在老年人的外耳道内使用,且不易产生声反馈,但是价格比较昂贵。

老人是否需要佩戴助听器,选择何种助听器最合适,应与医生协商后做决定。佩戴助听器需要逐渐适应,特别是听力障碍时间较长的老人,耳和大脑一直处于寂静状态,佩戴后听到各种混乱、吵闹的声音,很难安静,个别老人会心烦意乱,脾气暴躁。要帮助老人适应,开始时每天短时间佩戴,大约 1～3 小时,当感到神经紧张或疲倦时,摘下助听器休息数小时。开始的几天活动场所尽量在室内安静的地方,当老人适应后再增加佩戴时间和扩大活动范围。若老人到大的会场时,可坐在回音效果较轻的前排座位,以减轻回音的干扰。处于嘈杂的环境中,例如火车站、飞机场和运动场,可将助听器的声音放大、频率降低而减轻嘈杂的困扰与不适感。另外,老人使用助听器时,音量不要开得太大,以能够听到他人讲话的声音为宜,如音量太大,会增加嘈杂的声音,同时也会使残存的听力逐渐下降。

助听器需保养以经久耐用。每天将耳膜套与接收器(或传声器)分开拆下清洗。检查导管是否通畅,避免耳垢聚积在导管内而干扰助听器的功能;助听器及其附件保持清洁干燥,避免置于高温、潮湿处;定期检查电池,及时更换;避免跌落、磕碰,一旦出现电线磨损或功能异常,应迅速修复。

(三)助步器与手杖

对于行走不便的老人,可使用助步器或手杖辅助行走,以增加力量支撑,增强稳定性,减少跌倒的风险。

助步器的支撑面积较大,较手杖的稳定性高,多在室内使用。常用的助步器分为两种,一种是有轮的助步器,老年人可推着助步器进行下肢功能训练或日常生活自理活动,适用于上肢肌力较差,提起步行器有困难,能够步行但容易疲劳的老年人;另一种是无轮的助步器,此种助步器既可帮助老年人站立,又能训练其行走能力(图7-3)。

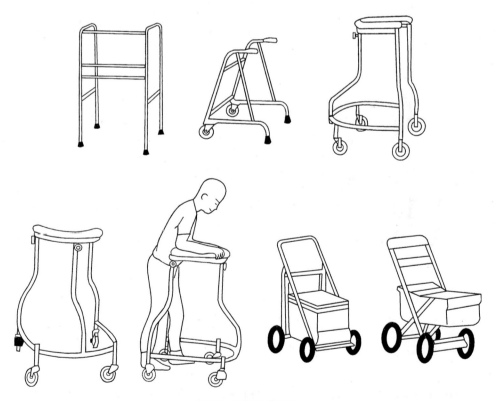

图7-3 常用的助步器

手杖是一种手握式的辅助工具。适用于偏瘫或单侧下肢瘫痪患者,前臂杖和腋杖适用于截瘫患者。手杖的合适长度需符合以下要求:①肘部在负重时能稍微弯曲;②手柄适于抓握,弯曲部与髋部同高,手握手柄时感觉舒适;③行走过程向前伸支撑时,手臂可以伸直。

手杖可为木制或金属制,木制手杖长短固定,不能调节。金属制手杖可依身高调节长度。手杖的底端有弹性好、宽面、有凹槽、有吸附力的橡皮底垫,以增强手杖的摩擦力和稳定性,需经常检查橡皮底垫的结构和功能。依据手杖底端的形状,可分为单脚手杖和多脚手杖。多脚手杖的基底面大,稳定性增加,给行走不便的老年人增加了活动的安全性。老年人可根据自身的疾病特点和运动的目的选择合适的手杖(图7-4)。

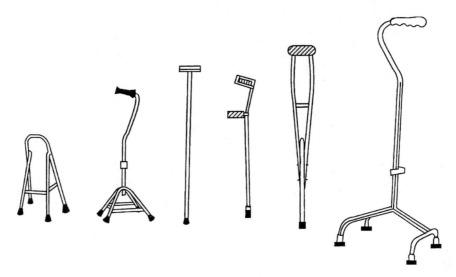

图7-4　各种类型的手杖

　　以偏瘫为例,介绍手杖和助行器的使用方法:
　　(1)三点步行:绝大部分偏瘫患者的步行顺序为伸出手杖,然后迈出患足,再迈出健足,少数患者以伸出手杖,迈出健足,再迈出患足的方式步行。偏瘫患者使用助行器时,调整助行器到适当的高度,双手提起助行器向前移动距离脚趾约10～15cm,然后迈出患足,双手支撑身体将健足向前带与患足齐平。
　　(2)两点步行:即同时伸出手杖或者助行器和患足,再迈出健足。如右侧偏瘫的老人用左手持手杖,右足与手杖同时向前踏进;使用助行器时,将助行器与患侧下肢同时向前移动,接着双手支撑身体将健侧下肢向前带与患足齐平(图7-5)。这种方法步行速度快,适合于偏瘫程度较轻、平衡功能好的患者。
　　(3)利用单只手杖和楼梯扶手上楼梯:开始时,健手扶楼梯扶手,手杖放患侧下肢。健手先向前向上移动,健足迈上一级楼梯,将手杖上移,最后迈上患足。
　　(4)利用单只手杖和楼梯扶手下楼梯:开始时,健手扶楼梯扶手,手杖放患侧下肢。健手先向前向下移动,手杖下移,患足下移,健足下移。
　　(四)其他辅助用品
　　老年人其他日常生活辅助用品见图7-6。

四、老年人的排泄

　　老年人机体功能逐渐衰退或者因疾病导致排泄功能出现异常,发生尿急、尿频、尿潴留、大小便失禁、腹泻、便秘,对老年人的生理和心理健康产生极大的影响。
　　(一)排便困难
　　1. 引起老年人排便困难的因素
　　(1)咀嚼能力下降:由于牙齿缺失、牙周病或义齿等原因使老年人咀嚼能力减弱,不愿意多食富含粗纤维的食物,食物过于精细使食物残渣减少,结肠、直肠壁的膨胀感降低,导致便意不明显。

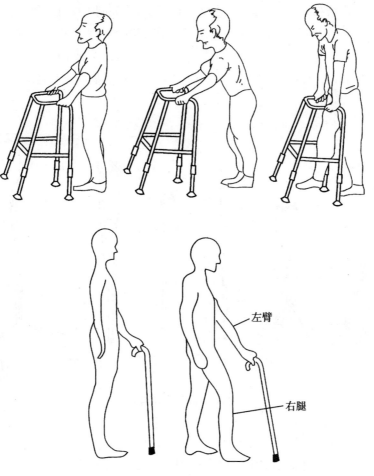

左臂

右腿

图7-5 助行器和手杖的使用

（2）水摄入量少：饮水不足，导致食物残渣水分含量减少，大便干结，另外肠道黏液分泌减少，润滑性低，使粪便不易排出。

（3）感觉功能退化：老年人对感觉刺激有减退的趋势，对直肠的膨胀感觉迟钝，常缺乏便意。

（4）其他系统疾病：有些老人因患有慢性支气管炎、肺气肿等疾病而出现气短，大便时屏气能力较差，加之大多数老人腹部肌群收缩力较弱而导致排便困难。一些中枢神经系统疾病的老年人排便反射迟缓，粪便长时间在肠道滞留，使得大便干结不易排出。老年人患糖尿病或其他一些代谢性疾病，可造成控制胃肠道的自主神经病变，导致排便障碍。肠道肿瘤、炎症等也可导致肠道的机械性梗阻，使粪便运行受阻。患有痔疮、肛裂的老年人常因疼痛不敢排便，从而导致排便困难。

（5）体力活动减少：一些老年人由于疾病或本身活动的减少甚至长期卧床，使得肠蠕动减慢，粪便推进缓慢。

（6）肌力下降：老年人的腹肌、膈肌、提肛肌和直肠肌肉收缩力下降，常排便无力。某些老年人有慢性消耗性疾病使得与排便有关的肌肉无力，引发排便困难。

（7）药物引起便秘：老年人常患有一些慢性病，某些药物，如镇痛药、降压药、利尿药、抗抑郁药物等都能引发便秘。

（8）粪便在肠内停留过久：由于以上种种原因导致排便困难，粪便在大肠内长时间蓄积、滞留，水分过量被吸收，使粪便干燥成硬块，更不易排出。

2. 排便困难的防治措施

（1）饮食调整：排便困难的老年人，应多食富含纤维素的食物，如芹菜、韭菜、海藻、玉米面、糙米等。

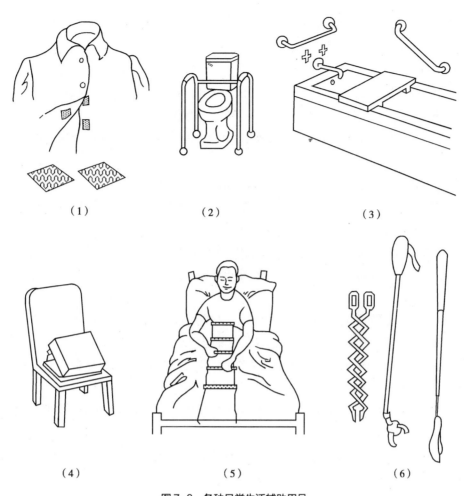

图7-6　各种日常生活辅助用品
（1）衣服粘扣　（2）马桶扶手　（3）洗浴扶手、洗浴板
（4）弹簧支撑座椅　（5）起床绳梯　（6）辅助取物器、长把鞋拔

多食核桃、蜂蜜等具有润肠作用的食物；增加水的摄入，保证每天饮水量在2000～2500ml左右，清晨空腹饮一杯温开水或蜂蜜水，以湿润肠道，刺激肠蠕动。避免食用刺激性的食物及调味品，如辣椒、芥末等。

（2）养成良好的排便习惯：鼓励老人有便意时及时排便，没有便意坚持定时如厕，利用生物反馈的方法，定时诱导排便，逐渐养成定时排便的习惯。满足老年人排便隐私的需要，在老年人排便过程中避免干扰和催促，以免增加老年人的心理负担。指导老人排便时精神集中，不要看书、听广播、看手机等。不滥用泻药。

（3）增加运动量：老年人应适当做一些增强腰、腹及盆底肌张力的活动，间接促进肠蠕动，避免久坐久卧。卧床、高龄或患病的老人，可做腹部按摩。于清晨及睡前小便后取仰卧位，用手掌从右下腹开始顺时针向上、向左、再向下至左下腹，逐渐加强力度，每天2～3次，每次10个循环左右；同时做肛门收缩动作，可促进肠蠕动，避免肠内排泄物滞留。指导老人经常进行深呼吸、腹式呼吸，使排便肌群肌力增强。

（4）查找病因：多种原因可导致排便困难，要仔细排查，对因处理才可从根本上解决问题。如肠道疾病引起，则及时治疗肠道疾病；如药物副作用诱发，应及时请医生调整药物。

（5）放松心情：保持精神愉快，消除紧张情绪，克服焦虑，有利于改善消化道功能。

（6）辅助排便：辅助排便措施，如应用开塞露、灌肠等刺激局部、润滑粪便，促进排便。也可短期应用泻药，但尽量少用或不用，以免导致营养吸收障碍和药物依赖。如因粪块阻塞直肠下部及肛门部，可采用人口取便法。

（7）健康教育：告知老年人排便困难的危害，饮食、饮水、运动、排便习惯等方面的护理要点及发生时的处理方法。

（二）排尿困难

1. 引起老年人排尿困难的因素　排尿困难常表现为排尿时间延长、尿线变细、排尿射程短、排尿费力、排尿次数增多、尿不尽、尿潴留等。常见的引发老年人排尿困难的因素有：

（1）体位：如老人平时生活能自理，但因外伤、手术等原因需卧床者，因不习惯卧床排尿而导致排尿困难。

（2）局部疾病：如老年男性患前列腺肥大症、泌尿系结石、尿道狭窄等。

（3）中枢神经系统疾病：常见于各种原因所致的中枢神经疾病和糖尿病等所致自主神经损害。

2. 老年人排尿困难的防治措施

（1）去除病因：正确辨识老年人排尿困难的原因，给予对因处理。如老年男性患前列腺增生症时，给予针对性治疗。某些药物，如抗胆碱药、抗组胺药、钙拮抗药、抗精神病药诱发或加重老年人排尿困难，则调整药物。

（2）观察老年人有无泌尿系感染症状：密切观察老人的症状，如出现发热、膀胱刺激征等，遵医嘱给予抗生素，并严密观察用药反应，发现异常及时报告医生并配合处理。

（3）饮食指导：提供易消化、高热量、高维生素饮食，鼓励多饮水，使日间尿量达 1500ml 以上，达到冲洗尿道，促进细菌、毒素排出的目的。

（4）心理护理：关心体贴老人，解释排尿困难的原因和预后，消除老年人焦虑和紧张情绪，消除老年人因排尿困难而不敢饮水的顾虑。

（5）适宜的排尿环境和姿势：为老人提供隐蔽的排尿环境，关闭门窗，屏风遮挡，尽可能请无关人员避开。协助老人术前练习床上大小便，消除不适应排尿姿势而导致的排尿困难。不习惯床上排尿的老人，协助老人取舒适姿势。指导老人深呼吸，放松情绪，不要催促老人排尿。

（三）排便失禁

1. 引起老年人排便失禁的原因　排便失禁是指肛门括约肌不受意识的控制而不自主地排便。根据原因不同分为病理性排便失禁和功能性排便失禁。病理性排便失禁仅能控制症状而无法治愈，功能性排便失禁，只要将诱因去除，即可恢复排便功能。

2. 老年人排便失禁的防治措施

（1）合理饮食：进食营养丰富，易消化吸收，少渣少油的食物。必要时肠道外补充营养。对功能性排便失禁的老人，可采用饮食疗法，进食多纤维素、低脂肪、流质饮食，以刺激胃结肠反射并使粪便质地正常化。对存便能力降低的老人，应限制富含纤维素食物的摄入，避免吃产气食物，如牛奶、白薯等，避免吃辛辣刺激性强的食物。

（2）卧床休息：排便失禁会造成老人身体虚弱，为减少热量消耗，需适当休息，并观察血压、皮肤弹性，注意有无脱水及电解质失衡现象。

（3）观察并采集标本：观察大便性质、颜色、气味、量，尽早采集标本送检。

（4）进行排便训练：安排固定的时间进行排便练习，通过生物反馈训练肛门括约肌活动，以提高老人对直肠扩张的感受性和警觉性。

（5）掌握排便规律：对卧床老人，要观察其每日排便规律，及时给予便器，并保持床单位整洁，必要时更换床单。

（6）皮肤护理：注意保护会阴部及肛门周围皮肤，以防破溃；肛周皮肤常因频繁的稀便刺激发红，每次便后应用温水清洁局部，涂擦氧化锌软膏，保护皮肤。严重时可行局部烤灯照射，每日 2 次，每次 20～30 分钟；稀便常流不止者，可暂用纱球堵塞肛门，以保证皮肤完好和治疗的进行。

（7）药物治疗：遵医嘱积极治疗原发疾病，必要时应用止泻剂。

（8）盆底肌锻炼：收缩肛门，每次10秒，放松10秒，持续锻炼15～30分钟，每日完成数次。

（四）排尿失禁（见本教材第九章第五节）

（臧　爽）

学习小结

本章重点介绍了老年人的日常生活护理相关知识，内容主要包括老年人的饮食与营养、休息与睡眠、活动与安全和老年人其他日常生活护理四个方面。老年人的饮食与营养部分阐述了老年人的营养代谢特点、老年人的营养需要、老年人的饮食护理。老年人的休息与睡眠包括老年人休息、睡眠的相关知识。老年人的活动与安全部分详细介绍了老年人的活动要求、影响老年人活动的因素、老年人活动的原则及常用健身方法。其他日常生活的护理部分包括生活节律安排、清洁卫生与衣着、辅助生活用品、老年人的排泄。本章的重点是老年人的饮食护理、老年人活动的原则、老年人的排泄。难点是能够灵活运用本章知识，针对不同老年人的特点为其提供日常生活护理。

复习参考题

1. 宋某，女，73岁，平日心率为69次/分。某日在公园内打乒乓球，运动后测量心率为138次/分。自述运动时气喘、运动后疲乏、食欲减退。请判断此老年人的活动量是否合适？应如何给予其指导？

2. 王某，男，62岁，退休教师，自从退休以来睡眠状况一直不好。夜晚疲困，但躺在床上依然翻来覆去睡不着，深睡眠时间明显减少，多梦，易醒，平均每晚起夜如厕4次，起夜后不能很快入睡。早上醒得很早，白天很困，想睡却睡不着，中午午睡约2小时。退休后闲在家中，常感觉无事可做，很少参加运动锻炼，白天时间多在家中看电视。吸烟，喜饮浓茶，且睡前喝茶。医院体格检查有前列腺增生。请判断此老年人的失眠可能与哪些因素有关？采用哪些措施可以改善王先生的睡眠状况？

3. 李某，男，72岁，丧偶独居。患骨质疏松症、患帕金森病6年，肌张力增加，步态不稳；患高血压病10年，长期服用2种抗高血压的药物治疗；眼底检查有明显的高血压视网膜病变，视物模糊。居住环境：卫生间距离卧室4米，卫生间光线不足。当日洗浴后未及时清理卫生间地面，致使地面湿滑，夜晚穿拖鞋下床如厕而跌倒在卫生间内，造成右侧股骨颈骨折。请判断造成该老年人跌倒的因素有哪些？护士应从哪些方面指导患者及其家属预防再次跌倒？

4. 张某，男，65岁，退休干部。退休后心理落差很大，不能适应新的社会角色，常常郁郁寡欢，不愿意走出家门，不愿意参加健身活动。经常在家看电视、看报、上网看新闻。饮食主要吃精细的食物，喜肉食，蔬菜、水果等进食量少，不爱喝水。最近自感大便时有明显的排便困难，粪便干硬，腹部胀闷，平均每周排便2次。请判断引发该老年人排便困难的因素有哪些？护士应给予哪些健康指导以解决其排便困难的问题？

老年临床护理概论

8

第一节 老年病人护理概述

人进入老年期以后，生理和心理会发生一系列的变化，容易受到各种环境因素的侵袭和伤害而导致疾病。了解患病老年人的相关知识和老年人用药特点，才能对老年病人做出全面的评估，为老年人提供有针对性的护理措施。

一、老年病的特点

1. **老年病的种类** 老年人所患疾病可以分为三类：一是老年人特有的疾病，即始发于老年期的疾病，并带有老年人的特征。如老年性白内障、老年性耳聋、老年性阴道炎等。此类疾病会随着年龄增加而增多。二是非老年人特有，但在老年期发病率明显增高的疾病，即可以始发于老年前期或中年期，延续进入老年期的疾病，如高血压、冠心病、慢性阻塞性肺疾病等。三是各年龄层都会发生的疾病，但在老年期发病有其独有的特点。如肺炎，在老年人则表现为症状不典型、病情较严重。

2. **老年流行病学特点** 随着老年人口增长，老年人疾病谱呈现的特点是以慢性非传染性疾病为多。有研究结果显示，美国 60 岁以上老人中发病率由高到低依次为高血压、糖尿病、冠心病、白内障、骨质疏松症；80 岁以上老人的疾病谱顺次中，前 4 位相同，处在第 5 位的是心力衰竭，而不是骨质疏松症。我国的研究结果表明，老年人发病率较高的前 5 位疾病依次为高血压、冠心病、心脑血管病、恶性肿瘤和糖尿病。科学技术、生态环境、生活方式等是影响常见疾病发病率的因素。有资料显示，一般老年人常见疾病从 40 岁开始发病逐渐增多，60～65 岁达到高峰。因此，从中年期就要开始注意各种影响患病的因素，做好预防和治疗，以达到有效的治疗和控制。

老年人的死亡原因在地区间存在差异，主要集中在心、脑血管疾病、恶性肿瘤和肺部感染等。国外有资料显示老年人死亡的主要原因依次为心脏病、恶性肿瘤、脑血管病、流行性感冒和慢性阻塞性肺疾病。国内的资料显示，导致我国老年人死亡的疾病主要有恶性肿瘤、脑血管病、心血管病和感染。随着年龄的增长，死因疾病顺位会发生变化，60～69 岁的最主要死因是恶性肿瘤；70～84 岁为脑血管病；85 岁以上是心血管病；百岁以上老人的首位死因是肺部感染。

3. **老年病的主要发病因素** 衰老是老年疾病发生和发展的根本因素，也是老年疾病与非老年疾病在众多致病因素中最大的区别，也是老年疾病与非老年疾病的最大区别。随着年龄增大，老年人机体各系统的功能会自然地降低，表现为记忆力下降、视力下降、听力下降、步态障碍、老年性痴呆等。这种因老化引起的各器官系统功能的降低，严重影响着老年人的生活质量，并可导致老年人罹患各种老年期特有的疾病。另外，遗传、不良生活方式、心理压力、营养状况等多种因素也是老年疾病发病的主要因素。

中国健康老年人标准（2013 版）

1. 重要脏器的增龄性改变未导致功能异常；无重大疾病；相关高危因素控制在与其年龄相适应的达标范围内；具有一定的抗病能力。

2. 认知功能基本正常；能适应环境；处事乐观积极；自我满意或自我评价好。

3. 能恰当处理家庭和社会人际关系；积极参与家庭和社会活动。

4. 日常生活活动正常，生活自理或基本自理。

5. 营养状况良好，体重适中，保持良好生活方式。

二、老年人患病的临床特点

老年人的内环境平衡更容易被打破,老年人的储备能力明显降低,容易诱发疾病,出现明显的功能减退,老年人疾病的临床表现以及病理等也有其特点。老年病人的特点如下:

(一)起病隐匿、慢性病程

老年人患病常常起病隐匿,疾病发生时,老人并没有明显的不适,不影响日常的生活或工作。如高脂血症和动脉粥样硬化,是老年人常见的病症,老人却毫无察觉,而且这些疾病大多由中年期延至老年期,具有漫长的慢性过程。

(二)多种疾病同时存在

老年人常常同时患有多种疾病,有资料显示,65岁以上老年人平均患有6种疾病。多种疾病并存不仅给病人带来更多的痛苦,也使诊疗工作变得复杂困难。其主要原因是:①机体各系统的生理功能相互联系密切,一个系统发生异常,可以导致另一个或几个系统的异常,如呼吸道感染可以加重充血性心力衰竭;②各脏器同时存在退行性改变,例如,动脉粥样硬化可同时存在与心、脑、肾等重要脏器;③与增龄有关的免疫功能下降,造成免疫功能障碍性疾病可同时或相继发生于同一个体;④很多疾病多为慢性过程,当某一器官发生急性改变时,其他器官也随着发生改变;⑤老年人患病后,由于同时使用多种药物,以及药物动力学原因,可以导致医源性疾病。

(三)临床症状及体征不典型

由于老年人的神经系统和全身反应较迟钝,感受性降低,以及应激功能下降,对疾病的反应性降低,因而老年人患病后常表现为病情重而症状轻,临床症状和体征不典型,或以并发症为首发症状,甚至完全不表现临床症状,容易漏诊、误诊。如急性心肌梗死病人很少有心绞痛频繁发作、疼痛加剧、心绞痛发作时间延长等表现,常呈现无痛性急性心肌梗死。有的表现为气短、乏力、休克、意识模糊等症状;有的表现为恶心、呕吐、腹泻,容易被误诊为急性胃肠炎;有的感到头昏、意识丧失、抽搐,容易被误诊为脑血管供血不足;有的突然出现不能解释的行为改变、不明原因的腹痛并伴有低血压等。

(四)多器官处于临界功能状态

老年人的组织器官功能会随着增龄而减弱,处于临界功能状态,极易受到内外不良因素的影响。在通常情况下,可以维持正常功能,一旦负荷增加,则可能表现出某些疾病的临床症状,甚至诱发多器官功能衰竭。如老年人的心脏储备功能降低,当剧烈活动或情绪波动时,可能诱发心功能不全。

(五)病情重、恢复慢、并发症多

由于老年人患病多为慢性退行性疾病,起病隐匿,病程长,临床症状一旦表现出来,即表明病程已经发展到较严重的阶段,并发症多。再加上老年人的机体代偿和抵抗能力减弱,往往治疗效果不理想,恢复慢。如患心肌梗死的老人,常伴有心力衰竭、休克或心律失常,使得病情加重,难以治愈。老年人患病后常见的并发症有:

1. **意识障碍**　老年人患脑卒中、脑水肿、阿-斯综合征、病窦综合征、肺水肿、急性心肌梗死等可以导致血压下降、肺栓塞、败血症、休克,甚至意识障碍。糖尿病酮症酸中毒所致昏睡或高渗性糖尿病性昏睡、低血糖、胃肠道大量出血、严重贫血、肺性脑病、急慢性肾功能衰竭、脱水及电解质紊乱等容易引起意识障碍。

2. **水、电解质紊乱**　老年人由于参与代谢的组织、体细胞数量逐渐减少,因此,轻微的原因就可以导致水和电解质的紊乱。老年人神经中枢对口渴的反应性差,容易导致饮水不足,故精神异常或吞咽障碍时,容易引起脱水,如果再合并发热、频繁呕吐及腹泻,可出现缺水性脱水,发生意识障碍、脑梗死、心肌梗死,甚至死亡。

3. **感染**　感染是导致老年病人病情恶化和出现多器官功能衰竭的重要原因之一。高龄、瘫痪、糖尿病、恶性肿瘤、长期卧床、住院时间超过 5 天是老年病人并发感染的主要危险因素。有资料显示，老年人并发的各类感染中，发生率最高的前 10 位依次是：尿路感染、肺炎、结核、皮肤和软组织感染、带状疱疹、骨髓炎、菌血症、感染性心内膜炎、胆囊炎、憩室炎和腹腔脓肿。

4. 运动障碍　老年人容易患骨关节炎，如腰椎骨性关节炎、膝关节及其他关节退行性病变、韧带及肌肉老化、各种骨关节疾病、痛风、足部疾患，这些疾病都可以引起运动障碍。近年来，随着脑血管疾病发病率的上升，由脑血管意外引起的偏瘫后遗症成为导致老年人运动障碍的重要原因。此外，老年人常伴有骨质疏松症，容易发生骨折；再者老年人肢体的灵活性差，缺乏体育锻炼等，也容易导致运动障碍。

5. 多器官功能衰竭　老年人在严重创伤、感染、中毒、大手术等应激状态下，容易在短时间内同时或相继出现两个或两个以上的器官衰竭，因而死亡率较高。这与老年人随增龄各器官功能逐渐衰退有关。老年人多因肺部感染、晚期癌症合并多器官转移、冠心病急性发作引起严重心律失常或急性心肌梗死，导致多器官功能衰竭。其他诱因虽多，但能引起多器官功能衰竭的频率较低。老年人发生多器官功能衰竭时，各器官衰竭的发生率根据各器官所患的慢性疾病情况及器官受损的程度而不同。老年病人原有慢性疾病的发病率也与老年多器官功能衰竭的发生率有关。在老年人的原发疾病中，慢性病首推心血管疾病，其次为呼吸系统疾病，第三为糖尿病合并肾脏损伤、慢性肾功能衰竭及高血压，第四为脑血管疾病及帕金森病，较少见的疾病为慢性肝炎和肝硬化。老年多器官功能衰竭是 20 多年前才提出的一种临床综合征，尚存在一些值得进一步研究的课题。

6. 出血倾向　老年人的出血倾向多表现为紫癜，多见于女性，常与血小板数量、毛细血管脆性、凝血功能、血浆纤维蛋白原等的异常有关。此外，在多种老年性疾病的严重期容易发生弥散性血管内凝血（disseminated intravascular coagulation，DIC）。

7. 大小便失禁　老年人随增龄可以出现肛门括约肌功能障碍、膀胱容积变小、膀胱括约肌肌力减退，导致大小便失禁，尤其是在脑卒中的急性期和恢复期、各种疾病的终末期更为常见。

（六）受心理精神因素的影响明显

老年人患病与心理和精神因素的关系密切，患病后容易发生或加重各种心理问题，严重影响疾病的康复，要给予足够的重视。

三、老年病人的临床治疗和护理特点

（一）老年病人的临床治疗特点

1. 疗效反应差，不良反应率高　药理学的理论认为，衰老是改变药物效应的重要因素之一。老年人使用药物治疗的机会较多，不良反应的发生率有随增龄而增加的趋势。其原因是：①老年人肝脏对药物的代谢功能下降；②老年人肾脏功能明显减退，对药物的排泄减少；③老年人用药种类较多，多种药物的副作用比单一药物为高。护理人员要做好用药前的评估和用药后的疗效观察，做好老年人的用药指导，以保证疗效、减少或避免不良反应的发生。

2. 必须配合支持疗法　老年人因其营养储备少，患病后机体的消耗增大，单靠药物治疗而不及时补充营养，会影响机体的康复。有研究证实，支持疗法可以使老年病人的体质增强，缓解症状，疾病复发率下降，就诊次数和用药量减少。一般支持疗法主要包括饮食调配、短暂供氧和药物的供给。

（二）老年病人的临床护理特点

1. 重视病情观察　病情观察是发现老年病人症状和体征，使老人得到及时救治的前提和基础。护理人员在护理老年病人的过程中，除了注意观察生命体征、神志、出入液量等指标外，还要注意老人有无水、电解质失衡，有无肾功能、血气分析等实验室检查指标的变化。而且要根据老人的反应能力来准确评估，作出正确判断。在观察过程中要树立整体护理的观念，注意到老年病人的患病特点，不轻易地用一种疾病解释所有症状和体征,综合考虑老年病人的特殊性。还要注意可能导致老年病人发生意外的状况,如跌倒、误吸、窒息、自杀等。

2. 基础护理与专科护理并重　对老年病人提供护理时,除了做好专科系统疾病的护理外,还要重视基础护理。做好日常生活护理,如饮食调配、皮肤护理、大小便护理等,以提高老人的舒适度,防止感染,促进康复。加强老人的安全防护,防止老人受到意外伤害。

3. 治疗护理和康复护理相结合　老年病人治疗的目的在于控制病情,挽救生命;康复的目的在于最大限度地提高生活自理能力。在为老年病人提供护理的过程中,要护理实施与健康教育相结合,鼓励老人在病情允许的前提下,尽早开始康复锻炼,并循序渐进、持之以恒。指导老人及其家属注意康复训练的时机、形式、强度、持续时间及注意事项等。

4. 身心护理相结合　老年病人作为整体的人,其身体疾病会导致心理问题的出现,心理问题又会加重躯体疾病。因此,在护理过程中,既要关注老人的躯体疾病,也要关注老人的心理状况,做好心理疏导。

综上所述,老年病人的护理应根据服务对象的健康状态、疾病程度、需要的变化而选择不同的内容和着眼点。随着年龄的增加,老化现象逐渐明显,不仅对生理功能产生很大的影响,而且,精神活动和社会活动的能力也低下。因此,老年病人临床护理的总特征应该不是面向疾病,而是面向生活护理。

生活本身具有极为丰富的内涵,每一个生活行为并非单纯是为了满足生理需要,同时,还要满足精神和社会方面的需要。生活行为是有目的的行为,必须具备3个条件才能发生:一是机体的功能,是生活行为发生的基础,必须提高机体的功能,通过治疗和护理手段来实现;二是环境条件,是生活行为的空间,护理的任务是消除妨碍生活行为的因素或整理环境,使环境能补偿机体缺损的功能,促进生活能力提高;三是老人的意志,只有发挥老人的主观能动性,树立信心,努力改变、利用环境,才能实现生活护理的目的。以往的医疗中,着眼点在机体功能的修复,以此来帮助老人恢复生活行为,但是,机体的修复对老年人来说是极其困难的,有时甚至是不可能的,因此,护理的介入是要最大限度发挥老年人的残存功能,调整环境,使其适合丧失的功能,以及教育、引导老人树立生活信心,锻炼意志,积极主动学习,寻求解决问题的方法,是最有效解决老年人健康问题的方法。

四、老年临床护理实践中应遵循的原则

1. 把握护理对象的个性特点　老化是不可避免、普遍的现象,但老化的速度、表现却因人而异。护理服务应根据老年人的身心状况、价值观、生活方式和习惯等,选择恰当的护理方法,才能收到实效。

2. 尊重原则　老年人大半生操劳,为社会做出了巨大的贡献,人到老年,理应受到社会的尊重和敬爱,尤其是在患病期间,需要得到精心的治疗和高质量的护理。护理工作中要始终贯穿耐心、爱心、细心、诚心的原则,尊重体谅老年病人。有时老年人因身体不灵活、行动慢、理解力差、容易遗忘等原因,提出更多的要求。护理人员要采取恰当的措施,尽量满足老人的要求,维持和保护老人的自尊心,使他们感到有足够的安全感、舒适感和信任感。不论职位的高低、病情的轻重、自理能力的强弱,都应和善对待,真诚相处,并能提供个性化的服务。

3. 依靠和支持家属参与护理　家人是老人生活的直接照顾者,要承担照顾老人日常生活的责任,其辛苦的程度也非同寻常。因此,护理人员除了对老年病人提供直接的护理外,还要鼓励和支持家属,指导家属学会更多的技能,了解更多的知识,与护理人员密切合作。

4. 注重康复护理,提高生活自理能力　大部分老年人尚存部分自理功能,护理工作除了注意到缺损的功能之外,同样也要注意残存的功能。根据老人的情况提供全部护理、部分护理和健康教育支持,既能帮助老人保持现存功能,又能减轻老人的依赖心理,鼓励老人最大限度地发挥残存的功能,使其基本的日常生活活动能够自理。

第二节　老年人的用药护理

随着老年人口的增加、生活水平的提高和医疗条件的改善，老年人在疾病治疗和日常保健中的用药问题日益受到重视。由于机体的生理功能和生化反应随增龄发生相应的改变，老年病人对药物常用剂量和药物间相互作用的敏感性增加，再加上用药种类多和用药时间长，老年人更容易受到药物不良反应的伤害。护理人员需要掌握老年人用药的相关知识，以更准确发现护理问题，提供有效的护理措施。

一、老年人的药物代谢动力学特点

老年人药物代谢动力学（pharmacokinetics in the elderly）简称老年药动学，是老年机体对药物的吸收、分布、代谢和排泄过程。老年药动学随年龄增长而发生改变，直接影响老年人的血药浓度。

（一）老年机体的药物吸收

吸收是药物从用药部位进入血液循环的过程。以老年人最常用的口服给药为例，药物的吸收与胃液的酸碱度、胃的排空速度、肠蠕动等情况有关。①胃肠道运动改变：老年人胃肠黏膜和肌肉萎缩，胃肠蠕动和排空减慢，药物进入小肠的时间延迟，影响了药物吸收的速度与程度，血药浓度达到峰值的时间延迟，使得药物有效浓度降低，作用强度下降。肠道肌张力和动力随增龄而减低，使药物在肠道内停留时间延长而吸收增多。②胃酸减少：胃分泌细胞数量减少和功能下降，胃酸分泌减少，胃液 pH 值升高，可改变某些药物的溶解性和电离作用，从而影响药物的吸收。③小肠吸收减少：老年人的小肠绒毛变厚变钝，黏膜的吸收面积减少，使有吸收功能的细胞数量减少，从而影响药物在胃肠道的吸收。④胃肠道血流减少：65 岁时胃肠道血流量比年轻时减少 40%，可以使药物的吸收减少和延迟。⑤胃肠道疾病：胃肠道疾病，或者肠道黏膜不完整，或者细菌在胃肠道繁殖，也是影响药物吸收的因素。

（二）老年机体的药物分布

分布是药物随血循环不断透过血管壁转运到各器官组织的过程。老年人药物分布取决于血流量的多少、血浆蛋白结合率、机体的构成改变及红细胞数量等多种因素的影响。

1. 血流量少　老年人的心输出量较中青年少，一般在 30 岁以后每年递减 1%，80 岁时减少约 40%。血流量减少会影响药物到达组织器官的浓度。心输出量减少导致肝肾等组织器官的血液灌注也相应减少，使依赖血流的药物代谢清除率降低而影响药物分布。

2. 血浆蛋白浓度偏低　老年人蛋白质摄入量及体内合成减少，而蛋白质分解代谢增加，因而老年人血浆蛋白浓度随增龄有所降低，血浆白蛋白结合药物的量也相应减少，可出现游离药物浓度升高的现象，容易引起不良反应，如磺胺嘧啶、苯妥英钠、哌替啶、保泰松、阿片类药物等应减少用药剂量。另外，不同药物与血浆蛋白结合有强有弱，结合能力强的药物进入血液后优先于血浆蛋白结合，结合能力弱的药物则失去结合机会，导致结合能力弱的药物在血液中的浓度升高，可增强疗效，也可引起不良反应。

3. 机体构成改变　随增龄老年人总体重中水分和肌肉组织逐渐减少，而脂肪组织所占比例相对增加，机体组成成分的改变影响着药物的分布。①水溶性药物：如庆大霉素、阿司匹林、地高辛等在体内组织分布容积少，血药浓度升高。②脂溶性药物：老年人脂溶性药物的分布容积比年轻人有所增大，特别是老年女性。脂溶性高的药物如巴比妥类镇静催眠药，在老年人体内分布容积较大，且作用持久，长期服用会产生毒性反应。

4. 红细胞数量减少　老年人的红细胞数量减少，药物与红细胞的结合减少，导致游离药物更多。如哌替啶在年轻人体内有 50% 与红细胞结合，而在老年人体内只有 20%。这是导致老年人血药浓度增高的原因之一。

（三）老年机体的药物代谢

代谢是指药物在体内发生化学变化过程。肝脏是药物代谢的主要场所，氧化反应几乎全在肝脏进行，水解、结合等代谢反应也可以在消化道、肠黏膜等部位进行。老年人的肝脏重量减轻，20~40岁成年人肝脏重量约1200克，约占体重的2.5%，而70岁以上的老年人平均肝脏重量约741克，占体重的1.6%；肝细胞数量减少；肝脏血流量减少，老年人的肝血流量仅是青年人的40%~50%，90岁以上的老人仅为30%；肝微粒体的药物氧化酶活性降低，可导致某些依靠肝酶代谢清除的药物，如氨基比林、巴比妥等，半衰期延长。因此，为老年病人应用主要经过肝脏代谢的药物时，应注意调整药物剂量，一般为正常成人用量的1/2~1/3，用药间隔也需加长，以免发生药物的毒性反应，特别是患有肝脏疾病的老人，用药更应注意减小剂量和加长间隔时间。

（四）老年机体的药物排泄

排泄是指药物在人体内经吸收、分布、代谢后，以药物原形或其代谢物的形式通过排泄器官或分泌器官排出体外的过程。肾脏是最主要的药物排泄器官。通常老年人肾血流量减少，65岁时肾血流量仅为年轻人的50%，肾重量减轻，有效肾单位数量减少，使肾小球滤过率降低；肾小管排泌和重吸收功能均降低，故药物的肾清除率降低、半衰期延长，容易导致药物在体内蓄积而发生毒性反应。如地高辛、西咪替丁、氨苄西林、氨基糖苷类和头孢菌素类抗生素等，容易发生药物清除率下降、血药浓度增高而出现不良反应。

老年人药物代谢动力学的变化是一个复杂的问题，不同研究的结论可能会有差异，在临床工作中要注意监测血药浓度的动态变化，大多数药物的药效强度与血药浓度是一致的，血药浓度的变化可反映药物吸收、分布、代谢、排泄等过程的变化规律，同时要结合临床指征，随时调整老年人的用药。

二、老年人的药物效应动力学特点

药物效应动力学，简称药效学，是研究药物对机体的作用及作用机制的科学。老年药效学改变是指机体效应器官对药物的反应随增龄而发生的改变。老年人的药效学的特点主要表现在以下几方面：

1. **老年机体对大多数药物敏感性增高、作用增强** 老年人对药物的敏感性增强，有学者认为这既有药代动力学作用，也有药效动力学的作用。主要表现在：①对中枢抑制药敏感性增加：老年人高级神经系统功能减退，脑细胞数、脑血流量随增龄而减少，脑内酶活性降低，神经递质功能也发生变化，所以对中枢抑制药很敏感。当老年人应用有镇静作用或镇静不良反应的药物时，均可引起中枢的过度抑制，因此用药剂量需相应减少。②使影响内环境稳定的药物作用增强：老年人内环境稳定调节能力降低，使影响内环境稳定的药物作用增强。如血压调节能力降低，容易引起体位性低血压；体温调节能力降低，应用氯丙嗪等药物时容易引起体温下降；使用胰岛素时易引起低血糖反应。③对肝素及口服抗凝药敏感容易产生出血并发症：老年人肝脏合成凝血因子的能力减退，血管发生退行性病变，止血反应减弱，导致对肝素及口服抗凝血药物非常敏感，一般治疗剂量就可引起持久血凝障碍，再加上通过饮食摄入维生素K减少或维生素K在胃肠道吸收减少，容易产生出血并发症。④对肾上腺素敏感：相同剂量的肾上腺素可以使老年人肾血流量减少50%~60%、肾血管阻力增加2倍以上。⑤对耳毒性药物敏感，容易引起听力损害。⑥药物变态反应发生率增加。

2. **对少数药物的敏感性降低，反应减弱** 由于老年人心脏β受体数目减少和亲和力下降，对β-肾上腺素能受体激动剂，如异丙肾上腺素的敏感性降低，使用同等剂量的异丙肾上腺素，其加速心率的反应比年轻人弱，其原因可能与老年人迷走神经对心脏控制减弱有关。

3. **药物的耐受性降低** 老年人对药物的耐受性降低，尤其是女性，主要表现有：①多药合用耐受性明显下降：老年人单独使用一种药物时，耐受性较好，可以达到预期疗效，但若同时服用多种药物，则不能耐受，需要调整剂量，尽量减少用药品种。②对胰岛素和葡萄糖耐受性降低，大脑对低血糖的耐受力也差，在使用胰岛素时，容易引起低血糖反应甚至昏迷。③对易引起缺氧的药物耐受性差。④对肝有损害的药物耐受性下降，如利血平和异烟肼等。⑤对排泄慢或易引起水、电解质失调的药物耐受性下降，故应小剂量、长间隔用药，并监测排出量。

4. 用药依从性差而影响药效　用药依从性是指病人遵照医嘱服药的程度。遵照医嘱服药是保证疗效的关键。老年人用药的依从性差，可能因为老年人记忆力减退、反应迟钝、对药物不了解或一知半解、忽视按规定服药的重要性，导致漏服、多服或错服药物，从而影响药物的疗效或引起不良反应。

总之，老年人药效学改变较为复杂，其机制涉及老年人机体及器官结构和功能退化、适应能力下降、内环境稳定的调节能力下降、肝肾功能减退、血浆蛋白功能改变等，导致药代动力学的改变，也与组织器官的反应性变化、受体数量与功能改变、酶活性改变等因素有关。

三、老年人用药的原则

世界卫生组织将合理用药定义为："合理用药要求病人接受的药物适合其临床的需要，药物剂量应符合病人的个体化要求，疗程适当，药物对病人及其社区最为低廉。"这一概念提出合理用药的三个基本要素：安全、有效和经济。老年人用药原则包括：

（一）受益原则

受益原则包含两层含义：一是要求老年人用药需有明确的适应证。二是用药的受益要大于风险。对于诊断明确并必须用药治疗的老年病人，需选用疗效肯定，不良反应少、轻的药物。选择药物时要考虑到既往疾病及各器官的功能情况，对有些可以不用药物治疗的病症则不要急于用药，必须用药时，要尽可能选用毒副作用小而疗效确切的药物。

（二）五种药物原则

五种药物原则要求老年人的用药品种要少，最好 5 种以下，治疗时根据病情的轻重缓急选择使用。老年人常常同时患有多种疾病，有资料显示，老年人人均有 6 种疾病，人均用药种类 9.1 种。同时使用多种药物，既增加老人的经济负担，降低用药依从性，还会增加药物间的相互作用，增加不良反应的风险。联合用药品种越多，药物不良反应发生的可能性越高。

可以通过以下措施落实 5 种药物原则：①充分了解各种药物的局限性，合理搭配，避免过多用药。②针对最危害老年人健康的疾病，少而精地用药，切忌滥用药。凡是疗效不明显、耐受差、未按医嘱服用的药物应考虑终止，病情不稳定可适当放宽，一旦病情稳定后要遵守五种药物原则。③尽量选用具有兼顾疗效的药物，如高血压合并心绞痛者，可选用 β 受体阻滞剂及钙拮抗剂；高血压合并前列腺肥大者，可用 α 受体阻滞剂。④重视非药物治疗的作用，饮食疗法、物理疗法等也可帮助老人缓解症状。⑤减少服用保健药品，尽可能采用非药物方法，以减少肝肾等主要脏器的负担。

（三）小剂量原则

老年人用药剂量应从小剂量开始，逐渐增加到最低有效剂量，以保证用药的有效性和安全性。中国药典规定老年人的用药量为一般成人药量的 3/4；开始剂量为成人用量的 1/4～1/3，根据临床反应调整剂量，直到出现满意疗效而没有药物不良反应为止。老年人用药剂量的确定，要根据老年人年龄、健康状况、体重、肝肾功能、临床情况及治疗反应等进行综合考虑。除维生素、微量元素和消化酶类可以使用成人剂量外，其他药物均低于成年人剂量。

（四）择时原则

择时原则的含义是选择最佳给药时间。选择最合适的给药时间进行治疗，可以提高药物的疗效和减少不良作用。许多疾病的发作、加重和缓解都有节律变化，因此，进行择时治疗时，主要根据疾病的发作、药代动力学和药效学的昼夜节律变化来确定最佳用药时间。例如夜间容易发生变异型心绞痛，主张睡前用长效钙拮抗剂。而治疗劳力型心绞痛应清晨用长效硝酸盐、β受体阻滞剂及钙拮抗剂。

（五）暂停用药原则

暂停用药原则的含义是老年人在用药期间出现了新的症状和体征，怀疑存在药物不良反应时，要在监护下暂时停止使用所有药物，仔细观察症状和体征的变化，以决定是增加药物还是停止用药。老年人在用药期间，应当密切观察老人的反应，一旦出现新的症状和体征，应考虑药物的不良反应或者是病情发生了变化，而不能再次追加药物。暂停用药是现代老年病学中最简单有效的干预措施之一。

四、老年人用药的护理

老年人由于营养状况、衰老进程、基础疾病等方面的差异，药物代谢过程在个体间的差异更为显著，再加上记忆力减退，对药物治疗的目的、服药的时间、方法等理解力下降等，往往会影响老年人安全及时用药。故做好用药老人的护理是护理人员的重要任务之一。

（一）护理评估

1. **服药能力和作息时间** 包括老年人的智力状态如理解力、阅读处理能力、记忆力等，视力、听力等感觉器官功能，备药能力、准时准量服药能力，及时发现不良反应的能力与吞咽能力等。通过对老年人服药能力和作息时间的评估，可以帮助老人制定合理的服药计划，便于及时辅助老人用药和观察反应。

2. **疾病史和用药史** 了解老人的患病史，详细评估老人以往及近期的用药史，以往是否使用过相同的药物，用药后有无不良反应发生，近期是否使用相同或同类的药物，以避免重复用药。建立完整的用药记录，特别是曾引起过敏和不良反应的药物，及老人对药物了解的情况。

3. **各系统的老化程度** 详细评估老年人各脏器的功能情况，特别是心、肝、肾等容易对药动学造成显著影响的脏器功能状况，以判断药物使用的合理性。

4. **心理社会状况** 了解老年人的文化程度、家庭经济状况、饮食习惯、对治疗和护理方案的认识程度，家庭支持的有效性，对药物有无依赖、期望、恐惧等心理。

（二）常见护理问题

1. **潜在并发症：药物不良反应** 与老年人生理功能减退、药物种类多等有关。

2. **执行治疗方案无效** 与老年人记忆力、理解力、经济困难等有关。

3. **不依从行为** 与老年人的健康观、对治疗相关知识缺乏、经济困难有关。

（三）护理措施

1. **掌握药物的药动学特点及不良反应的表现** 在应用药物之前，要认真核对医嘱并阅读使用说明书，了解药物的药动学特点和药物不良反应的表现，以及老年人用药的注意事项等，这对预测药物不良反应的发生有较大的意义。通常药物的半衰期、血浆蛋白结合率、表观分布容积、代谢方式、肾脏的排泄率及其形式等与老年人用药的不良反应有密切关系。

2. **选择恰当的用药方式** 应考虑老年人的服药能力、作息时间，给药方式尽量简单，如果口服给药与注射给药效果相差不多，尽量采用口服方式，方便病人自行服药。根据药物特性和老人的作息时间，规定合理的用药间隔。

3. **安全、正确服药** 护理人员应以老人及其家属能够接受的方式，务必使其完全了解医嘱上的药物种类、名称、每种药物的服用时间、间隔时间、药物的作用、副作用及毒性反应、用药方式、期限及用药禁忌证等。必要时，可用书面的方式，以醒目的颜色将用药时的注意事项标于药袋上，以保证老年人能够安全、正确、有效地用药。

4. **控制影响药效和药动学的因素** 老人生活中的嗜好和饮食习惯会对药物疗效和药动学产生影响，可能导致药效下降或药物不良反应的发生率增高。指导老人根据药物特性控制吸烟、饮酒、饮茶等对药动学有明显影响的嗜好。同时还要注意到某些食物，如牛奶、豆浆等会影响药物的吸收；长期低蛋白饮食会使蛋白结合率高的药物的游离血药浓度增高；高钠饮食会使利尿剂的药效降低。要对影响药效和药动学的因素加以控制和干预。

5. 密切观察和预防药物的不良反应　由于老年病人对药物常用剂量和相互作用的敏感性较强，药物不良反应在老年病人中的发生率偏高。预防老年病人出现不良反应的措施包括：①根据诊断确定最佳的治疗方案；②适当减少用药剂量；③密切监测血药浓度，特别是药物毒性大，药物血药浓度与药物剂量不呈线性关系的药物，有心、肝、肾、胃肠道疾病的老人，多种药物并用已出现不良反应时，可产生耐药性的药物等。老年人表现出的药物不良反应常不典型，但神经、精神症状较突出，用药中如出现类似老化现象如健忘、意识模糊、焦虑、抑郁、食欲下降等，应首先考虑与药物的关系。对既往有过不良反应的药物，应记录清楚，便于治疗时参考。对过去未用过的药物要严密观察，出现不良反应，须及时停药。对并发症多的老年人，应在治疗中注意避免药物的互相作用，影响病情变化。

6. 做好用药健康教育　护理人员必须重视老年人及其家人的用药指导：①将药物种类、名称、服药时间、药物的作用、不良反应、用药途径、用药期限及用药禁忌等向老人及其家属解释说明清楚，并采用卡片等辅助；②鼓励老人首选非药物性措施，将药物的危害降到最低；③指导老人选择最方便、最安全的用药途径；④训练老年人自我服药的能力，可采用卡片、闹钟、小容器等提醒老年人服药；⑤指导老人妥善保管药物，根据需要采取避光、冷藏或密封等妥善保存，避免药物变质失效；⑥指导老人及其家人不随意购买和服用药物，即便是一些滋补类药物，也要在医生指导下适当使用。

（四）提高老年人的用药依从性

老年人患有慢性病居多，需要长期用药。由于记忆力减退、经济收入减少、担心药物的副作用、家庭社会支持不足等原因，会导致老人的用药依从性差。护理人员要仔细分析影响老人用药依从性的因素，有针对性地采取措施，帮助老人提高用药的依从性。

1. 影响老年人用药依从性的因素　老年人的用药依从性偏低是不争的事实。有研究显示，75岁以上的老人用药依从性指数（已服药量/医嘱药量×100%）只有60%左右。影响老人服药依从性的因素包括：①记忆力减退；②自理能力降低；③用药种类、剂量、频次等过于复杂；④对药物说明书的阅读和理解能力下降；⑤不能掌握正确的服药方法；⑥药物剂型不适合或口感差；⑦担心出现药物不良反应；⑧以往的用药经验、广告宣传、经济条件等。

2. 提高老年人用药依从性的措施　针对老年人的自理能力水平和各类影响因素的作用大小，可以采取以下措施：①建立合作性护患关系，鼓励老人参与护理计划的制定；②根据病情需要，谨慎选择用药，尽量减少用药种类和次数；③设计并指导老人采取防止错用、漏用药物的措施，如使用闹钟、每日摆药、使用提示卡、置药物于显眼处等；④对老人详细解释用药的方法、剂量和注意事项等，指导训练老人自行服药的技能并评价效果；⑤对孤寡独居和活动不便的老人，要协同家属、邻居和社区服务人员提供支持；⑥尽量应用老人能接受的剂型和口感较好药物；⑦详细解释药物治疗作用、可能出现的不良反应及应对方法。⑧选择药物种类时考虑老人的经济负担；⑨加强健康教育，强化老人自我管理能力。⑩采取行为治疗措施，包括行为监测，如要求老人记服药日记、病情自我观察记录等；刺激与控制，如设置闹钟提醒服药时间；强化行为，当老人服药依从性好的时候，给予肯定，否则及时指出并要求改进。

相关链接

老年人用药十忌

一忌先用药后就医；二忌任意滥用；三忌长期用药；四忌用药种类多；五忌长期用一种药物；六忌药量大；七忌药物品种不定；八忌生搬硬套；九忌乱用秘方、偏方、验方；十忌单纯药补。

五、老年人常用药物的药动学特点及不良反应

药物不良反应（adverse drug reaction，ADR）是指药物在预防、诊断、治疗或调解生理功能的正常用法用量下，出现与用药目的无关的、不利或意外的有害反应，不包括无意或故意超剂量用药引起的反应以及用药不当引起的反应。ADR 的表现包括副作用、过敏反应、毒性反应、后遗效应、停药反应和特异质反应等。老年人常同时患多种疾病，因此需要联合用药。而多数疾病的药物治疗并没有针对老年人的规范，即使在常规用药的情况下，也需特别加强对用药不良反应的观察，以便能做出及时处理，减少伤害。

1. **镇痛药** 由于老年人的中枢神经系统功能减退和药物在体内的分布容积减少，药物的镇痛作用和持续时间会随着增龄而延长，同时，对中枢系统的抑制和降压作用增强。应用阿片类镇痛剂时，必须注意呼吸抑制及体位性低血压的发生；由于容易引发老年人便秘等消化道症状，常常需要合用泻药。

2. **镇静催眠药** 老年人常用地西泮、艾司唑仑等苯二氮䓬类药物。这类药物的蛋白结合率高，分布容积较大，其活性代谢产物的半衰期显著延长，而且，老年人对这类药物的敏感性增加，因此要小剂量服用且几种药物交替服用，避免成瘾。服药时禁酒，服药期间应密切观察肝、肾功能，发现异常及时处理。对呼吸衰竭而又无人工气道辅助呼吸的老人尤应慎用。

3. **解热镇痛药及抗炎药** 非甾体解热镇痛药和抗炎药是老年人慢性疼痛的最常用药物。这类药物的血浆蛋白结合率高，分布容积小，老年人的血浆清蛋白降低和肾功能减退，会导致游离药物浓度增加，容易出现不良反应。使用时，应遵循小剂量原则，同时补充水分，以免因大量出汗而引起虚脱。

4. **强心苷类** 此类药物的血浆蛋白结合率低，在体内主要以原型经肾小球滤过。地高辛是老年人常用的强心药，老年人使用地高辛后，由于分布容积减小，肝肾对药物的消除减慢，血药浓度增高，通常为中青年人的 2 倍。加之老年人均趋于心动过缓和血钾偏低，对强心苷的敏感性增高，容易发生心律失常、消化道症状等不良反应，应定期监测血药浓度，以免发生中毒。

5. **利尿剂** 通过干扰肾小管对钠、钾的重吸收而发挥作用，包括排钾利尿剂和保钾利尿剂两类，主要用于治疗心力衰竭和高血压。这类药物的血浆蛋白结合率和分布容积均在中等水平，长期使用会引起低血钠、低血钾或高血钾。再加上老年人在心力衰竭时食欲较差，会影响正常的水、电解质摄入，且老年人对口渴的感觉迟钝，还容易出现过度失水。在使用利尿剂时，应注意监测血气及血电解质情况，以便早期发现失衡现象，及时补充调整。

6. **β受体阻滞剂** 以普萘洛尔为例，该药物的脂溶性较高，分布容积较大。老年人由于肝血流量减少，对药物的代谢和排泄能力降低，半衰期延长。常见的不良反应有乏力、嗜睡、直立性低血压和心动过缓，有时会出现神志模糊。故应用此类药物时，剂量要小。此类药物还可以引起支气管收缩，所以，有支气管哮喘、慢性阻塞性肺疾病的老人慎用。此类药物还能延缓胰岛素使用后血糖变化，容易掩盖胰岛素引起的低血糖反应，患糖尿病应用胰岛素的老人，服用此药应谨慎。

7. **钙离子拮抗剂** 此类药物的血浆蛋白结合率高，分布容积大，主要通过肝脏代谢。常见的不良反应有直立性低血压、心动过缓、乏力、眩晕等。应用钙拮抗剂的种类、剂量均应考虑老人的个体差异，并注意观察心率变化。

8. **茶碱** 以氨茶碱为例，药物的血浆蛋白结合率不高，分布容积较小，加上药物在体内的转化存在较大的个体差异，老年人容易发生不良反应。常见的不良反应有恶心、呕吐、头痛、烦躁、情绪不稳。静脉注射浓度过高、速度过快会引起心律失常、血压下降等。

9. **抗生素类** 抗生素类药物应用通常依据其作用机制、抗菌谱和亲组织性的不同而选择用药，各类抗生素的不良反应不尽相同。青霉素类的主要不良反应是过敏反应，少数有粒细胞和血小板减少、肝肾损害；头孢类的常见过敏反应和消化道反应，也可有转氨酶升高；大环内酯类的主要不良反应是恶心、呕吐等消化道反应，也可能发生过敏反应和肝损害等；氨基糖苷类的主要不良反应则以耳、肾损害为常见，也

可出现消化道反应和过敏反应；喹诺酮类的主要不良反应以消化道反应为主，也有过敏反应、眩晕、肝肾损害等。老年人由于肝肾功能减退，对药物的分解代谢功能下降，应选择对肝肾功能损害较小的药物，剂量和疗程适当，避免因广谱、量大、疗程长而致肠道菌群失调或真菌感染。

10. 降血糖药 老年人由于肾功能减退，调节机能和适应能力下降，对低血糖的反应特别敏感，容易发生用药后低血糖，特别是夜间低血糖，可能导致老人死亡。以胰岛素为例，老人的肝脏对胰岛素的灭活功能降低，导致胰岛素作用时间延长，易发生低血糖反应。因此，胰岛素用量应适当减少，并应严密观察，注意监测血糖、尿糖，以便及时调整胰岛素用量，避免发生低血糖。此外，有些老年人，肾糖阈较高，血糖在 200mg/dl 以上时尿糖才显示阳性，所以每日除监测尿糖外，还应监测血糖。因低血糖对老年人危害极大，要予以重视。

总之，针对老年人用药，要周密考虑年龄、体质及各项生理功能，结合药理学、生物化学、药物动力学和病理生理的相互关系，准确恰当地选用药物及其剂量、用法、疗程，提高用药的安全性与有效性，防止因用药不当所致的药物不良反应和药源性疾病的发生。

（王艳梅）

学习小结

本章主要讲述老年病人的临床护理和老年病人的用药护理。在老年病人的临床护理概述部分，主要介绍老年病的特点，老年人疾病的临床特点，老年病人的临床治疗和护理特点，老年临床护理实践的原则等。其重点内容包括老年人疾病的临床特点、老年病人的护理特点和老年病人临床护理实践原则。第二部分主要内容包括老年人的药物代谢特点，老年人的用药原则，老年人用药的护理以及老年人常用药物的药动学特点及不良反应。其中重点内容包括老年人用药的原则，老年人用药的护理。

复习参考题

1. 结合老年病人的患病特点，解释老年病人临床实践护理原则的含义。

2. 如何做好老年人用药的健康指导？

3. 结合临床实践案例，分析如何提高出院老人的用药依从性。

第九章　老年人常见疾病的护理

9

学习目标

掌握　　老年人各系统常见疾病的护理评估、护理诊断、护理措施及健康教育内容；老年肿瘤患者的心理护理、疼痛护理和放疗护理措施。

熟悉　　老年人各系统常见疾病的概念和临床特点；老年人常见肿瘤疾病的临床特点。

了解　　老年人各系统结构和功能的变化；老年人各系统常见疾病的流行病学和治疗原则；老年肿瘤疾病的发病危险因素。

老年人患病后的致残率和死亡率较高,且患病后自理能力较低,不同程度地影响了老年人的生活质量。护理人员需要了解老年人患病的特点,按照护理程序,有针对性地开展护理评估,根据其特点,制定有效的护理措施。由于老年人所患疾病多为慢性病,还需强调健康教育功能,加强健康指导。本章重点介绍各系统疾病中老年人常见疾病的护理。

第一节　呼吸系统疾病老年人的护理

随着机体的老化,老年人呼吸系统的结构和功能也发生一系列退行性改变,使老年人呼吸系统疾病发病率高,它们不仅是老年人群体中最易发生的原发病,而且也容易合并出现在其他急、慢性病过程中,严重影响着老年患者的生活质量。因而护理人员要了解呼吸系统的老化改变,把握老年患病特点,护理才更有针对性。

一、呼吸系统结构和功能的老化改变

（一）上呼吸道

1. **鼻**　老年人的鼻黏膜变薄,腺体萎缩,分泌功能减退,鼻道变宽。鼻黏膜加温、加湿和防御功能均下降,容易患呼吸道感染;鼻腔比较干燥,血管收缩力差、脆性增加,容易发生血管破裂而出血。

2. **咽喉**　老年人的咽黏膜和淋巴组织萎缩,尤其是腭扁桃体萎缩最为明显,所以老年人易患下呼吸道感染。老年人因咽喉黏膜、肌肉退行性变或神经通路障碍,易出现吞咽功能失调。在进食流质食物时易发生呛咳,一些高龄老年人甚至将食团误入气管,造成窒息。老年人喉黏膜随年龄增长变薄,甲状软骨钙化,防御反射变得迟缓,因此老年人比年轻人易患吸入性肺炎。

（二）气管和支气管

老年人的气管和支气管黏膜上皮萎缩,黏膜下腺体退行性变,纤毛倒伏、运动减弱,防御和清除能力下降,易患支气管炎。老年人小气道杯状细胞数量增加,分泌亢进,黏液分泌增加、滞留,影响气道通畅。细支气管黏膜萎缩、管腔狭窄、管壁弹性减退,肺组织弹性牵引力减弱,致使气道内阻力增加,肺残气量增加,也可影响分泌物的排出。老年人支气管内分泌性免疫球蛋白比年轻人少,易使细菌在呼吸道内黏附、定植、入侵而发生感染。

（三）肺

"老年肺"是老年人肺组织老化的概括,其特点为:①肺组织的顺应性差;②肺体积小、重量轻、质地软,是因为肺实质减少而含气量增多所致;③肺泡数量少但泡腔大;④肺泡壁薄,壁间毛细血管及血流量均减少;⑤肺泡管及呼吸性支气管均增大;⑥长期吸入的尘粒沉积在肺组织导致肺组织呈灰黑色。老年肺的以上特点必然导致肺功能的降低,因而老年人的肺通气功能和肺换气功能均下降。

（四）胸廓与呼吸肌

由于老年人普遍发生骨质疏松和椎骨退行性变,胸椎后凸,胸骨前突,椎体下陷,导致胸廓的前后径增大,横径变小,出现桶状胸。肋软骨钙化甚至骨化使胸廓的顺应性降低,活动度减小。胸壁肌肉弹性下降,会进一步影响胸廓运动,使肺通气和呼吸容量下降。呼吸肌的肌纤维数量减少,肌肉萎缩,呼吸肌肌力下降。膈肌退行性变,膈肌收缩时下降幅度每减少 1cm,能使肺容积减少 250ml。因此,老年人在活动后易引起胸闷、气短。也可造成咳嗽、排痰运动的减弱,致使气道内分泌物不易排出,导致呼吸道阻塞。故老年人容易发生肺部感染,而感染又可进一步导致肺功能损害,甚至引起呼吸衰竭。

二、老年人常见呼吸系统疾病及临床特点

（一）老年肺炎

1. **概述** 老年肺炎（senile pneumonia）是指60岁以上的老年人终末气道、肺泡和肺间质的炎症，是老年人的一种常见病、多发病，可由理化因素、病原微生物等引起。老年人肺炎发病率和死亡率远远高于中青年人，肺炎的严重程度也随着年龄的增长而增加。老年肺炎易发于冬季，多为支气管肺炎。引发老年人肺炎的主要细菌有：肺炎链球菌、流感嗜血杆菌等。近年来，革兰氏阴性杆菌感染显著增多，大多为大肠埃希菌、克雷白杆菌、铜绿假单胞菌等。另外，老年肺炎常由多种病原体混合感染。

2. **临床特点** 临床症状不典型，病情进展快，易漏诊，可无明显的寒战、畏寒、胸痛、发热、咳嗽等肺炎表现，而常以全身无力、嗜睡、精神异常、表情淡漠、意识障碍等精神症状为首发。或有较突出的消化道症状，如腹胀、恶心、呕吐、腹痛、腹泻等。少数患者发病突然，出现呼吸困难、血压下降、发绀、心率增快等症状。可发生电解质紊乱、心律失常、消化道出血、心力衰竭、低氧血症等并发症。

3. **常见类型** 老年肺炎的常见类型有：①坠积性肺炎：多发生于长期卧床或久病体衰的老年人。由于老年人咳嗽反射减弱、膈肌与胸廓运动受限，分泌物随重力流向肺底所致；②吸入性肺炎：多见于假性延髓性麻痹、长期意识障碍、食管梗阻反流等老年患者；③局限性肺不张性肺炎：见于急性呼吸道感染和支气管癌；④革兰氏阴性杆菌肺炎：多为医院获得性肺炎，致病菌以肺炎杆菌、大肠埃希菌、铜绿假单胞菌、克雷白杆菌常见，且对多种抗生素耐药，病程长、预后差，死亡率高。

4. **治疗原则** 主要包括：①控制感染，根据药物敏感试验结果、临床经验及老年人的体质情况合理选择抗生素，严密观察药物的不良反应，注意药物的毒副作用，预防二重感染；②促进排痰，适当补充水分以稀释痰液，可使用祛痰剂、超声雾化、翻身拍背、有效咳嗽等方法促进排痰；③纠正缺氧，可给予鼻导管或面罩吸氧；④防止误吸，做好进食护理和口腔护理，防止反复发生的吸入性感染，必要时留置胃管；⑤做好并发症和并存病的治疗和护理。

（二）老年慢性阻塞性肺疾病

1. **概述** 慢性阻塞性肺疾病（chronic obstructive pulmonary disease，COPD）是一种以气流受限为特征的肺部疾病，主要包括慢性支气管炎和阻塞性肺气肿。老年患者年轻时多有吸烟史。由于大部分患有肺气肿的老年人同时伴有慢性咳嗽、咳痰病史，很难将慢性支气管炎和阻塞性肺气肿的界限截然分开。当慢性支气管炎和（或）肺气肿患者肺功能检查出现气流受限并不能完全可逆时，即可诊断为COPD。慢性支气管炎是支气管及其周围组织的慢性非特异性炎症，为老年呼吸道常见疾病，发病率随年龄的增加而增高。阻塞性肺气肿是终末细支气管远端部分永久性异常扩张，并伴有肺泡壁和细支气管的破坏而无明显肺纤维化。多种因素导致慢性炎症持续存在，气道重塑，气道阻力增加，呼气流速受限，最终导致肺功能不断恶化，不少患者最终发展为慢性呼吸衰竭及慢性肺源性心脏病。

2. **临床特点** 慢性咳嗽、咳痰、气短或呼吸困难、喘息、胸闷等。病程较长的老年人由于反复感染，多有消瘦、腹胀、食欲减退等症状。可出现桶状胸，呼吸浅快，重者可有缩唇呼吸等。可导致自发性气胸、慢性呼吸衰竭、慢性肺源性心脏病等并发症。

3. **治疗原则** 治疗原则有：①防止反复急性发作；②减缓或阻止肺功能下降；③改善症状和活动能力，提高生活质量。治疗要点包括：①长期规律应用支气管舒张剂，可预防和减轻症状；②对于排痰困难者，可选用化痰药物；③长期家庭氧疗，可改善缺氧症状，提高生活质量；④急性发作期，应根据病原菌种类及药物敏感试验选择抗生素积极治疗。

（三）支气管哮喘

1. **概述** 支气管哮喘（bronchial asthma）简称哮喘，是由多种细胞（如嗜酸性粒细胞、T淋巴细胞、肥大细胞、中性粒细胞、气道上皮细胞等）和细胞组分参与的气道慢性炎症。这种炎症使易感染者对各种激发

因子具有气道高反应性，并引起气道缩窄。老年哮喘是指发生在 60 岁以上老年人的哮喘病。

2. 临床特点　　典型临床表现为反复发作性的喘息、胸闷、咳嗽、呼气性呼吸困难伴有哮鸣音等。发病过程呈渐进性，病史长，部分患者有慢性支气管炎的病史，老年患者临床症状常不典型，易与慢性阻塞性肺疾病混淆，过敏因素和典型发作性喘息较少见，呼吸道感染是最常见的诱因。可导致气胸、纵隔气肿、肺不张、慢性支气管炎、肺气肿、肺源性心脏病等并发症。

3. 治疗原则　　治疗原则是控制症状、防止病情恶化、防止气道阻塞、避免死亡。治疗要点包括：①脱离变应原：如有明确的引起哮喘发作的变应原，应立即使患者脱离变应原；②应用支气管舒张剂：包括 β_2 受体激动剂、茶碱类药物及抗胆碱药；③治疗气道炎症：应用糖皮质激素、白三烯拮抗剂及其他非糖皮质激素类抗炎药；④根据患者的具体情况，制定长期的治疗方案。

（四）肺结核

1. 概述　　肺结核（pulmonary tuberculosis）是指结核分枝杆菌引起的肺部慢性传染性疾病。老年人由于机体各组织器官出现退行性改变，机体抵抗力下降，且肺组织弹性减弱，呼吸道分泌功能低下，使肺清除痰液和抵抗疾病的能力下降，容易受到感染而发病。有部分老年人发病为内源性复燃，即由过去感染结核后潜在病灶的结核杆菌再活化所致。

2. 临床特点　　临床表现不典型，结核的特异性症状不明显，而慢性咳嗽、咳痰、食欲不振、呼吸困难、消瘦等非特异症状较多见。可导致自发性气胸、支气管扩张、慢性肺源性心脏病、骨及泌尿生殖器官等肺外结核等多种并发症。

3. 治疗原则　　对老年肺结核的治疗，除了"早期、联合、适量、规律、全程"用药 10 字原则外，在选择抗结核药物时还应考虑对老年患者肝肾功能的不良反应，防止发生药物性肝肾损害、耳聋等。

（五）老年呼吸衰竭

1. 概述　　呼吸衰竭（respiratory failure）是由各种原因引起的肺功能的严重损害，导致缺氧或（和）二氧化碳潴留，进而引起一系列病理生理改变和相应临床症状的一种临床综合征。老年人呼吸系统结构和功能的老化改变是老年人呼吸衰竭发病率高的基础。另外，老年人免疫功能低下，肿瘤、感染、自身免疫性疾病等的易感性均较高，任何引起呼吸异常的疾病均可最终导致呼吸衰竭。呼吸衰竭易合并多脏器功能衰竭，严重威胁老人的重要器官功能或危及生命。

2. 临床特点　　主要包括：①呼吸困难，为最早出现的症状；②基础疾病的临床表现：如咳嗽、咳痰、喘息、胸闷、消瘦等；③低氧血症和高碳酸血症的临床表现：发绀、头痛、心动过速、烦躁不安、焦急、谵妄、结膜充血和扑翼样震颤等；④部分老年人临床症状不典型，可无呼吸系统症状，烦躁不安、反应迟钝或神志恍惚等神经症状较为突出。可因长期缺氧引起胃肠黏膜糜烂、急性溃疡及红细胞增多症等。

3. 治疗原则　　主要包括：①病因治疗；②改善呼吸功能；③纠正酸碱失调、纠正水电解质紊乱；④预防并发症；⑤重要的是通畅呼吸道，给予适当的氧疗，保证足够的肺泡通气。治疗手段主要包括：①呼吸兴奋剂的应用；②一般支持治疗；③呼吸支持治疗等。呼吸支持治疗包括：①非通气支持，即通过鼻导管给予低流量吸氧；②通气支持：非创伤性的正压通气（即通过呼吸机面罩给氧）、气管插管、机械通气。

三、护理评估

（一）健康史

1. 患病史　　此次患病的起始情况和时间，既往患过何种疾病，病程经过、持续时间。既往检查、治疗经过和结果。用药情况，是否能正确使用吸入性药物。有无特殊治疗方法，如 COPD 患者是否有长期氧疗。是否对某些食物或药物过敏，支气管哮喘患者是否有明确的过敏源。

2. 生活史　　婚姻状况、经济状况、家庭环境，有无污染或被动吸烟的状况。生活、工作、学习、睡眠等是否有规律,社会交往及日常活动量和活动耐力,有无不良生活方式。有无吸烟、酗酒以及量。

（二）身体评估

1. 一般状况　生命体征、营养状况、精神状况、饮食及食欲、排便、睡眠等情况是否发生改变,如慢性呼吸衰竭老人是否伴有食欲下降,哮喘老人是否有睡眠障碍等。

2. 症状与体征　此次患病的主要不适及病情变化,有无诱因、主要症状,如咳痰、咳嗽、呼吸困难、胸痛的特点及表现,症状加剧和缓解的相关因素或规律,有无伴随症状、有无意识障碍等。皮肤颜色有无异常、有无压疮、口唇甲床有无发绀、是否有强迫体位等。有无鼻翼扇动、鼻窦压痛、扁桃体肿大、牙龈红肿、气管移位、颈静脉怒张、淋巴结肿大等。有无呼吸音异常,以及干、湿啰音等。

3. 功能状态　是否有呼吸频率、节律和深度异常,是否有胸廓异常,例如桶状胸等。

（三）心理－社会状况

1. 心理评估　患者对疾病知识的了解程度。患者的性格特点和精神状况,是否存在焦虑、自卑、恐惧、抑郁等不良情绪。

2. 社会评估　患者家庭经济状况、文化、教育背景,患者的家庭成员对患者所患疾病的认识以及对患者关怀和支持程度。医疗费用的来源或支付方式,出院后继续就医的条件等。

（四）实验室及其他检查

1. 血液检查　包括血常规、血沉、生物学检查及血气分析等。

2. 痰液检查　生物学检查等。

3. 影像学检查　胸部X线检查、CT等。

4. 其他　呼吸功能测定、支气管镜和胸腔镜检查及结果。

四、常见护理诊断及护理措施

（一）常见护理诊断

1. 体温过高　与感染有关。

2. 清理呼吸道无效　与气管、支气管感染、阻塞,分泌物增多、黏稠;无力咳嗽,创伤、疼痛不敢咳嗽;感知障碍等有关。

3. 气体交换受损　与肺部感染、肺气肿、慢性阻塞性肺疾病等有关。

4. 活动无耐力　与感染、发热、呼吸功能下降、机体缺氧、营养不良等有关。

5. 营养失调:低于机体需要量　与食欲减退、机体消耗增加等有关。

6. 有窒息的危险　与咯血、痰液黏稠、呕吐物、食物误吸等有关。

7. 焦虑　与健康状况的改变、疾病迁延、病情危重、经济状况、呼吸困难、害怕窒息、担心疾病预后等有关。

8. 舒适的改变:疼痛　与炎症波及胸膜、剧烈咳嗽、肿瘤牵拉或侵犯神经等有关。

9. 睡眠型态紊乱　与咳嗽、呼吸困难、不能平卧、疼痛等有关。

10. 知识缺乏　与对疾病的诱因、病因、治疗、预后及并发症等相关知识不了解,缺乏信息、缺乏指导等有关。

（二）护理措施

1. 创建适宜环境,合理安排休息与活动　为患者提供空气洁净、舒适、整洁、安静的休息环境,保持室内空气新鲜,注意通风,保持温湿度适宜,以充分发挥呼吸道的自然防御能力。急性期应卧床休息,以降低机体消耗。注意保暖,及时更换、添加衣物。加强皮肤及口腔护理。哮喘患者室内避免湿度过高、避免有过敏源,如刺激性气体、尘螨、花粉等。视病情安排适当活动量,活动以不感到疲惫、不加重病情为宜。

冬季应注意保暖，避免直接吸入冷空气。活动无耐力者，应合理安排休息与活动量，调整日常生活方式，若病情允许，可有计划地进行适量运动，如室内走动、散步、快走、慢跑、体操、太极拳、集体舞、吹气球等，逐步提高活动耐力和肺活量。

2. 饮食护理 提供清淡易消化、高热量、高蛋白、高维生素饮食，多饮水。慢性咳嗽者，能量消耗大，应提供高蛋白、足够热量、高维生素饮食。每日至少饮水1500ml，以保证呼吸道黏膜湿润和促进病变黏膜的修复，利于痰液的稀释和排除。保持良好的饮食习惯，避免油炸、辛辣的食物。对于有低于机体需要量的营养失调患者，强化饮食护理的措施有：①鼓励患者进食，让患者了解营养支持对机体的重要性；②制定合理的饮食营养计划：为患者提供高蛋白质、高热量、高维生素的饮食，患者饮食中应有鱼、蛋、肉、牛奶、豆制品等蛋白丰富的食物，每天摄入一定量的新鲜蔬菜和水果，以补充维生素；③增进食欲：增加食品的种类，采用患者喜欢的口味和烹调方式，注意食物的色、香、味，患者进食时应细嚼慢咽，促进食物的消化和吸收；④营造良好的进餐氛围：鼓励患者家人与患者共同进餐，以促进食欲；⑤营养监测：督促患者合理膳食，定期测量体重，监测血浆白蛋白和血红蛋白等营养指标，从而判断营养状况是否改善；⑥对于食欲极差、进食困难、不能进食的老年人，必要时给予鼻饲饮食或静脉营养支持。

3. 病情观察与用药护理 密切观察病情变化，监测生命体征，遵医嘱正确用药并观察药物疗效及反应。老年患者不一定会出现高热，若出现发热，可采用物理降温。应用解热药物时，剂量要小，降温速度不宜过快，以免大汗导致虚脱加重病情。对于咳嗽咳痰者，应密切观察咳嗽咳痰情况，包括痰液颜色、量和性状及患者是否能自行咳出痰液。遵医嘱给予止咳祛痰药物、气管解痉剂、抗生素等，观察药物疗效及不良反应。指导患者勿滥用药物，如排痰困难者勿自行服用强镇咳药。对有呼吸困难者，应密切观察患者的呼吸状况，判断呼吸困难类型，有条件可以检测动脉血气变化、血氧饱和度，及时发现患者病情变化，并予以解决。

4. 保持呼吸道通畅 指导痰多黏稠、不易咳出的患者多饮水，也可遵医嘱每天进行雾化吸入，以达到湿化气道，稀释痰液的目的。指导患者有效地咳嗽，如晨起时咳嗽，排除夜间积聚在肺内的痰液，睡前咳嗽咳痰有利于患者睡眠。咳嗽时，患者应取坐位、头略前倾、双肩放松、屈膝、前臂垫枕，如有可能，应使双足着地，从而有利于胸腔扩展，增加咳痰的有效性。咳痰后恢复体位，进行放松性深呼吸。使患者得到充分休息，并给予口腔护理。促进有效排痰，护士或家属应协助给予胸部叩击和体位引流，有利于分泌物的排出，也可用特制按摩器协助排痰。对于无力咳出痰液、排痰困难、意识不清或昏迷者，可采用机械吸痰。

5. 氧疗和机械通气 呼吸困难伴低氧血症者，可给予氧疗。一般采用鼻导管持续低流量给氧，氧流量1~2L/min，应避免吸入氧浓度过高引起二氧化碳潴留。氧疗有效的判断指征：患者呼吸困难减轻，呼吸频率减慢，心率减慢，发绀减轻，活动耐力增强。对于严重的低氧血症、意识障碍、严重的呼吸形态异常、呼吸衰竭及血气分析有严重缺氧和二氧化碳潴留的慢性老年患者可使用人工呼吸机以纠正缺氧。

6. 呼吸训练 指导慢性阻塞性肺气肿的患者做缩唇呼吸、腹式呼吸、深呼吸等以训练呼吸肌。

7. 窒息的抢救与护理

（1）专人护理：对于痰液黏稠、咳痰无力，呕吐，咯血，有误吸危险的患者应安排专人护理，及时为患者清洁口腔内呕吐物和分泌物，尽量使患者保持侧卧位，或头偏向一侧，避免引起患者窒息。

（2）保持呼吸道通畅：痰液黏稠无力咳出者，可考虑经鼻腔或口腔吸痰。咯血时轻拍健侧背部，嘱患者将气管内积血和痰液轻轻咳出，保持气道通畅。不要屏气以免血液引流不畅，导致窒息。

（3）窒息的抢救：一旦患者出现窒息现象，应立即取头低脚高俯卧位，头偏向一侧，轻拍背部，迅速排出气道和口咽部的血块或分泌物，或直接刺激咽部以咳出血块或分泌物。必要时使用吸引器吸引，并给予高流量吸氧。做好气管插管或气管切开的准备工作，以及时解除气道阻塞。

（4）用药护理：对于年老体弱、肺功能不全者应用镇静剂和镇咳药后，要密切观察用药后的反应，及时发现病情变化，做好应急处理，以免发生窒息。

8. **心理护理**　呼吸困难可引起患者的烦躁不安、恐惧,从而进一步加重病情,因此医护人员应陪在患者身边给予支持和鼓励,使其保持稳定的情绪,树立战胜疾病的信心。对于焦虑者,应正确评估老年人的心理状态,了解老人家庭状况、经济状况。帮助老年人了解、适应患病后的生活状态,了解目前病情及相关知识。与老人共同制定和实施康复计划,使之增强战胜疾病的信心。鼓励老年人散步、下棋、听轻音乐、打太极拳等,可培养养鱼种花等喜好,以分散注意力,减轻焦虑感。

五、健康指导

(一)饮食指导

帮助老年人制定合理的饮食计划,指导老人养成良好的个人饮食习惯。患有呼吸系统疾病的老年人日常饮食应注意:①饮食应以清淡易消化、高维生素、高蛋白、高热量食物为主,避免油腻辛辣等刺激性食物,提倡少食多餐,细嚼慢咽,在排痰后及进食前应用清水漱口,保持口腔清洁,以促进食欲;②补充适宜纤维素、水分,通常每天饮水 1500ml 以上,以保证呼吸道黏膜的湿润和促进病变黏膜的修复,利于痰液的稀释和排出;③避免引起便秘的食物,如干果、坚果、煎炸食物等,避免食用啤酒、碳酸饮料、豆类、萝卜等产气食品,防止便秘、腹胀而影响呼吸。

(二)用药指导

帮助指导老年人掌握自己所用药物的种类、名称、用法、用量、注意事项、主要不良反应及应对措施等,特别应指导老年人及家属掌握吸入剂的正确吸入方法,这是临床上老年人较常用的剂型,老年人对吸入方法的掌握也相对较弱。常用药物有糖皮质激素、支气管舒张剂、止咳祛痰药、抗生素等,其应用时的主要注意事项有:①应用糖皮质激素时应注意肥胖、高血压、糖尿病、白内障、骨质疏松、继发感染及消化性溃疡等副作用,且宜饭后服用,以减少对消化道的刺激;不可自行减量或停药;②大量使用吸入性 β_2 受体激动剂可引起心动过速、心律失常,长期使用可引起肌肉震颤;③茶碱类药物可有恶心、呕吐等副作用;④抗胆碱药物对于有前列腺增生伴有尿道梗阻的老年人易诱发尿潴留应慎用,常见的副反应有口干、口苦感等;⑤可待因有中枢镇咳作用,可因抑制咳嗽而影响排痰,加重呼吸道阻塞,老年人应慎用,还可发生恶心、呕吐、便秘等不良反应;⑥氨基糖苷类抗生素有肾毒性和耳毒性,老年人,尤其是肾功能减退的老年人应该慎用。

(三)氧疗指导

氧疗可以提高低氧血症老年人的生活质量和劳动能力,在家庭氧疗过程中应指导老年人及家属以下内容:①了解家庭氧疗的目的及必要性;②注意安全,供氧装置周围严禁烟火,防止氧气燃烧爆炸;③观察氧疗效果,如吸氧后呼吸困难得到缓解,心率减慢、发绀减轻,表明氧疗有效;④如出现意识障碍,呼吸过度表浅、缓慢,可能为二氧化碳潴留加重,应根据动脉血气分析结果调整吸氧流量;⑤保持吸入氧气的湿化,避免呼吸道干燥及气道黏液栓形成;⑥做好氧疗装置的管理,定期更换、清洁、消毒,预防感染。

(四)疾病预防指导

老年人由于机体抵抗力及抗病能力低下,易患呼吸道感染,且复发率高,指导老年人预防感染极为重要,主要内容包括:①呼吸系统常见疾病的病因及常见诱因,指导老人在生活中尽量避免受凉、注意保暖;劳逸结合、防止过度疲劳。②保持口腔清洁;室内定时通风换气,保持空气清新、阳光充足,温湿度适宜。③在疾病高发季节,少去人群密集的公共场所,防止交叉感染。④戒烟,避免接触吸烟人群和环境。

(五)坚持康复锻炼

老年人可通过适当体育锻炼来提高体力、耐力和抵抗力。让老年人了解康复锻炼的重要性,充分发挥老年人的主观能动性。与老年患者及其照顾者共同制定个体化康复锻炼计划。包括骨骼肌运动训练和呼吸肌运动训练。骨骼肌运动可进行步行、慢跑、太极拳及体操等,运动强度应在无呼吸困难的情况下接近老年人的最大耐受水平。呼吸功能锻炼包括：有效咳嗽、腹式呼吸、缩唇呼吸等。

1. 有效咳嗽的方法　训练方法包括：①患者尽可能采取坐位，先进行深而慢的呼吸 5～6 次，然后深吸气至膈肌完全下降，屏气 3～5 秒，继而缩唇，缓慢地通过口腔将肺内气体呼出，再深吸一口气后屏气 3～5 秒，身体前倾，从胸腔进行 2～3 次短促有力的咳嗽，咳嗽同时收缩腹肌，或用手按压上腹部，帮助痰液咳出；②对胸痛不敢咳嗽的老人，应避免因咳嗽加剧疼痛，如胸部有伤口，可用双手或枕头轻压伤口两侧，使伤口两侧的皮肤及软组织向伤口处皱起，可避免咳嗽时胸廓扩展牵拉伤口引起疼痛；③经常变换体位有利于痰液咳出。

2. 腹式呼吸的方法　患者可取立位、半卧位或平卧位，两手分别放于胸前和上腹部。用鼻缓慢吸气时，膈肌最大程度下降，腹肌松弛，腹部突出，手感到腹部向上抬起。呼气时用口呼出，腹肌收缩，膈肌松弛，膈肌随腹腔内压增加而上抬，推动肺部气体排出，手感到腹部下降。

3. 缩唇呼吸　病人闭嘴经鼻吸气，然后通过缩唇缓慢呼出，同时收缩腹部，吸气与呼气的时间比 1∶2 或 1∶3。缩唇大小程度与呼气流量以能使距口唇 15～20cm 处，与口唇等高点水平的蜡烛火焰随气流倾斜又不至于熄灭为宜。

（石　蕾）

学习小结

　　本节主要介绍老年人呼吸系统结构和功能的老化改变，老年人常见呼吸系统疾病及其临床特点、治疗原则、护理评估、常见护理诊断、护理措施及健康指导的内容。重点掌握老年人临床表现特点、常见护理诊断、主要护理措施及健康教育。

复习参考题

患者男性，80 岁，患慢性阻塞性肺疾病 10 年，平素食量较小，食欲差；一周前因外出受凉后出现气促、呼吸困难，痰多且黏稠，患者消瘦，口唇及指端发绀，近两日不思饮食，且呈嗜睡状态。近三日体温波动在 37.5～38℃之间。

问题：

1. 提出 3 个主要护理诊断／问题。

2. 如何做好该患者及其家属的健康指导？

第二节　老年人循环系统疾病及护理

循环系统由心脏、血管和调节血液循环的神经体液组成。随着年龄的增长，老年人心脏和血管的结构和功能都发生不同程度的老化改变，从而影响其正常的生理功能，导致老年人循环系统疾病发生率增高。在美国，心血管疾病的死亡人数占总死亡人数的 1/3，多数发生在 65 岁以上的老人。统计资料显示，循环系统疾病是我国老年病人住院及死亡最主要的原因。因此对患有循环系统疾病的老人进行有效的治疗和护理具有重要意义。

一、老年人循环系统结构和功能

（一）心脏

随着增龄，心肌细胞构成、心脏结构和心血管功能等发生了一系列变化，包括心脏重量增加，左室腔容积减小，左心房扩张，间隔老化；心肌纤维化；主动脉右移并扩张，冠状动脉扩张和钙化；窦房结处75%起搏细胞丢失，房室结和左室肌束的纤维化等。

1. 心肌 由于压力反射和后负荷的增加，心肌细胞反应性肥大。研究发现，在健康人群中，心脏的心肌细胞总数一生约减少50%。但残存的心肌细胞体积会增加，其大小更加多样性。同时，由于脂褐素沉积，心肌间质也易发生结缔组织增生，脂肪浸润及淀粉样变。由于心肌的这些改变往往可导致心室顺应性降低，心脏收缩功能也降低，所以老年人在剧烈运动时易出现呼吸困难。有研究显示，在老年的心脏中，脂褐素可占心肌体积的10%，但心脏的淀粉样变性，60岁之前不常见，90岁以上人群普遍可见。

2. 瓣膜 心脏瓣膜也因老化出现肥厚和变硬，主动脉瓣根部及二尖瓣环有脂类沉积增厚或钙化。有资料显示，80岁左右的老年人中有90%存在老年性多瓣膜反流，主动脉瓣受到影响最大和最早出现。不过这种瓣膜的改变一般不引起明显的血流动力学障碍，但在器质性病变时易诱发心力衰竭。

3. 传导系统 老年人心脏传导系统也出现退行性变，这是老年人易发生病窦综合征及传导阻滞的重要原因。窦房结内的起搏细胞减少75%，胶原纤维和弹性纤维增多。由于窦房结的老化，导致静息心率及运动最大心率降低，运动后恢复到静息心率的时间延长。房室束的细胞也同时减少，希氏束、束支连接部及左束支可见束支纤维消失。

（二）血管

随着年龄的增长，老年人的血管内腔逐渐扩大，管壁硬化及其伸展性降低，可导致组织器官功能低下。

1. 动脉 老年人的动脉壁随增龄而发生硬化。主动脉及其他大动脉中层弹力组织减少，平滑肌变性，胶原增多，动脉壁内胶原与弹力蛋白的比例增加，加上动脉中层内钙盐沉积，导致动脉弹性及伸展性减小。硬化的血管内壁所承受的负荷增加易诱发内膜损伤，导致动脉壁内膜脂质沉积。一些较小的动脉，包括冠状动脉等，常有内膜增厚，使管腔狭窄，血流减少。由于动脉的这种改变，机体表现出血压特别是收缩压随增龄有升高趋势，运动时收缩压的增幅大于中青年，同时恢复至静息血压所需时间延长。另外，由于主动脉弓及颈动脉窦的压力感受器敏感性降低，老年人易发生体位性低血压。

2. 静脉 静脉管壁内膜增厚、弹性降低、管腔增大，使血管床扩大而全身静脉压降低，同时静脉瓣萎缩而易引起静脉曲张。随着静脉压调节功能的减退，老年人常见突然直立时、热水浴及进餐后出现血压降低。

3. 毛细血管 有功能的毛细血管在衰老过程中数目减少，基膜增厚，内皮细胞数减少，外膜纤维胶原化，管壁弹性减退、脆性增加、通透性降低、代谢率降低，因而导致血流缓慢、组织灌注不足。

二、老年常见循环系统疾病及其临床特点

（一）高血压

1. 概述 高血压是最常见的心血管疾病，是全球范围内的重大公共卫生问题，也是老年人重要的致残和致死原因之一。老年高血压（elder hypertension）是指年龄在60岁以上，在未使用降压药的情况下，血压持续或非同日3次以上超过高血压的诊断标准[收缩压（systolic blood pressure，SBP）≥18.7kPa（140mmHg）和（或）舒张压（diastolic blood pressure，DBP）≥12.0kPa（90mmHg）]者。据统计，65岁以上的老年人群高血压患病率为50%~75%；75岁以上人群中，80%的女性和69%的男性有高血压病。

2. 临床特点 老年高血压的表现与中青年不同，主要体现在单纯收缩期血压升高为主、血压波动大、

易发生体位性低血压。早期大多数无明显症状，一般可出现头晕、头痛、烦躁、失眠、耳鸣、心悸等症状，但这些症状并非老年高血压所特有。晚期症状由长期高血压造成心、脑、肾等重要器官损害所引起。老年高血压病人往往有广泛的主动脉、冠状动脉、肾动脉和脑动脉粥样硬化。常见脑卒中、主动脉夹层、冠心病、心力衰竭和肾功能衰竭等并发症。

3. 治疗原则 老年人高血压治疗的目的是降低外周阻力，提高心排血量，保护肾功能，同时将血压调整至适宜水平，最大限度避免和降低心脑血管事件的发生，提高生活质量。

（二）冠状动脉粥样硬化性心脏病

冠状动脉粥样硬化性心脏病（coronary atherosclerotic heart disease，CAD）简称冠心病（coronary heart disease，CHD）是指由于冠状动脉粥样硬化病变引起冠状动脉管腔狭窄、甚至闭塞导致心肌缺血、缺氧或坏死而引起的心脏病。

1. 心绞痛

（1）概述：心绞痛（angina pectoris）是冠状动脉机械性或动力性狭窄致冠状动脉供血不足，心肌急剧、暂时的缺血、缺氧所引起的以短暂胸痛为主要表现的临床综合征。90% 为冠状动脉粥样硬化引起，劳累、情绪激动、饱餐、寒冷、贫血、甲状腺功能亢进等常为发病诱因。

（2）临床特点：老年人的心绞痛表现多不典型，以不稳定型心绞痛为常见。疼痛的性质常为压榨性、闷胀性或窒息性，可放射至左肩、左上肢前内侧达无名指和小指。持续时间一般为 3～5 分钟，不超过 10 分钟，休息或含硝酸甘油类药物后数分钟可缓解。有时部位很不典型，可表现为牙床疼痛、上腹部疼痛、反复的左肩或腕部疼痛等，其特点为每次发作多在同一部位且有同样诱因。高龄老人由于记忆缺陷和感觉迟钝，故不易表达疼痛。有些老人仅表现为呼吸急促或晕厥等脑缺血发作的症状。心绞痛发作时心电图可出现 ST 段压低、T 波低平或倒置，变异型心绞痛 ST 段抬高。

（3）治疗原则：防治动脉粥样硬化的易患因素，避免心绞痛的诱因及控制心绞痛的发作。

2. 心肌梗死

（1）概述：急性心肌梗死（acute myocardial infarction，AMI）是指因冠状动脉供血急剧减少或中断，使相应的心肌严重而持久的缺血导致心肌坏死。有资料显示，老年人无痛性心肌梗死的发生率约为 34%～40%，并随年龄的增长而增加，其中 60 岁以上占 18.6%，80 岁以上可达 60%～80%。其基本病因是冠状动脉粥样硬化。劳累、饱餐、突发生活事件是心肌梗死的常见诱因。

（2）临床特点：老年人心肌梗死的临床表现往往不典型，易与其他疾病相混淆。但如果有下列情况，则应警惕心肌梗死的发生，如曾有过心绞痛史的老年人，近期心绞痛再度出现，且发作频繁、疼痛加剧、发作时间延长；既往无心绞痛史，突然出现频繁心绞痛或头晕、气短、心悸等症状。发生无痛性心肌梗死的比例高，应引起关注。老年人不明原因突然出现严重的呼吸困难，特别是有似哮喘样的发作，往往是心肌梗死的首发症状。有时精神症状与脑血管意外也为老年人心肌梗死特有的表现。有的甚至仅表现为虚弱、极度疲乏、晕厥、精神错乱或无任何原因的大汗淋漓等。对于这些不典型症状必须仔细评估，可通过心电图等检查得到正确诊断。常见并发症有心律失常、充血性心力衰竭、心源性休克、心脏破裂。

（3）治疗原则：早发现、早处理，尽快恢复心肌血液灌注以挽救濒死的心肌，防止梗死扩大，维持心脏功能，及时发现和处理各种并发症。一旦出现并发症往往病死率高，所以老年人急性心肌梗死一旦确诊，应立即进入冠心病监护病房，进行特别护理。

（三）心律失常

1. 概述 心律失常（cardiac arrhythmia）是指心脏发生冲动的频率、节律、传导速度、冲动的起源部位或激动的次序发生了异常。由于年龄增长，窦房结的功能及其传导组织的改变等，老年人心律失常的发病率也增加，心房颤动、快-慢综合征较常见。外表健康的老年人心律失常的检出率很高，有研究显示，40% 的健康老年人常规心电图中可见房性或室性的偶发性期前收缩，动态监护提示无症状的老年受试者中室性心律失常的患病率高达 60%～90%。各种心脏病都可能产生异位兴奋灶，引起心律失常，如心肌梗死，可引起室性期前收缩、房室传导阻滞和束支传导阻滞等。自主神经系统兴奋性和体液环境的改变也可引起心律失常，如迷走神经兴奋性增高可造成窦性心动过缓、I度房室传导阻滞。

2. **临床特点**　即使有严重的心律失常也可以无任何症状。心律失常的临床严重性取决于对循环系统的血流动力学影响，若由于心律失常减少了心排出量，血压降低，影响到心、脑、肾等重要器官的血液灌注，可产生休克、心力衰竭、肺水肿、心绞痛、晕厥、抽搐等症状，严重时可危及生命。

3. **治疗原则**　对原有器质性心脏病的老年人，应积极治疗基础病因，避免焦虑、烦躁等不良情绪影响。在治疗用药时，要注意药物的副作用，如洋地黄可引起室性心律失常和房室传导阻滞，利尿剂可引起电解质紊乱而诱发心律失常等。要定期检查心电图，及时发现心律失常。

（四）心力衰竭

1. **概述**　心力衰竭（heart failure）是各种心脏疾病导致心功能不全的一种临床综合征，是心肌收缩力下降使心排血量不能满足机体代谢的需要，器官、组织血液灌注不足，同时出现肺循环和（或）体循环淤血的表现。心力衰竭的发病率随年龄增长而呈指数增长，这是由于心血管系统与年龄增长有关的改变协同老年人心血管疾病发病率增加共同作用引起的，是一种典型的由心血管系统老化导致的病理生理紊乱。肺炎、肾衰竭、负性肌力药物、大量快速静脉输液、情绪急剧变化、劳累、排便困难和骨折等易诱发心力衰竭。

2. **临床特点**　左心衰竭多是由于左心室受到损害或左心室负荷过重所致，如高血压、冠心病及主动脉瓣疾病等。其主要临床表现为劳累后气短、呼吸困难，端坐呼吸及阵发性夜间呼吸困难。两侧肺部听诊可闻及干、湿啰音和（或）哮鸣音。由瓣膜病引起的心力衰竭，可闻及杂音的存在。老年人可能同时患有慢性肺部疾患或慢性支气管炎，出现气道阻塞。当老人出现端坐呼吸、咳嗽、吐白色泡沫样痰或粉红色泡沫样痰，不伴有脓性痰液时，可判定呼吸困难是由心脏疾病所致。右心衰竭常见的原因是肺动脉高压或左心衰竭发展而来。临床表现呼吸困难并不突出，下肢浮肿往往是最早出现的症状。常伴有腹痛、腹胀、恶心、呕吐等消化道充血症状。肝脏肿大，有压痛，并可见肝颈静脉回流现象。严重右心衰竭可出现皮下水肿、腹水和胸水、静脉怒张及发绀等。

3. **治疗原则**　急性左心衰是临床上最常见的急危重症之一，早期发现、及时抢救是挽救患者生命的重要保障。老年人心力衰竭的处理要考虑老年人的特点，对原发性心力衰竭应针对心脏病本身进行治疗；继发性心力衰竭应找出心脏以外的疾病，进行治疗；有明确诱因的心力衰竭，应治疗、控制和预防诱因的出现。

（五）动脉粥样硬化

1. **概述**　动脉粥样硬化（atherosclerosis，AS）是多重危险因素相关的疾病，除了遗传因素，还有基于血管内皮损伤后的脂质浸润、血小板聚集与血栓形成。随着病变的进展，临床上可出现心、脑等重要脏器及周围血管的严重病变，其中主动脉和周围血管的动脉粥样硬化是老年人最常见的血管病。主要有主动脉瘤和周围动脉闭塞。动脉瘤是由于血管中层平滑肌的弹性组织丧失，而形成的局限性动脉扩张。老年人主动脉瘤最容易发生于血管分叉处或受压部位，绝大多数是由于动脉粥样硬化引起，按部位分为胸主动脉瘤和腹主动脉瘤。急性周围动脉闭塞可由动脉粥样硬化斑块部位的血栓形成，或由心脏及近心端血管的粥样硬化斑块脱落后栓塞所致。临床上除了脑动脉栓塞外，最常见的是下肢动脉栓塞。

2. **临床特点**　以动脉瘤和动脉闭塞为主要代表，不同位置的动脉瘤和动脉闭塞临床表现不同。位于胸主动脉横段的小动脉瘤可不引起症状，但增大时产生纵隔受压的症状和体征，由于压迫喉返神经而出现声音嘶哑、吞咽困难、哮鸣和上腔静脉综合征等。腹主动脉是形成动脉粥样硬化性动脉瘤最常见、最危险的部位，常累及髂总动脉近端，在出现破裂或接近破裂前几乎无症状，大多数腹主动脉瘤是通过腹部 B 超或体检触诊而发现的。动脉瘤的预后随动脉瘤的部位、大小、形状不同而异。动脉瘤破裂口大者，常发生猝死。动脉栓塞的临床症状根据位置不同而异,下肢动脉栓塞,如髂动脉、股动脉、腘动脉、胫前动脉等,老人可突然发生肢体疼痛、发凉、皮肤呈青灰色或发绀,严重时有点状坏死。最特殊的症状是间歇性跛行,行走时运动肌疼痛、紧张或无力,休息后迅速缓解,足背动脉搏动减弱或消失。

3. **治疗原则**　目前临床上治疗主动脉瘤主要采用介入手术下血管内置入支架的方法,该方法创伤小,术后并发症少,恢复快。发生急性动脉闭塞时,若在 10h 内用静脉内溶栓、抗凝剂和扩张血管等药物治疗,可取得较好疗效。吸烟可加速病情恶化,因此治疗时要教育老人戒烟。如药物治疗效果不满意,唯一有效的方法是做动脉旁路移植术,或经皮腔内血管成形术。

(六)体位性低血压

1. **概述**　体位性低血压(orthostatic hypotension)又称直立性低血压,是老人由坐位突然变为直立位或长时间站立时发生收缩压下降超过 20mmHg 或舒张压下降超过 10mmHg。体位性低血压的发病率随着年龄的增加而增加。脊髓疾病、急性传染病恢复期、某些循环系统疾病、内分泌及代谢性疾病、慢性营养不良疾病、手术切除腰交感神经节及某些药物如降压药、镇静药、利尿药等均可能引起体位性低血压。

2. **临床特点**　体位性低血压的主要症状为直立时出现头轻感、眩晕、晕厥、视力模糊、周身乏力。有时伴有与体位改变无关的自主神经系统损害的表现,如尿频、便秘、瞳孔异常等。

3. **治疗原则**　预防是关键,体位性低血压是老年人发生跌倒的常见原因,所以需做好老年人活动的指导,减少体位性低血压的发生,进而预防老年人的跌倒具有重要意义。

三、护理评估

(一)健康史

1. **患病史及治疗经过**　了解本次疾病的发生、发展的经过,出现的症状,有无相应的诱因及伴随症状,如高血压伴发突然剧烈头痛及呕吐要警惕高血压危象。评估用药史。

2. **生活方式**　活动及饮食习惯,如饮食是否喜咸、多油,是否多年嗜烟。

(二)身体状况

1. **一般状况**　生命体征、营养状况及皮肤情况,有无水肿等。

2. **专科情况**　心脏的大小,心尖搏动位置,心音的强弱,心率、心律的改变,各瓣膜听诊区是否可闻及杂音。

3. **功能状态**　主要包括日常生活能力、功能性日常生活能力和高级日常生活能力的评估。

(三)心理-社会状况

1. **心理评估**　患病对生活的影响,是否适应角色的转变;是否易激动和紧张。情绪激动和精神紧张往往是心血管疾病发生的诱因。

2. **社会评估**　对疾病知识的了解程度,遵医行为是否良好;社会家庭的支持度。

(四)实验室及其他检查

1. **血液**　如血清肌钙蛋白、脑钠素等。血清肌钙蛋白是反映心肌损害的重要指标,而脑钠素则是心衰的诊断和预测标志物。

2. **心电图、动态心电图、平板试验**　对冠心病及心律失常诊断有价值。

3. **动态血压**　血压波动大,昼夜节律可消失。

4. **超声心动图、血管彩超**　无创、价格相对低,可了解血管及心脏的解剖和瓣膜的情况。

5. **冠脉 CT**　用于评估冠状动脉的结构情况。

6. **冠脉造影**　是确诊或排除冠心病,以及是否行冠状动脉血运重建必不可少的检查手段。

四、常见护理诊断及护理措施

（一）常见护理问题

1. **舒适的改变：疼痛**　与血压升高和／或心肌缺血、缺氧有关。

2. **活动无耐力**　与心排血量减少，氧供需失调有关。

3. **有跌倒的危险**　与体位性低血压或心源性晕厥发作有关。

4. **气体交换受损**　与肺循环淤血、肺水肿或伴肺感染有关。

5. **体液过多**　与右心衰竭致体循环淤血、水钠潴留、低蛋白血症有关。

6. **有皮肤完整性受损的危险**　与水肿部位循环改变、强迫体位或躯体活动受限有关。

7. **组织灌注改变**　与动脉硬化、痉挛及血压下降、体位性低血压等有关。

8. **知识缺乏**　与对疾病的病因、危险因素、治疗、预后等知识缺乏认识有关。

9. **潜在并发症：洋地黄中毒、出血**　与长期服用抗凝及洋地黄类药物有关。

（二）护理措施

1. **休息与活动**　创造整洁、舒适、安静的环境，以利于患者休息。严重高血压、心肌缺血、心肌梗死、严重心律失常（阵发性室上性心动过速，多发、多源、连发的室性期前收缩伴 RonT 现象，Ⅱ度和Ⅲ度房室传导阻滞，发作频繁的窦性停搏等）者应卧床休息。病情稳定无自觉症状者，可合理安排活动。护理人员应根据老年患者心功能的状况，与老人及其照顾者共同制定适度的活动计划表，增强患者的信心；指导患者进行安全活动的原则（表 9-1）。长期卧床的老年患者重新开始活动时，应逐渐增加活动量。同时要观察老年人对活动的耐受情况，当出现胸闷、呼吸困难等症状时，应立即停止活动，卧床休息，必要时吸氧并通知医生。

表 9-1　心功能分级和活动限制情况

心功能级别	活动限制情况
Ⅰ级	体力活动不受限，避免重体力或竞争性活动
Ⅱ级	体力活动轻度受限，避免比较费力的活动
Ⅲ级	体力活动明显受限，以休息为主
Ⅳ级	不能从事任何体力活动，休息时也出现症状，应卧床休息

2. **体位**　协助患者采取合适的体位。心悸明显者卧床时应避免左侧卧位；器质性心脏病伴心功能不全者，宜取半坐卧位；急性左心衰者给予端坐卧位，双腿卜垂。

3. **氧疗**　有呼吸困难者给予吸氧。急性左心衰给予高浓度吸氧，必要时给予酒精湿化；若缺氧伴二氧化碳潴留者则予以持续低流量吸氧。

4. **病情观察与对症护理**

（1）病情观察：重点观察心血管体征，尤其是心率、心律、血压的变化，必要时给予心电监护。注意有无胸闷、心悸、头晕、晕厥等症状。对血压持续增高的患者，应每天测量血压 2～3 次，并做好记录，必要时测立、坐、卧位血压，掌握血压变化规律。如血压波动过大，要警惕脑出血的发生。

（2）跌倒评估与护理：评估患者跌倒的风险，针对高危因素采取相应的措施，如卧床休息、留陪护人员等。

（3）排便情况评估与护理：评估患者排便情况，指导患者预防便秘的方法，必要时使用缓泻剂，可防止因用力排便引发心衰。（详见第七章第四节老年人的排泄）。

（4）组织灌注不良的护理：①观察相应组织的功能状态，如四肢血管闭塞者，应注意相应肢体的颜色、皮温及动脉搏动情况；②卧床休息，注意保暖，增加氧供；③四肢血管闭塞者，禁忌局部按摩、热敷，防止栓子脱落。

（5）疼痛的护理：①评估患者疼痛的情况，如部位、性质、持续时间、发作方式、诱因和缓解因素；严密观察生命体征、心律和心电图的变化，有无大汗、头晕、耳鸣、恶心、呕吐等伴随症状。②指导患病老人，头痛或胸痛发作时应立即停止活动，卧床或坐下休息，保持安静；解开衣领和束缚的衣服；缓慢深呼吸，使全身肌肉放松；胸痛按医嘱舌下含服硝酸甘油，并观察疗效和副作用；高血压引起的头痛则按医嘱给予使用起效快的降压药。③当胸痛发作频繁而严重，难以控制时，遵医嘱肌注哌替啶、吗啡或静脉滴注硝酸甘油，注意滴速和副作用；④观察用药的效果。

（6）水肿的护理：①观察老年患者水肿的部位、程度和发生经过；②每日记录出入液量，每天晨起称体重；③评估全身特别是受压部位皮肤情况，经常更换卧位，必要时使用电动波浪床或防压疮软垫，防止因长时间保持同一姿势引起的局部循环障碍，产生压疮；④对于体液过多的老人要注意安全，活动时防止摔倒；同时限制液体入量，控制输液的量和速度，防止加重心脏负担，诱发急性肺水肿。

5. 心理护理 关心患者，鼓励患者充分表达自己的感受。指导患者自我放松如深呼吸、放松肌肉、听轻音乐、看电视、聊一些轻松、愉快的话题等。鼓励患者家属和朋友给予患者充分的关心和支持。

五、健康教育

1. 饮食指导 指导患有循环系统疾病的老年人进食低盐低脂、低胆固醇、高维生素、高纤维、易消化饮食，少量多餐，每餐六分饱即可。

（1）限制摄入：每日摄入的钠盐不超过 6g，避免进食罐装、熏制、腌制的食品；避免食用加钠盐的调味汁，如老年人嗜好咸味，可用无盐酱油替代钠盐。患有冠心病、高脂血症的老人饮食中胆固醇的含量应控制在 150mg/d 以下。饮用脱脂或低脂牛奶及奶制品，避免食用肉汁、奶油和乳酪调味汁，限制摄取动物内脏、甲壳类动物及蛋黄，应选用无脂肪的瘦肉、家禽类、鱼类。烹饪时，宜用植物油，如豆油，避免动物油，尽量以炖、烩和煮的方式烹制菜肴。避免饮用富含咖啡因的饮品，如浓茶、咖啡、可乐等。

（2）适当摄入：一些海产品如鱼、虾、海带、海蜇、海米、紫菜等富含优质蛋白和不饱和脂肪酸及各种矿物质，在人体内具有阻碍胆固醇在肠道内吸收的作用，同时其含有的碘可破坏钙盐在血管壁沉积，可延缓动脉粥样硬化的发生和发展，可适当摄入。可少量饮用红葡萄酒，每天不超过 100ml 为宜。

（3）多进食蔬菜、水果和粗纤维食物：如芹菜、糙米等，可预防便秘。因用力排便可使收缩压升高，甚至造成血管破裂。

2. 用药指导 循环系统疾病的老年人往往需要长期服药，告知老人或其照顾者所用药物的作用、副作用、用量及服用的时间，坚持长期用药的重要意义，以及药物的保存知识显得特别重要。

（1）硝酸酯类药物：应保存于干燥、不透光的容器中，避免存放在温度较高的地方；初次含服药片时舌上有烧灼感，服药后也可出现头痛、头部跳动感、面部潮红、心悸等副作用。用药时要注意剂量，量过大时易引起血压下降，冠状动脉灌注压过低，增加心肌耗氧，从而加重心绞痛。硝酸甘油不能吞服，提倡舌下含服，因为吞服的硝酸甘油在吸收过程中必须通过肝脏，在肝脏中绝大部分的硝酸甘油被灭活，使药效大大降低，而舌头下面有许多血管，硝酸甘油极易溶化，溶化了的药物直接入血，不但起效快，而且药效不会降低，生物利用度可高达 80%。有心绞痛多次发作病史的患者，建议随身携带有效期内药片。必要时可在从事运动时，先在舌下含 1/2 片硝酸甘油；情绪处于紧张状态，有发作征兆时，立即舌下含 1 片，在吞咽前稍保留唾液，使药物完全溶解。

（2）降压药：从小剂量开始，逐渐加量。制定服药时间表，有规律地正确服药，忌根据自觉症状增减药物或忘记服药而在下次服药时补服，因这些情况均可导致血压波动，严重者可出现脑出血等意外。注意药物的副作用,使用血管紧张素转换酶抑制剂应观察是否有头晕、乏力、咳嗽、肾功损害等副作用;服用β受体阻滞剂应注意其抑制心肌收缩力、心动过缓、房室传导时间延长、支气管痉挛、低血糖、血脂升高的副作用。强调长期服用药物的重要性,不能擅自停药。用降压药物使血压降至理想水平后,应继续服用维持量,以保持血压相对稳定,对无症状者更应避免突然停药,以防血压突然升高。冠心病患者突然停用β受体阻滞剂可诱发心绞痛、心肌梗死等。服药时间以 7am 和 2pm 为佳,轻度高血压患者慎于临睡前服药,避免脑血栓形成。某些降压药物可引起直立性低血压,在服药后应卧床 2~3h,必要时协助患者起床,待其坐起片刻无异常后,方可下床活动。

（3）排钾利尿药:宜进食富含钾的食物,如深色蔬菜、橘汁、香蕉、豆类、香菇等,防止低钾。注意观察尿量及是否有电解质紊乱的表现。

（4）洋地黄药物:排泄缓慢,易蓄积,及时发现中毒症状,如恶心、呕吐、食欲不振、腹胀、黄绿视、心律失常等。口服给药前数脉搏或听心率,心率＜60 次 / 分或出现二联律 / 三联律慎重给药,有条件者密切监测血浆地高辛浓度、洋地黄毒苷浓度,抽血时间应控制在前次给药后 6~8h,或在下一次给药前。

（5）抗血小板药物:如华法林、阿司匹林等容易出现出血倾向,注意餐后服用,并定期测凝血酶原时间作为调节指标,预防出血倾向,一般凝血酶原时间应保持在正常对照值的 1.5~2 倍之间;同时注意观察皮肤、黏膜的出血倾向。患有冠心病、高血压等疾病的老人应随身携带急救卡和保健盒。

3. 改变生活方式 患有循环系统疾病的老年人更应注意劳逸结合、生活规律、保证充足的休息和睡眠;保持乐观、稳定的情绪;肥胖者应调整饮食,控制体重。根据自身的喜好及健康状况参与适当的体育锻炼,以改善心血管系统功能。如在锻炼活动时出现心绞痛、心律失常、眩晕、恶心、面色苍白、呼吸困难等症状,应立即停止活动,在下一次活动时应减少运动量或暂停运动。在日常生活中,老年人应注意防寒保暖,避免呼吸道感染。患有心脏瓣膜病及心力衰竭的老人尤其要避免与呼吸道感染的患者接触。洗浴时,水温不宜过冷或过热,也不应在饱餐或饥饿时进行,时间不宜过长,最好让家人知道,以防意外发生。吸烟对于患有循环系统疾病的老年人危害重大,因此戒烟很重要。

4. 坚持康复计划 心脏康复锻炼能够促进老年人心功能的提高和恢复;缓解老年人焦虑和抑郁情绪;提高其自我照顾能力和生活质量,因此康复训练应在老年人住院期间即开始。一般分三期:

（1）Ⅰ期康复是指住院期间通过指导患者适当活动,减少或消除卧床带来的不利影响,让患者恢复日常功能。包括:①床上活动:肢体活动一般从远端肢体和不抗地心引力的活动开始,活动时呼吸平稳、自然,不憋气、不用力,后逐步开始抗阻运动,如捏气球、皮球或拉橡皮筋等,一般不需要专用器械。鼓励早期进行吃饭、洗脸、刷牙、穿衣等日常生活活动。②呼吸训练:主要指腹式呼吸,注意呼气和吸气之间要均匀、连贯、缓慢,不要憋气,要点是吸气时腹部鼓起,膈肌尽量下降,呼气时腹部收缩,把肺内的气体尽量排出。③坐位训练:坐位是重要的康复起始点。可以从床头抬高或靠背坐床开始,逐步过渡到无所依托的独立坐位。因有依托坐位的能量消耗与卧位相同,但是上身直立使回心血量减少,同时射血阻力降低,心脏负荷实际低于卧位。④步行训练:从床边站立开始,然后床边步行。开始时最好进行若干次心电监护下的活动。要注意避免上肢高于心脏水平的活动,因这种情况下心脏负荷增加明显,常是诱发意外的原因。⑤上、下楼:上、下楼的活动是保证患者出院后在家庭活动安全的重要环节。下楼的运动负荷不大,而上楼的负荷主要取决于上楼速度。必须保持非常缓慢的上楼速度。一般每上一级台阶可以稍事休息,以保证没有任何症状。

（2）Ⅱ期康复是指从出院至病情稳定,约 5~6 周的时间,此期在保持适当体力活动的基础上,逐步适应家庭活动。可根据患者个体情况指定运动处方,运动时心率增加小于 10 次 / 分钟可加大运动量,心率增加 10~20 次 / 分钟为正常反应,运动强度逐渐增加到中等强度(运动时脉率＝170－年龄),每次持续时间 20~30 分钟,频率 3~5 次 / 周。运动以不引起胸痛、心悸、呼吸困难、出冷汗和疲劳为度。康复运动前指导老人进行 5~10 分钟的热身运动,然后进行 30 分钟的运动锻炼,最后做 5~10 分钟的恢复运动。

（3）Ⅲ期康复是指对病情稳定的冠心病患者，一般 2～3 个月，自我锻炼应保持终生，此期指导患者主要以有氧运动为主，如步行、游泳等。心脏康复锻炼遵循因人而异、分阶段、循序渐进的原则；提倡小量、重复、多次运动、适当的间隔休息，避免超过心脏负荷。在心脏康复训练进展过程中，最好有医护人员的定期评估指导，以及时调整康复计划。

高血压患者也可采用运动疗法，目的是降低外周血管阻力，在方法上强调中小强度、较长时间、大肌群的动力性运动（中至低强度有氧训练），以及各类放松性活动，包括气功、太极拳、放松疗法等。轻度患者以运动治疗为主，2 级以上的原发性高血压患者则应在运用降压药物的基础上进行运动疗法。高血压患者不提倡高强度运动。总的训练时间一般为 30～60 分钟，每天 1 次，每周训练 3～7 天。训练效应的产生至少需要 1 周的时间，达到较显著的降压效应则要 4～6 周。

（陈妙虹）

学习小结

本节主要介绍老年人循环系统结构和功能的老化改变，老年人常见循环系统疾病及其临床特点，主要护理评估的内容，常见护理问题、护理措施和健康指导内容。重点掌握老年人常见循环系统疾病的临床表现特点、常见护理问题、主要护理措施及健康教育内容，尤其是用药的指导。

复习参考题

患者男性，70 岁，因近一年反复血压升高并头晕，5 天前无明显诱因咳嗽、咳痰并活动后气促、双下肢浮肿而入院。既往有糖尿病 27 年、高血压 13 年、冠心病 12 年，为医务人员，但对疾病不重视，肥胖（身高 178cm，体重 100kg），懒动。入院时血压 180/90mmHg，第二天空腹血糖 3.7mmol/L，餐后 2 小时血糖 7.5mmol/L。

问题：

1. 该病例的主要护理诊断是什么？
2. 请根据诊断制定出其相应护理措施。

相关链接

1. 老年高血压患者血压控制　>60 岁的个体，收缩压大于 160mmHg 时，推荐控制在 140～150mmHg 之间。身体和精神状态良好的 80 岁以上的个体，起始收缩压≥160mmHg 时，推荐血压控制在 140～150mmHg 之间。

2. 2 型糖尿病患者血压目标值通常推荐血压 <140/85mmHg，以进一步降低卒中、视网膜病和蛋白尿的风险，1 型糖尿病患者血压靶目标 <130/80mmHg。

第三节　消化系统疾病老年人的护理

随着机体老化，消化系统的组织结构及生理功能都会出现一系列的老化改变，器官功能退化，这些改变是老年人发生消化系统疾病的基础。了解这些老化改变对掌握老年消化系统疾病的诊治和护理极为必要。

一、消化系统结构和功能的老化改变

（一）口腔

1. 唾液腺 老年人的唾液腺萎缩，唾液分泌减少，其每日分泌量仅为年轻人的 1/3，因而口腔黏膜干燥，弹性减少，影响口腔的自洁能力和对淀粉的消化作用；唾液分泌减少会使口腔黏膜萎缩而易于角化，常会导致一些老年人出现口干、说话不畅及影响食物的吞咽。

2. 牙齿 老年人的牙釉质和牙本质随着年龄的增长而磨损，使牙本质内神经末梢外露，引起对冷、热、酸、甜、咸、苦、辣等食物的敏感，易产生酸痛。牙周膜变薄，牙龈退化萎缩，牙根暴露，易患牙周病，牙齿部分或者全部脱落，咀嚼功能大大减弱，从而影响食物的消化及营养的吸收，易导致营养不良。

（二）食管

随年龄的增长，老年人食管黏膜上皮逐渐萎缩，黏膜固有层弹力纤维逐渐增加，而发生不同程度吞咽困难。平滑肌变薄，食管蠕动反应逐渐减慢，食物传递时间延长，食管扩张，输送食物的能力减弱，可引起老年人的进食量减少，营养吸收不良。同时，由于食管下段括约肌压力下降，消除反流物的能力降低，胃十二指肠的内容物自发性反流，致使老年人易发生反流性食管炎。因老年人食管平滑肌萎缩，导致食管裂孔增宽，使老年食管裂孔疝的发病率随增龄而增高。

（三）胃

老年人的血管硬化，胃黏膜的供血不足，血流减少，从而使黏膜萎缩变薄，黏膜内的腺细胞减少或者退化，细胞类型发生变化，容易发生慢性胃炎。胃黏膜肌层萎缩，收缩能力降低，使胃的运动减弱，胃的排空速度减慢，容易发生消化不良。胃酸分泌减少，影响了铁离子和维生素 B_{12} 的吸收，可导致缺铁性贫血。老年人的胃蛋白酶分泌减少，影响蛋白质在胃内的消化吸收。老年人胃黏膜萎缩，黏液分泌减少，"黏液屏障"作用减弱，易发生较大的胃溃疡。

（四）肠

1. 小肠 老年人的小肠重量减轻、黏膜上皮细胞数目减少，肠绒毛变短、变宽，小肠绒毛活动逐渐减弱，腺体萎缩，小肠液分泌逐渐减少。肠壁血管硬化，供血量减少。黏膜萎缩、扁平，使有效吸收面积减少。由于小肠结构老化，使肠蠕动逐渐减弱，排空时间延迟。小肠的吸收功能减退，易造成老年人的吸收不良，甚至会导致小肠功能的紊乱，出现急性肠麻痹。

2. 大肠 老年人的大肠黏膜萎缩，对水分的吸收功能下降。同时，肠腺形态异常，大肠黏液分泌减少，肌层萎缩、张力降低、小动脉硬化，加之老年人活动减少，使肠蠕动缓慢或者不蠕动，再有小肠蠕动无力，使得大肠充盈度不足，不能引起直肠扩张的感觉而容易造成便秘。由于肯盆底部的肌肉以及提肛肌无力，而使直肠缺乏支撑，在腹内压增高时，使直肠向外向下脱出，而致直肠脱垂。

（五）肝脏

老年人的肝细胞减少、变性，肝脏萎缩，重量减轻，体积减小。肝细胞的再生功能减退，肝脏血流量减少，肝细胞酶活性、解毒功能及蛋白合成能力均下降，药物代谢的速度减慢，药物灭活和排泄能力减弱，易引起药物性肝损伤。另外，老年人肝结缔组织增生，容易造成肝纤维化和硬化。

（六）胆道

老年人的胆道系统黏膜萎缩，肌层肥厚，弹力纤维减少，管壁松弛，胶原纤维增生，胆囊壁张力减低易发生穿孔及胆囊下垂。同时老年人的胆汁量减少而黏稠，并且有大量的胆固醇沉积，从而使胆道功能减弱，容易发生结石、胆囊炎等疾病。

（七）胰腺

随着年龄增长，胰腺重量减轻、位置下移，可达第二腰椎水平。胰腺的分泌减少，胰蛋白酶活性下降，胰脂肪酶明显减少,严重影响了淀粉、蛋白质、脂肪等的消化和吸收功能;再加上老年人胰岛素分泌减少,葡萄糖耐量减退,容易发生老年性糖尿病。

二、老年人常见消化系统疾病及其临床特点

(一)反流性食管炎

1. **概述** 反流性食管炎(reflux esophagitis)是由于防御机制受损或减弱,使得胃、十二指肠内容物反流入食管所致的慢性症状群或黏膜损伤。肥胖、腹水、胃内压增大,胃的排空迟缓等对发病起促进作用。

2. **临床特点** 老年反流性食管炎的主要临床表现特点为:①心前区烧灼感:多在进食后1小时左右发生胸骨后烧灼感,常常在屈曲、弯腰、咳嗽、用力排便、头低位时诱发或加重,服抑酸剂后多可缓解。②胸痛:胸骨后隐痛,酷似心绞痛,重者可有剧烈刺痛,放射到后背、胸、肩部。③吞咽困难:初期可出现间歇性吞咽困难,后期可在进食固体食物时于剑突处出现堵塞感或者疼痛感。④反流症状:可有反酸、嗳逆、反食等症状,反流物为胃内容物时呈酸味,若反流物含胆汁则呈苦味。反流常常伴有心前区烧灼感。⑤可导致食管狭窄、食管出血、食管穿孔等并发症。

3. **治疗原则** 减少反流对食管黏膜的损害,并强化食管黏膜的防御功能。

(二)食管裂孔疝

1. **概述** 食管裂孔疝(hiatus hernia)是指部分胃经正常横膈上的食管裂孔凸入胸腔所致的疾病。发病率随增龄而增加,67%的患者在60岁以后发病,裂孔疝的偶然发病率中,70岁以上者达70%。女性多于男性。分为滑动型食管裂孔疝、食管旁裂孔疝、混合型食管裂孔疝三种类型。

2. **临床特点** 老年食管裂孔疝的临床表现特点为:①常见的症状为消化道症状,多为发作性,可表现为胸骨下段后方、剑突下疼痛,疼痛为灼热性、牵张性或顶堵样痛;②疼痛多在进餐或卧位时诱发或加重,伴嗳气、呃逆;③可有胸闷、憋气,部分患者胸痛酷似心绞痛;④可伴有胃食管反流症状及咽下困难;⑤巨大裂孔疝如果压迫心、肺、纵隔可产生气急、心悸、发绀等症状;⑥如扭转引起嵌顿时可出现梗阻、坏死及穿孔等严重情况;⑦可导致胃食管反流、消化道出血、梗阻、溃疡及穿孔等并发症。

3. **治疗原则** 防止胃食管反流、促进食管排空,严重的裂孔疝需外科手术治疗。目前国外已开展的腹腔镜治疗,较适合老年人。

(三)老年慢性胃炎

1. **概述** 慢性胃炎(chronic gastritis)是多种原因所引起的胃黏膜慢性炎性疾病。病程持续时间长,其发病率随着年龄的增长而逐步增加。据统计,50岁以后约有50%以上的人患有慢性胃炎。

2. **临床特点** 老年慢性胃炎常无典型症状,甚至无症状,少数有上腹疼痛或不适,也可有食欲不振,恶心呕吐,反酸嗳气,上腹饱胀感等消化不良的表现,症状常常与进食有关。可并发营养不良、贫血、出血、癌变等并发症,且因老年人胃黏膜血管硬化并发出血时不易止血。

3. **治疗原则** 首先要去除病因,避免刺激性的食物。必要时使用胃黏膜保护剂或抑酸剂。对于患有慢性胃炎的老年人要定期随访。

(四)老年消化性溃疡

1. **概述** 消化性溃疡(peptic ulcer)主要是指消化道黏膜被自身消化液消化所形成的慢性溃疡。老年患者中,胃溃疡多于十二指肠溃疡,复发率高。

2. **临床特点** 老年消化性溃疡的临床特点为:①症状不典型,仅有20%的老年患者有溃疡病典型症状;②约有35%的老年消化性溃疡患者无疼痛症状;③疼痛不典型,部位模糊,难以定位,呈不规则放射,可类似心绞痛;④可以吞咽困难为首发症状,也可以上消化道出血、穿孔、贫血等并发症为首发表现;⑤体重减轻也往往成为唯一或首发表现;⑥可出现严重出血、穿孔、梗阻、贫血等并发症。

3. **治疗原则** 消除病因、控制症状、促进溃疡愈合，防止并发症是老年消化性溃疡的治疗目标。饮食治疗在溃疡病治疗中占有重要地位，应避免刺激性饮食，同时老年人戒烟限酒也很有必要。

（五）老年胆石症

1. **概述** 胆石症（cholelithiasis）是由胆管或胆囊产生胆石而引起剧烈腹痛、黄疸、发热等症状的疾病，是一种常见的胆道疾病。胆石可由多种因素引起，主要病因是胆汁的成分改变、胆囊炎症、细菌感染、胆汁变为酸性、寄生虫、胆道梗阻、溶血、肝脏疾病、饮食结构的改变等。

2. **临床特点** 老年胆石症的临床特点为：①单纯胆囊结石病例中约有 50% 为无症状者；②常见为消化不良症状，表现为嗳气、胃灼热及厌食油腻饮食；③饱餐或进食油腻饮食后可诱发胆绞痛，疼痛放射至右肩胛骨下方或右肩，常伴恶心、呕吐；④胆总管梗阻时可出现黄疸，并发感染时可有寒战、高热；⑤可发生胆管炎、急性胆囊炎、慢性胆囊炎、胆囊穿孔、急性胰腺炎等并发症。

3. **治疗原则** 急性期宜先行非手术治疗，待症状控制后，进一步检查，明确诊断；如病情严重、非手术治疗无效，应在初步诊断的基础上及时进行手术治疗。治疗的目的在于缓解症状，减少复发，消除结石，避免并发症。治疗要点：控制饮食、缓解疼痛、抗炎利胆、胆道引流术、必要时手术治疗。

（六）老年急、慢性胰腺炎

1. **概述** 急性胰腺炎（acute pancreatitis）是胰腺及其周围组织被胰腺分泌的消化酶自身消化的化学性炎症。是常见的急腹症之一；慢性胰腺炎（chronic pancreatitis）是由于胆道疾病等因素导致的胰腺实质的慢性进行性损害和纤维化的病理过程。胰腺炎的主要病因有胆道疾病、过量饮酒、暴饮暴食、高脂血症、药物损伤、感染、手术等。老年胰腺炎并发症多且严重，病死率高。

2. **临床特点**

（1）急性胰腺炎的临床特点：①急性发作的剧烈腹痛，不能被一般的解痉止痛剂所缓解；②部分老年人临床症状不典型，腹膜刺激症状不明显，甚至无腹痛，而以低体温、休克、高血糖、器官衰竭为首要表现；③多有黄疸，常伴有神志的变化。

（2）慢性胰腺炎的临床特点：主要表现为腹痛、脂肪泻、糖尿病、营养不良。

（3）出血坏死性胰腺炎的临床特点：主要表现为高热、脱水、四肢厥冷、烦躁不安、心率增快，甚至休克。可发生胰腺脓肿、消化道出血、高血糖、休克、急性肾衰等并发症。

3. **治疗原则** 主要包括：①禁食、胃肠减压、静脉补液；②预防感染；③抑制胰腺分泌；④营养支持；⑤对症治疗；⑥预防并发症；⑦积极治疗胆囊炎和胆道疾病；⑧手术治疗。

（七）肝硬化

1. **概述** 肝硬化（hepatic cirrhosis）是一种由于不同病因所引起的慢性、进行性、弥漫性肝病。病因在我国以病毒性肝炎为主。老年人肝硬化以继发性胆汁性肝硬化较为多见，也有部分老年人发生隐匿的、原因不明的肝硬化。

2. **临床特点** 主要表现为食欲减退、上腹饱胀感、恶心、呕吐、腹泻、乏力、消瘦、脾大、腹水、出血倾向、食管胃底静脉曲张等肝功能减退及门静脉高压的症状。可发生上消化道出血、感染、肝性脑病、原发性肝癌、功能性肾衰竭、电解质和酸碱平衡紊乱、肝肾综合征等并发症。

3. **治疗原则** 以消除病因及一般治疗为主。失代偿期则以对症治疗、改善肝脏功能和处理并发症为主。对有长期吸烟酗酒的老人应劝其戒烟、戒酒。同时注意定期检查肝功能情况，限制脂肪的摄入。

（八）老年消化道出血

1. **概述** 消化道出血（gastrointestinal hemorrhage）是指来自食管、胃、肠、胆道及胰管等部位的出血。包括上消化道出血和下消化道出血。上消化道出血是指食管、胃、十二指肠、胆道及胰管等部位的出血；下消化道出血是指空肠、回肠、结肠、直肠等部位的出血。消化道出血是临床常见的急危重症，其预后取决于出血病变的部位、性质、出血量及速度、患者的年龄及各器官的功能状态。老年人胃肠黏膜萎缩、血管硬化、各器官的储备能力低下，或同时伴有重要器官的多种慢性疾病，往往出血速度快、不易控制，易诱发多器官功能障碍，死亡率极高。

2. 临床特点　老年消化道出血的主要临床表现特点为：①无诱因或（和）无先兆症状：约50%的老年患者既无诱因又无先兆症状，突然出现呕血或（和）黑便。②临床症状不典型：有些老年患者无消化道出血症状，而以休克、晕厥、心绞痛、严重贫血及精神症状等为首发症状。部分老年患者没有大量的呕血和黑便，而直接表现为烦躁不安、血压下降甚至呼吸心跳停止。③出血量大，再出血机会多，大出血可导致重要器官的灌注不足，易引起心肌梗死、缺血性脑卒中及肾功能衰竭等严重并发症。首次出血后48h内再出血的发生率高，应密切观察，警惕再出血的发生。④易发生多脏器功能的损害，尤其是心、脑、肾，以心脏最为多见。⑤可引起高钾血症，老年人消化道出血可发生高钾血症，应注意观察血钾浓度。⑥可发生心肌梗死、缺血性脑卒中、休克、肾衰、高钾血症及多脏器功能衰竭等并发症。

3. 治疗原则　卧床休息、止血、补充血容量、预防并发症。治疗要点包括：①止血：药物治疗、内镜治疗、手术治疗；②并发症治疗；③原发疾病治疗；④心脑肾等伴随病变治疗。

（九）老年吸收不良综合征

1. 概述　吸收不良综合征（malabsorption syndrome）是由于各种原因所引起的小肠对营养物质吸收障碍而造成的临床症候群。老年人的吸收不良综合征是由于老化所导致的胃肠动力异常、胃酸分泌减少、细菌过度生长以及各种疾病所引起的小肠消化吸收功能减退，致使小肠不能吸收足够的营养物质而引起营养缺乏的综合征。其主要是对脂肪、蛋白质、糖类、维生素和矿物质等营养物质的吸收障碍，最为突出的是脂肪吸收不良，大多数是多种营养物质吸收不良，但也有只是一种营养物质的吸收不良。常见原因：①细菌过度生长，老年人由于胃酸分泌减少，低酸或胃酸缺乏易使胃内细菌增生；②胃肠黏膜萎缩，影响食物消化吸收；③小肠运动障碍；④小肠黏膜表面病变；⑤糖尿病自主神经病变；⑥各种消化酶分泌不足。

2. 临床特点　老年吸收不良综合征的临床特点为：①腹泻、体重减轻和营养不良为主要表现，腹泻可表现为脂肪泻、粪便量大、恶臭、油腻、不易冲掉；②排气过多，是由于未吸收的糖类经细菌作用发酵产气所致；③出血倾向，是由维生素K吸收不良所致；④夜盲症、角膜干燥，是由维生素A吸收不良所致；⑤维生素D和钙吸收不良可致手足搐搦、感觉异常、骨质疏松；⑥B族维生素吸收不良可致口炎、口角炎、维生素B_1缺乏病（脚气）等；⑦典型病例可表现为极度消瘦、营养不良、水肿、贫血外观、衰弱、皮肤粗糙、色素沉着、皮肤瘀点瘀斑、口腔溃疡、低血压、肝脾肿大等。

3. 治疗原则　主要包括：①病因治疗，积极治疗原发疾病；②对症治疗；③并发症治疗；④营养支持治疗，以改善低营养状态。

三、护理评估

（一）健康史

1. 患病史　患病的起始情况以及时间、诱发因素，症状的主要特点，既往检查、治疗经过以及结果，是否配合医生治疗，询问用药史，包括用过何种药物，剂量、用法以及治疗的效果。

2. 生活史　日常生活是否规律，睡眠质量，工作、学习、家庭压力是否过大。日常饮食习惯，进餐是否规律，每日食物的组成品种以及数量，进食时间以及用餐时间，对食物有无过敏，有无烟酒嗜好，喜好食物品种，排便习惯等。

（二）身体评估

1. 一般状况　包括生命体征、精神状况、意识状态、营养状况等。

2. 症状和体征　目前主要的症状和病情变化。皮肤黏膜有无黄染、蜘蛛痣、肝掌、出血倾向等表现。

3. **功能状态** 腹部外形是否膨隆或凹陷，有无胃肠型和蠕动波，腹壁紧张度以及肠鸣音是否正常等等。

（三）心理-社会状况

1. **心理评估** 患者对所患疾病的诱因、病因、治疗、预后等相关知识的了解程度。患者的性格和精神状态，有无悲观、焦虑、恐惧等负面情绪。

2. **社会评估** 包括患者的家庭成员组成、家庭文化、经济状况。家属对患者所患疾病的认识，对其关怀的程度。医疗费用的来源及支付方式，就医的条件等。

（四）实验室及其他检查

1. **化验检查** 包括血液、尿液及粪便检查，十二指肠引流液及腹水检查。

2. **脏器功能试验** 例如胃液分析等。

3. **内镜检查** 包括胃镜、肠镜、胆道镜、腹腔镜等。

4. **影像学检查** 包括 B 超检查、X 线检查、CT、MRI 等。

5. **其他** 活组织检查和脱落细胞检查及结果。

四、常见护理诊断及护理措施

（一）常见护理诊断

1. **舒适的改变：疼痛（腹痛）** 与消化性溃疡、腹腔内外脏器的炎症、缺血、梗阻、胃肠道肿瘤、胃肠神经功能紊乱等有关。

2. **营养失调：低于机体需要量** 与不能摄入食物、厌食、肠道吸收或代谢障碍等有关。

3. **有体液不足的危险** 与消化道出血引起活动性体液丢失、腹泻、呕吐及液体摄入量不足等有关。

4. **便秘** 与饮食不良、饮水不足、缺少运动、肠蠕动缓慢、恶性肿瘤及老化引起的胃肠道组织结构改变和功能减退等有关。

5. **活动无耐力** 与脱水、出血、禁食、呕吐、营养不良等有关。

6. **体液过多** 与肝功能减退、门静脉高压引起钠水潴留等有关。

7. **皮肤完整性受损的危险** 与营养不良、水肿、皮肤干燥、瘙痒、长期卧床等有关。

8. **焦虑** 与呕吐、腹痛、病程长、担心疾病预后等有关。

9. **知识缺乏** 与对所患疾病的相关知识不了解，缺少信息、缺乏指导等有关。

（二）护理措施

1. **合理安排休息与活动** 腹痛急性发作期，患者应卧床休息，可听音乐等以转移注意力，做深呼吸减轻焦虑，缓解疼痛。有体液不足时应卧床休息，变换体位时动作要慢，以免引起体位性低血压。肝硬化患者取平卧位有利于增加肝、肾的血流量，改善肝细胞营养，提高肾小球的滤过率。下肢水肿者，抬高下肢以利于减轻水肿。阴囊水肿者可用托带托起。大量腹水患者宜取半卧位，使膈肌下降，利于呼吸运动，减轻心悸和呼吸困难等症状，应避免剧烈咳嗽、打喷嚏、用力排便等使腹内压骤增的因素。

2. **饮食护理** 避免暴饮暴食和进食刺激性食物，以免加重胃黏膜的损伤。对有水肿或腹水的患者应限制水钠的摄入：低盐或无盐饮食，进水量每日 1000ml 左右，宜少食含钠高的食物，例如咸菜、酱油、罐头、腌制品等。对于有营养失调（低于机体需要量）的患者应注意：①选择营养价值高、软质、易于消化的食物，同时注意烹饪的方法，避免油炸；注意补充足够的维生素、热量以及蛋白质。②避免刺激性食物，例如浓茶、酒精、咖啡等。③宜选择低糖低脂的食物。④进食后避免立即平卧。⑤指导患者少食多餐，缓慢进食。⑥对于食欲极差、进食困难、不能进食的老年人，必要时给予鼻饲饮食或静脉营养支持。⑦营养状况评估：观察并记录每日进食量、次数以及品种，以了解摄入的营养素是否满足机体需要；定期测量体重，监测相关营养指标的变化。

3. 缓解疼痛　帮助患者认识和去除病因，以减少或去除诱发和加重疼痛的因素；指导患者掌握疼痛的规律和特点，并按疼痛特点使用缓解疼痛的方法。

4. 病情观察与用药护理　密切观察生命体征和尿量的变化，观察皮肤黏膜的颜色、弹性、有无脱水征。观察呕吐物的颜色、性质和量。准确记录24h出入量，测量腹围、体重，监测血清电解质和酸碱度变化，以便于及时纠正水电解质和酸碱平衡紊乱。适当运用利尿剂，同时注意维持水电解质酸碱平衡，利尿的速度不宜过快。使用胶体铋剂时，例如枸橼酸铋钾宜在餐前半小时服用，服药过程中可使牙齿舌头变黑，可用吸管直接吸入，有些患者用药后可出现黑便，停药后自行消失；使用抗菌药物时，应询问过敏史，注意有无慢性过敏；对胃肠道有刺激性的药物，宜在饭后半小时服用。观察用药后反应并及时与医生沟通。

5. 腹腔穿刺的护理要点　术前向患者说明注意事项，测体重、腹围、生命体征，同时排空膀胱避免误伤。老年人腹穿放液速度不宜过快，一次放液量不超过1000ml。术中密切观察患者面色及生命体征。术后用无菌敷料覆盖伤口，如有溢液用明胶海绵等渗液吸收敷料处理，术后缚紧腹带，以避免腹内压骤降。记录抽腹水的量、颜色及性状，及时送检。

6. 补液护理　对于非禁食的患者，经口补液，应少量多次饮用，以免引起呕吐。对于禁食者，需静脉补液，以保证机体的水电解质平衡，应根据患者的年龄及脏器功能情况调节补液速度。

7. 心理护理　给予患者心理支持，向患者解释疾病的起因、过程、采取的治疗措施及预后，帮助患者树立战胜疾病的信心。

五、健康指导

（一）饮食指导

饮食管理对消化系统疾病的老年人极为重要，良好的饮食习惯对消化道疾病的预防、治疗及预后起着决定性的作用。具体措施包括：①尊重老年人的饮食习惯，指导老年人合理饮食，少食多餐，避免暴饮暴食或过饥过饱。②不吃咸、少吃甜、脂肪限量、不偏食，不吃过烫食物，食物的温度宜温偏热。③每日进餐定时定量，细嚼慢咽。④食物的选择应易于消化和吸收。⑤营养素搭配合理，多食新鲜蔬菜和水果，避免进食隔夜饭菜，选择优质蛋白，注意主副食合理、粗细兼顾。既满足老年人每日热量的需求，又可以摄入足够的维生素、无机盐和微量元素。⑥食物的加工应细、软、松，既给牙齿咀嚼的机会又便于消化，烹调宜采取烩、蒸、煮、炖、煨等方式，尽量少用煎炒、油炸等方法，并注意色、香、味，既易消化又促进食欲。⑦蔬菜宜用嫩叶，但不要过细，适当的食物纤维有利于大便通畅。⑧老年人应不饮或少饮酒，因为酒精可以导致中枢神经系统的抑制和失调、损害肝脏及胃黏膜，同时不宜饮浓茶和咖啡。⑨反流性食管炎的老人应尽量减少脂肪的摄入，给予低脂低糖饮食，最好以脱脂牛奶代替全奶，缓慢进食、不可过饱，避免进食对食管有刺激性的食物；胆石症的老人应选用低脂肪饮食；消化性溃疡的老人切勿暴饮暴食，要定时进餐，细嚼慢咽，避免急食。少吃纤维多、过冷或过热的食物及刺激性食物；患急性胰腺炎的老年人应暂禁食、胃肠减压，病情缓解后，从小量低脂低糖饮食开始逐渐增加至恢复正常饮食，避免刺激性强、产气多、高脂高蛋白食物，戒烟戒酒、避免暴饮暴食，养成良好的进食习惯，防止复发。

（二）预防便秘

详见本教材第七章第四节。

（三）自我识别消化道肿瘤

消化道肿瘤是老年人的常见病之一，早期发现、早期治疗意义重大。对患有慢性萎缩性胃炎、伴肠化生或不典型性增生、腺瘤性胃息肉及胃溃疡的老年人应在积极治疗的同时，加强随访，及时发现病情变化。对有以下症状者，应及时检查，以便尽早发现病情变化，早期诊断治疗：①老年人若在吞咽食物时偶感胸骨后停滞或异物感，有时影响进食者；②无胃肠道疾患而近期有胃肠不适，经门诊治疗无明显好转者；③既往有溃疡病史，近期疼痛变得不规律且呈持续性疼痛者；④有痢疾样脓血便、血便，大便急、有下坠感者；⑤原有慢性肝炎或肝硬化，出现消瘦、乏力、食欲不振，肝区胀痛或锐痛者。

（石　蕾）

学习小结

　　本节主要介绍老年人消化系统结构和功能的老化改变，老年人常见消化系统疾病及其临床特点、护理评估、常见护理诊断、护理措施及健康指导的内容。

重点掌握老年人消化系统常见疾病的临床表现特点、常见护理诊断、主要护理措施及健康教育。

复习参考题

患者男性，78岁，以突然晕厥急诊送入院，既往有胃溃疡病史，一日前发现黑便一次。查体：贫血外观，面色苍白，T 37℃，P 128次/分，R 22次/分，Bp 80/50mmHg，患者近几日自觉乏力、恶心，曾有两次起床时出现眼前发黑。

问题：

1. 该患者可能的疾病是什么？

2. 如何做好该患者的日常饮食指导？

第四节　老年人运动系统疾病及护理

　　运动系统主要由骨骼、软骨、关节、韧带及骨骼肌组成，受神经系统的调节，并与身体其他系统协作配合，完成支撑、保护和运动机体的功能。随着年龄的增长，骨骼与骨关节系统出现老化和退变，导致老年人骨骼与关节疾病发病率明显增高。有报道65岁以上老年人每增加5岁，骨折的风险增加1倍。运动系统疾病常常出现疼痛、活动受限、自理能力下降等症状和体征，影响老年人的日常活动和运动，给老年人日常生活带来严重影响，甚至降低老年人的生存质量。

一、老年人运动系统结构和功能

（一）骨骼

　　老年人骨骼中的有机物质如骨胶原、骨粘蛋白含量减少或逐渐消失，同时钙质交换出现负平衡，骨中钙逐渐减少，钠、锌、水分增加，胶原纤维增多，骨骼开始萎缩，表现为骨皮质变薄，黄骨髓增加，骨小梁变细、断裂、数量减少，骨量减少，出现骨质疏松，导致骨骼的脆性增加，容易发生变形和骨折且骨折愈合时间长，不愈合比例增加。这些退行性变因骨骼的种类和性别的不同有较大差异，一般来说长骨比扁骨明显，女性比男性明显。

（二）关节

　　关节位于骨与骨之间，是由骨端、关节囊和关节软骨构成。老年人普遍存在关节退行性改变，尤以承受体重较大的膝关节、腰和脊柱最明显。

1. **关节软骨** 老年人关节软骨的改变最为明显。随着年龄的增长，软骨中的蛋白质、黏多糖、硫酸软骨素 A 及水分减少，硫酸角质蛋白及软骨素 B 增加，软骨细胞耗氧量降低，使软骨变黄，弹性和韧性减退，硬度、脆性和不透明性增加。由于长期的磨损，负重关节面的透明软骨变薄，表面变得粗糙不平，表面软骨成小碎片，脱落于关节腔内，形成游离体，即关节鼠，可使老年人在行走时关节疼痛。位于破坏软骨下的骨质受到牵拉、磨损出现骨质增生形成骨刺，骨质发生囊性变。关节囊的纤维结缔组织增生，韧带的韧性和弹性降低。这些改变使关节的完整性和稳定性受到破坏，关节发生全面退行性变化，出现疼痛、活动受限或运动障碍。

2. **滑膜** 关节的滑膜随年龄增长发生退行性变，主要表现为滑膜萎缩、变薄，纤维及表面皲裂、绒毛增多，滑膜的细胞和毛细血管减少，出现不同程度的血循环障碍、代谢降低，从而导致滑膜和关节囊充血、肥厚增生，促使关节软骨变性，导致软骨损害。

3. **滑液** 滑液由透明质酸构成。退变时滑液因减少而黏稠，透明质酸减少，细胞增多，并发滑膜炎症时有大量炎症细胞。

4. **椎间盘** 椎间盘连接相邻两椎体，主要由髓核及其周围的纤维环构成。随着增龄，由于脱水、软骨纤维化和黏多糖的改变，椎间盘变扁平，椎间隙变窄，脊柱高度变短，身高变矮。颈腰椎椎间盘前半部分厚后半部分薄，由于长期负重及承受各种冲击力和挤压力的作用，使纤维环中的纤维变粗，弹性减退。30 岁以后，富有弹性和柔韧性的胶状髓核物质逐渐被纤维组织和软骨细胞取代，椎间盘液体明显减少，弹性锐减变硬，最终演变为一软骨实体。椎间盘的退行性变使脊椎负重时缺乏缓冲弹力，纤维环向侧后方膨出导致椎间隙变窄，椎间盘周围韧带松弛，使椎体活动时出现先后错动不稳；韧带松弛会刺激和牵拉椎体骨质，使其出现骨质增生，形成骨刺或骨赘。这些因素刺激或压迫脊髓、神经、神经根、动脉，引起相应颈、腰椎病的症状或体征。

（三）骨骼肌

成年人全身骨骼肌约占体重的 40% ~ 50%。骨骼肌因年龄的增长出现细胞总数减少，变性萎缩，肌纤维的数量和大小也发生改变，使肌群体积缩小，骨骼肌重量减少。自 25 岁开始，肌肉以每 10 年 4% 的速度递减，50 岁后则为每 10 年递减 10%，若缺乏血浆生长激素胰岛素生长因子，则递减速度高达每 10 年 35%。同时，骨骼肌的肌力也减弱，肌肉容易疲劳。另外，由于老年人神经 - 运动功能也减退，导致动作的不稳定性增加，可靠性降低，动作速度减慢。故老年人一般体力减退，动作迟缓，运动幅度降低，较难完成复杂动作。

骨骼、关节、肌肉和椎间盘的退行性变化，在 60 岁以后普遍存在，以承重大的脊柱、膝、髋关节最为明显。退化主要表现为关节囊的纤维结缔组织增生，韧带弹性和柔性减退，甚至出现关节间隙不对称、狭窄，关节面硬化变形，骨质增生硬化，关节边缘形成骨刺，关节面下形成囊肿，关节囊积液，椎间盘移位等，进而发生骨性关节炎、压迫神经血管，使人体出现不适感，并出现活动受限。

二、老年常见运动系统疾病及其特点

（一）脊柱的退行性疾病

1. **概述** 椎骨、椎间盘，以及周围的韧带、肌肉发生退行性改变，使得椎体间隙变窄，脊柱不稳，椎体边缘、小关节和椎弓根发生骨质增生，椎间盘突出，椎管狭窄，这些改变出现在颈椎、胸椎或腰椎，称为相应部位的骨质增生、椎间盘突出或椎管狭窄。如果这些改变压迫或刺激神经根、脊髓、椎动脉或交感神经，会表现出一系列症状和体征。老年人最为常见的脊柱退行性疾病是颈椎病，其次是腰椎间盘突出症。颈椎病(cervical spondylosis)是一种以退行性病理改变为基础的疾患，是颈椎间盘退行性变及其继发性病理改变刺激或压迫周围的神经根、脊髓、血管或其他相关组织，而出现一系列功能障碍的临床综合征。多见于长期低头伏案的工作者，好发于第 3 ~ 7 椎间隙。腰椎间盘突出症(prolapse of lumbar intertebral disc)是腰椎间盘纤维环破裂或髓核突出,压迫和刺激相应水平的一侧或两侧神经根或马尾神经所引起的一系列症状和体征。以第4、5腰椎最常见。

2. 临床特点

(1)颈椎病:按病变的部位、范围及不同的受压组织,可表现出不同的症状和体征。临床上颈椎病分为神经根型、椎动脉型、脊髓型和交感神经型。

1)神经根型颈椎病:此型在所有颈椎病中发病率最高,约占 50%~60%。小关节骨质增生或椎间盘侧后方突出,单侧或双侧脊神经根受压迫或刺激。常见临床表现为颈部疼痛,向一侧或两侧肩部、上肢或手指放射,并伴上肢麻木、无力、过敏、异样感。仰头、咳嗽、喷嚏可加重疼痛,头部、肩背部和胸前区可出现感应痛。此外,可出现颈部僵硬,活动受限,肩背部压痛,颈部肌力减弱,甚至肌肉萎缩。

2)椎动脉型颈椎病:此型的发病率约占所有颈椎病的9.44%。椎动脉受压、迂曲变细而使血流受阻。表现为反射性脑血管痉挛或一过性脑缺血,除颈部疼痛外,还出现枕部痛、单侧头痛、眩晕、耳鸣、视力听力减退、视物模糊、猝倒、恶心呕吐、发音不清等,常因颈部突然转动而诱发或加重。椎动脉型颈椎病所致的猝倒不伴有意识丧失,且猝倒后能很快站起行走。

3)脊髓型颈椎病:此型在颈椎病中较少见。椎间盘后方突出,椎体后缘骨赘或椎管狭窄压迫脊髓及伴行血管。该病起病缓慢,主要表现为颈部疼痛,上下肢麻木、无力、持物不稳,活动不灵活,易跌倒,异样感,双脚仿佛行走在棉花上,躯干部可出现"束带感",严重者可引起尿潴留或尿失禁,甚至瘫痪。

4)交感神经型颈椎病:此型约占颈椎病的10%,因分布于颈神经根、脊膜及椎间关节囊的交感神经受到刺激所致。此病既可表现为交感神经兴奋,也可表现为交感神经抑制。前者可表现为头痛、头昏、颈后和枕部疼痛;视物模糊、眼干涩;心跳加快、心律失常、血压升高;头颈及颜面部麻木;肢体发凉、怕冷、多汗或无汗。后者则有头昏眼花,流泪、鼻塞、心动过缓、血压偏低等。临床上还可见神经根、脊髓、椎动脉或交感神经中两者或两者以上同时受压迫和刺激,各型颈椎病的临床表现同时出现,这种情况又称为混合型颈椎病。

(2)腰椎间盘突出症:起病缓慢,多与骨质增生、骨质疏松、椎体滑脱或椎管狭窄等症并存,临床表现复杂而不典型,除腰痛和坐骨神经痛外,还可出现腹股沟和大腿前侧疼痛,严重者可出现大小便失禁、双下肢不全瘫痪、性功能障碍。

3. 治疗原则 脊柱退行性疾病的治疗多采用非手术治疗,治疗措施有牵引、理疗、推拿按摩,其主要作用是缓解或减轻压迫,消除刺激,促进血液循环,松弛肌肉痉挛,从而达到减轻或消除疼痛的目的。此外,辅以药物治疗如抗炎镇痛药、扩张血管药、解痉药,以及营养和调节神经系统的药物,也可采用穴位注射或痛点封闭等。如症状严重,非手术治疗无效者,可采用手术治疗。

相关链接

颈椎病自我护理歌诀

晚上不宜高枕卧,俯首工作有限时;

看书毋妨添支架,沉思亦可托腮额;

头晕忌望天花板,手软宜常牵脖子;

早起漱口练抬头,闲时多躺靠背椅;

俯卧垂头能复位,自行"吊颈"少求医。

(二)老年退行性骨关节病

1. 概述 老年退行性骨关节病(elder degenerative osteoarthritis)又称为老年骨性关节炎、增生性关节炎,是一种因关节软骨发生退行性变,引起关节软骨完整性破坏以及关节边缘软骨下骨板病变,继而导致关节症状和体征的一组慢性退行性关节疾病。其特点为关节软骨损伤、骨质增生形成骨赘、关节活动障碍。好发于负重关节如髋关节、膝关节、脊柱关节,也见于肩关节和指间关节等。据报道,65 岁以上老年人的患病率达 68%。老年退行性骨关节病一般女性多于男性,但髋关节受累男性多于女性,肥胖者的发病率较高。

2. 临床特点 临床症状根据受累关节不同而不同。①膝关节的发病率最高,主要表现为活动时疼痛,上下楼时疼痛加重。关节静止一段时间后可出现僵直感。关节腔可有积液,被动屈曲时可出现关节弹响或骨擦音。病情逐渐发展可出现关节骨缘增大,疼痛加重,走路及站立时均出现疼痛,伸膝障碍,甚至内翻或外翻畸形。②髋关节受累可出现髋关节疼痛,并放射到腿部,常伴有跛行。晨起后髋关节可出现晨僵,持续时间不超过 15 分钟,活动后缓解。严重者可出现髋关节畸形,导致功能障碍。③脊柱关节受累时出现脊髓、神经根受压迫或刺激症状。④肩关节受累出现肩关节疼痛,起床或活动时间过长后疼痛加重,病情严重时夜间可出现明显疼痛,并有局部压痛、关节积液。长期患病可因关节活动受限出现肌肉萎缩,关节囊挛缩,使关节不稳定。

3. 治疗原则 减轻关节的负重和适当休息是骨性关节炎的重要治疗措施,物理治疗如红外线、超声波、蜡疗、离子导入等可以减轻炎性水肿,促进血液循环,减轻肌肉痉挛和缓解疼痛。药物治疗的主要目的是减轻症状,常用药物如阿司匹林、吲哚美辛等。如疼痛较重而不能缓解或关节明显畸形活动严重障碍者,可实施手术治疗。

(三)老年性骨质疏松症

1. 概述 骨质疏松症(osteoporosis, OP)是一种全身骨代谢性疾病,以骨量减少、骨的显微结构受损以及骨折危险性增加的相关临床综合征。骨质疏松症是老年人常见的疾病之一,40 岁以后骨质疏松症的发病率随增龄逐渐增高,60 岁以上的女性患病率为 50%,男性患病率为 20%;而患骨质疏松症极易发生股骨颈骨折、脊椎骨折,是引起老年人卧床率和伤残率高的原因。

骨质疏松症的发生是由于骨峰值水平较低,骨质的丢失过快及破骨细胞和成骨细胞的作用失衡所致。相关病因有:①内分泌因素:老年人由于性功能下降,抑制骨吸收和促进骨形成的性激素包括雌激素、雄激素和孕激素水平明显降低,特别是女性绝经后,雌激素水平降低明显,同时甲状旁腺激素增高、降钙素缺乏,加速骨质疏松症的发生。②营养因素:由于老年人食量减少,吸收功能降低,蛋白质和钙的摄入及吸收明显不足,导致骨基质蛋白合成减少和血钙降低,骨钙外流,骨量丢失。钙的吸收必须有维生素 D 的参与,维生素 D 的缺乏,加剧钙的缺乏。另外磷、维生素 C、氟、镁、锌等摄入不足或过多,都对骨量的维持产生不良影响。③遗传因素:遗传因素决定个人的峰值骨量和骨骼大小。峰值骨量越高,骨骼越重,到老年发生骨质疏松的危险就越小。骨质疏松症有明显的家族史,不同人种的发病率也不相同,白色人种比黑色人种易患病,亚洲人比欧洲人易患病。④免疫因素:免疫活性因子激活破骨细胞,促进骨吸收,抑制骨形成,导致骨量丢失。⑤失用因素:骨骼的形态和构筑取决于骨骼的力学变化。运动不仅能强壮肌肉,也能增加骨骼的密度和强度。老年人运动量减少,肌肉逐渐萎缩,肌力下降,使成骨细胞缺乏足够机械应力的刺激,活性降低,而破骨细胞的活性则增高,使骨吸收大于骨形成,骨量丢失出现骨质疏松。此种情况可通过适当运动和治疗得到改善或恢复。酗酒、吸烟和咖啡因的大量摄入会增加该病发病率。

2. 临床特点 骨质疏松症起病和病程进展均较缓慢,早期多无明显临床表现。疼痛是骨质疏松最常见的症状,以腰背痛为最多,多为酸痛,其次是膝关节、肩背部、手指、前臂、上臂,部分患者可小腿抽筋。四肢酸软无力,容易发生骨折。椎体压缩性骨折在骨质疏松症老人中最普遍,它是老年人身材变矮、驼背的主要原因,其次是桡骨骨折和股骨颈骨折。股骨颈骨折对老年人危害最大,可导致老年人长期卧床,生活不能自理。

3. 治疗原则 补充钙和维生素 D 是骨质疏松症的重要治疗措施。我国老年人每天至少需要钙 800mg,

维生素 D 800U/d,最新证据表明需要高达 2000U/d。补钙应以食物补钙为主,含钙高的食物有牛奶、豆制品、海产品等。通过食物摄入的钙量不足,应补给钙剂。维生素 D 可通过多晒太阳或应用维生素 D 制剂获得。疼痛明显者可用降钙素迅速止痛,同时可减少骨吸收。二磷酸盐有抑制成熟破骨细胞活性,抑制骨吸收,刺激骨小梁再建的作用,严重骨质疏松者或不宜用激素代替疗法者可选用。雌激素代替疗法主要用于治疗和预防绝经后骨质疏松症,疗效好,但应注意适应证,有雌激素依赖性肿瘤、严重肝肾损害、红斑狼疮等的老人均不宜使用。同时,运动是骨质疏松症防治措施中的重要组成部分,例如姿势锻炼、步态训练和平衡训练以及肌肉强化训练。

三、护理评估

(一)健康史

1. **患病史及治疗史**　本次疾病发生、发展的经过,出现的症状,有无相应的易感因素,用药史。

2. **生活方式**　活动及饮食习惯,如是否活动少、嗜烟酒、大量饮用咖啡等。

(二)身体状况

1. **一般状况**　身高的改变、生命体征、营养状况等。

2. **专科情况**　体形、活动能力、关节活动度、是否关节肿胀、畸形。

3. **功能状态**　主要包括日常生活能力、功能性日常生活能力和高级日常生活能力的评估。

(三)心理 - 社会状况

1. **心理评估**　患病对生活的影响,是否适应角色的转变。

2. **社会评估**　对疾病知识的了解程度,遵医行为是否良好;社会家庭的支持度。

(四)实验室及其他检查

1. **血液**　如骨钙素(BGP)和尿羟赖氨酸糖苷(HOLG)等。骨钙素是骨更新的敏感指标,尿羟赖氨酸糖苷是骨吸收的敏感指标,骨质疏松病人可见升高。

2. **X 线**　可显示骨及关节的形状及结构。

3. **CT**　在椎间盘疾病的检查中效果优于 X 线。

4. **MRI**　能发现早期软骨、半月板及韧带等的病变。

5. **骨密度**　骨质疏松症的重要诊断手段。

四、常见护理诊断及护理措施

(一)常见护理诊断

1. **舒适的改变:疼痛**　与骨质疏松症;脊柱、髋部、肩部、腕骨骨折;脊椎退行性改变;肌肉痉挛;手术康复锻炼等有关。

2. **有跌倒的危险**　与头晕、肌无力及活动能力受限有关。

3. **运动 - 感觉障碍**　与椎间盘突出、椎管狭窄、脊柱炎、平衡不稳定、腰背创伤和手术等有关。

4. **有躯体移动障碍的危险**　与疼痛、肌无力、强迫卧床等有关。

5. **自理能力下降**　与骨关节系统退行性变所导致的活动能力下降有关。

6. **知识缺乏**　与对疾病的病因、治疗、预后等知识缺乏认识有关。

7. **营养失调:低于机体需要量**　与钙摄入量不足有关。

8. **社会隔离**　与身体形象改变、活动无耐力、活动受限或制动、缺乏亲情等有关。

9. **潜在并发症:骨折、肌肉萎缩**　与骨质疏松、关节退行性变、活动少有关。

（二）一般护理措施

1. 活动与休息　指导患者动静结合，以不负重的活动为主，避免长期、反复的剧烈运动，并根据患者的身体情况，制定相应的活动计划。症状严重时卧床休息，对因疼痛活动受限的老年人，指导他们维持关节的功能位，每天进行关节活动训练。患退行性关节炎的老人急性期应限制关节活动，症状缓解期每天进行适当的运动，如早操、慢跑、太极拳等，以增加和保持骨量，可避免肌肉萎缩，有利于改善关节软骨组织的营养，增强关节周围的肌张力，改善关节的稳定性，但切勿过度，避免运动中的机械性损伤。

2. 合理用枕　颈椎病患者应选用软硬适中、有一定弹性和保暖性、高约10～15cm的枕头。仰卧时，枕头置于颈后部；侧卧时，枕头置于肩以上，使头部与床平行。

3. 病情观察与对症护理

（1）密切观察患者的症状和体征。

（2）卧床或营养不良者注意观察皮肤情况，做好压疮的风险评估，根据危险因素采取相应措施，如经常更换卧位、使用电动波浪床或防压疮啫喱垫等，防止因长时间保持同一姿势引起的局部循环障碍，产生压疮。若为脊柱损伤者宜采用轴式翻身。

（3）有肢体包扎或固定者注意观察患侧肢体的血液循环（温度或颜色的变化）、包裹的松紧度，牵引减轻疼痛的效果。指导老人每小时活动身体数分钟，如头前屈下颌靠近胸骨，上肢关节的活动、足背屈或跖屈，足趾扭动等。

（4）评价老人的活动量、反射和感觉，每天2～3次。

4. 跌倒的护理　跌倒是严重的医疗安全不良事件。老年人由于关节等退行性变化，活动能力受限，跌倒发生率增加。进行跌倒风险评估，针对高危因素采取针对性措施，以减少跌倒的发生（详见第七章第四节老年人的日常生活安排要点）。

5. 疼痛的护理　老年疼痛多以慢性疼痛为主，颈椎病、膝关节病、肩周炎等骨关节病占慢性疼痛原因的60%。疼痛被认为是人的第五大生命体征，慢性疼痛是一种疾病，需尽早规范化治疗及护理。

（1）做好疼痛的评估：评估方式包括患者自我报告法、行为观察法和生理指标评估法。鉴于疼痛是一种主观感受，患者自我报告法是最准确和最有效的疼痛评估方法。倾听患者和家属对疼痛的描述，持续观察患者对疼痛的反应，检查疼痛部位，用疼痛评价工具测定疼痛的强度，同时与患者和家属讨论疼痛变化的原因。常用的评价工具有：①视觉模拟评分法（Visual Analogue Scales，VAS），一条长10cm标尺，一端标示"无痛"，另一端标示"难以忍受的疼痛"，患者根据疼痛的强度标定相应的位置，0～2分为优，3～5分为良，6～8分为可，大于8分为差（图9-1）。②数字等级评定量表（Numerical Rating Scale，NRS），用0～10数字的刻度标示出不同程度的疼痛强度等级，"0"为没有疼痛，"10"为极度疼痛，4以下为轻度痛（疼痛不影响睡眠），4～7为中度痛，7以上为重度痛（疼痛导致不能睡眠或从睡眠中痛醒）（图9-2）。③Wong-Baker面部表情量表（Wong-Baker Face Pain Rating Scale），由六张从微笑或幸福直至流泪的不同表情的面部图形组成。这种方法适用于交流困难，如儿童、老年人、意识不清或不能用言语准确表达的患者，但结果易受情绪、环境等因素的影响（图9-3）。

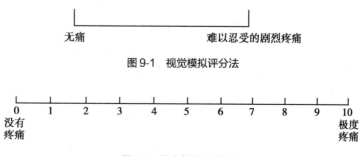

图9-1　视觉模拟评分法

图9-2　数字等级评定量表

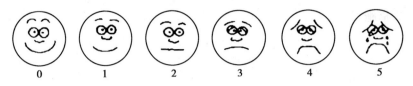

图9-3　Wong-Baker 面部表情量表

（2）采取合适的体位：指导患者放松骨骼肌，以减轻疼痛强度。因病情需要使躯体长期处于仰卧位或抬高下肢时，应在膝关节下垫软枕，使膝关节抬高屈曲形成10°～20°角，以保持膝关节的功能位；腰背部疼痛可用软枕或棉被支撑；正确采用擦背、按摩或温水浴等，以促进肌肉松弛，减轻肌肉紧张。

（3）选择合适的床垫：脊柱损伤引起的疼痛宜睡硬板床。

（4）疼痛发作的处理：腰背痛突然发作时，应让老人缓慢地或以俯卧方式移动到床上或就地躺下，使压力暂离腰背部，然后缓慢挺直腰背和伸腿，直到疼痛减轻。

（5）便盆的使用方法：指导老人以滚圆木式翻身法使用便盆，以避免因抬高臀部而引起疼痛。

（6）药物的使用：必要时遵医嘱给予止痛剂、肌肉松弛剂，观察用药效果。

6. 心理护理　关心患者，鼓励老人表达自己内心的感受。指导老人穿着，用服饰改变形象，增强老年人的自信心。

7. 必要时与康复治疗师进行合作治疗，遵医嘱进行颈部或盆骨牵引，观察牵引反应。

五、健康教育

1. 饮食指导　根据患者情况制定饮食计划，学会各种营养素的搭配，给予优质蛋白、低脂、易消化饮食。指导老人每天需要钙800～1000mg，钙的最佳来源是食物。鼓励老人多摄入含钙丰富的食物，包括牛奶、海产品、深绿色蔬菜、豆制品、坚果食物等。有条件者每天饮牛奶250～500g，若饮牛奶后出现腹胀、腹泻等不适，可饮用酸奶。每周至少食用其他高钙食物3～4次，如豆腐、海带、虾皮、鱼、菠菜等。坚果类如花生、核桃、板栗、松子、杏仁等也可提供钙。此外鱼类除含有丰富的钙，还富含有利钙吸收的维生素D，应鼓励老年人多吃。注意食物的烹饪方法以促进食物钙的溶解，促进吸收，如煮骨头汤或烧炒食物时适量加醋，控制食盐的使用。注意食物的搭配，如豆腐不与菠菜同时烹饪，避免钙与草酸结合形成草酸钙等。避免饮酒、浓茶、浓咖啡和碳酸饮料等。

2. 用药指导

（1）钙调节剂：①雌激素：使用前详细了解妇科肿瘤、心血管疾病的家族史，进行全面妇科检查，以排除激素代替疗法的禁忌证。治疗过程中每6～12个月进行一次妇科检查，严密监测子宫内膜的增殖变化，指导老人观察阴道出血情况。每月自我乳房检查一次，一旦发现乳房肿块立即就诊。②降钙素：使用时注意有无食欲减退、恶心、颜面潮红等。③维生素D：监测血清钙和肌酐的变化。

（2）钙制剂：正确选用咀嚼的钙制剂，以促进吸收；氯化钙对胃有刺激，老年人不宜服用，可选用其他钙剂，如复方氨基酸螯合钙胶囊、葡萄糖酸钙等；钙剂不可与绿叶蔬菜一起服用，防止钙螯合物形成而降低钙的吸收；一天的钙量最好分次服用，且饭后1小时或睡前服用最佳；使用过程增加饮水量，保证足够的尿量排出，以减少泌尿系结石的产生和防止便秘；喝牛奶有不适的老人不用乳酸钙；服用碳酸钙可出现便秘、胃肠胀气、胃酸反流、恶心等不适；由于血清钙过高会导致泌尿系统损害，对患结石症、肉芽肿或高血钙的老人应限制钙剂的使用；补钙的同时补充适量维生素D，以促进钙的吸收。

（3）阿仑膦酸盐类：晨起空腹服用，同时饮清水200～300ml，至少半小时内不能进食或饮用饮料，同时取立位或坐位。静脉注射时要注意血栓性疾病的发生，定期监测血钙、磷和骨吸收生化标志物。

（4）消炎镇痛药：①长期或大量服用阿司匹林的老人应注意胃肠道的不良反应，有无出血征兆，监测老人的凝血功能。②糖尿病老人用水杨酸类药物，需每日检测血糖水平。③非甾体类消炎镇痛药最常见的不良反应是胃肠道不适，可引起溃疡或消化道出血，因此宜饭后服用，或同时服用西咪替丁以减轻溃疡的发生率。该类药物还可引起肾脏损害，肝肾功能有损害的老人服用可造成药物积蓄而中毒，因此必须遵医嘱服药，定期监测白细胞计数和肝肾功能。

3. 预防并发症 鼓励老人进行缩唇呼吸和腹式呼吸训练，指导老人进行呼吸训练和咳嗽训练，保持呼吸功能。进行被动和主动的关节活动训练，维持关节的正常功能，如果老人不能独立行走，训练老人进行床-轮椅或椅子之间的移动。进行肌肉等长和等张收缩训练，保持肌肉的张力。定期检查及早发现并发症。

4. 康复指导

（1）指导老年人养成良好的生活习惯，控制体重，肥胖者指导减肥。

（2）指导患者睡坚实的床垫，避免睡过软的床垫。

（3）指导老年人正确的活动姿势，减轻病变关节的压力，避免高负荷的跑、跳、蹲，减少或避免登山、爬楼梯等。

（4）指导老人保护关节和肌肉，预防疼痛，冬季或阴雨季节注意保暖，防止关节受凉受寒。

（5）注意关节活动方法，避免关节负重。应用大关节活动代替小关节，如用背带包代替手提包；用屈膝屈髋下蹲代替弯腰和弓背；用双手持重物代替单手提取，若使用单手提物，重量不宜超过15kg；用双脚的移动带动身体转动代替突然扭转腰部；使用球式门锁或门把手时，应选择向拇指方向旋转的门球把，以避免关节尺侧偏移；选用有靠背和扶手的高脚椅，坐时双脚平放地上，不交叉，重心平均分配到双臀并向后靠，膝髋关节成直角。

（6）指导老年人做颈部运动体操，包括仰头，侧偏头颈使耳靠近肩，头后缩，头颈对抗来自枕部、前额、两颞侧的阻力，转动头部。运动时动作宜慢，每个动作后应使头回到中立位后再做下一动作。

（7）指导老年人进行体育运动，运动强度以低、中度为宜，运动方法以步行、慢跑、游泳、骑自行车为佳，运动时监测脉率，将心率控制在安全范围以内。运动前应做5分钟的准备活动，伸展颈、肩、腰、膝部的肌肉和韧带，然后逐渐增加运动量，持续运动15～20分钟，最后再做5～10分钟的整理运动。运动量以运动后全身微微出汗，身体无疲劳感为宜。为预防和缓解疾病，有规律的运动必须经常坚持。

（8）指导老年人日常生活中保持正确的姿势。不能同一姿势太长时间，看书、写字或使用计算机工作持续50～60分钟，须做1～2分钟的头颈部活动或改变姿势；坐位工作尽量避免驼背、低头，不要伏在桌子上写字。指导患者如何弯腰捡拾物品，避免扭转动作，避免长时间弯曲身体。

（9）鼓励老年人进行腰背肌功能锻炼，如仰卧起坐等，提高腰部负重能力。

（10）指导老年人进行关节功能锻炼，包括：①肩关节：练习外展、前屈、内旋活动；②手关节：锻炼腕关节的背伸、掌屈、桡尺偏屈；③髋关节：早期进行踝部和足部的活动锻炼和股四头肌的收缩，逐渐过渡到床上髋关节活动，进而扶拐杖下地；④膝关节：股四头肌伸缩、伸屈及旋转。

（陈妙虹）

学习小结

本节主要介绍老年人运动系统结构和功能的老化改变，老年人常见运动系统疾病及其临床特点，主要护理评估的内容，常见护理诊断、护理措施和健康指导内容。重点掌握老年人常见运动系统疾病的常见护理诊断、主要护理措施及健康教育。

患者女性,78 岁,因半夜登高取物摔倒　　　压缩性骨折。
自觉腰痛 6 小时入院。既往有双膝关节　　　问题:
痛 5 年,长期不规律使用唑来膦酸。入　　　1. 该病例的主要护理诊断是什么?
院后腰椎 MRI 提示:腰椎退行性变、T_1　　　2. 请根据诊断制定出相应护理措施。

第五节　泌尿系统疾病老年人的护理

随着年龄的增长,老年人的泌尿系统发生了不同程度的退行性改变,导致了肾功能的减弱,尿路改变容易感染。若并发其他疾病或是处于某种应激状态下,肾脏的负荷加重,老年患者的肾脏便容易出现功能异常。此外老年人抵抗力较弱,尿路感染的概率也大大增加。由于心理等因素老年人多不愿意接受泌尿系统的检查,而延误了疾病的早期发现和治疗。

一、泌尿系统结构和功能的老化改变

(一)肾脏

老年人的肾实质逐渐萎缩,肾脏的重量减轻,肾小球数量逐渐减少,70~90 岁时,减少到原来的 1/3~1/2。并可出现肾小球纤维化,肾小管随肾小球萎缩、硬化而发生萎缩。随着年龄的增长,肾单位逐渐减少,80~90 岁时可减少 40%~50%。肾脏血管随增龄也发生了明显变化,表现为肾动脉粥样硬化,肾血流量减少,肾间质纤维化。

由于肾脏结构的改变,导致人体肾脏的功能发生变化,从 34 岁左右开始下降,65 岁之后下降的速度加快。肾小球滤过率降低,肾脏的浓缩和稀释功能下降。肾脏的内分泌功能降低,血管紧张素及醛固酮较年轻人降低了 30%~50%。老年人肾脏对于钠及酸碱平衡的代谢调节功能受损,易导致水钠潴留、酸碱失衡及急性肾衰竭等。前列腺素分泌减少,使血管收缩,血流量减少。血浆肾素活性下降,导致水钠失衡。促红细胞生成素减少,导致红细胞成熟和生成障碍可引起贫血。

另外,肾脏是药物及其他代谢产物的重要排泄器官,老年人肾脏排泄能力下降,常常导致代谢产物积蓄,易发生药物蓄积中毒,从而影响用药的安全性。

(二)输尿管

老年人的输尿管肌层变薄,支配肌肉活动的神经细胞减少,输尿管张力减弱,使得尿液流入膀胱的速度减慢,且易产生反流,引起肾盂肾炎。

(三)膀胱

膀胱的肌肉萎缩,肌层变薄,同时纤维组织增生,使得膀胱括约肌收缩无力,膀胱缩小,膀胱的容量减少,50 岁的膀胱容量较 20 岁时减少 40% 左右。肌肉收缩无力导致膀胱既不能充满又不能排空,容易出现尿外溢、残余尿量增多、尿频、夜尿量增多。老年妇女可由于盆底肌肉松弛,膀胱出口处漏斗样的膨出,而引起尿失禁。

(四)尿道

尿道的肌肉萎缩、纤维化变硬、括约肌松弛,使尿流速度减慢、排尿无力、不畅。女性尿道腺体的腺上皮分泌功能减弱,黏液分泌减少,尿道抗菌能力降低,使得老年女性易发生泌尿系统感染。

（五）前列腺

老年男性多伴有前列腺增生、肥大，压迫尿道而引起尿路阻塞，易发生排尿不畅，甚至排尿困难。老年人的前列腺液分泌减少，尿道的抗菌能力减弱，易发生感染。

二、老年人常见泌尿系统疾病及其临床特点

（一）泌尿系感染

1. 概述　泌尿系感染（urinary infection）是由于各种病原微生物的感染而引起的泌尿系急、慢性炎症。是老年人最常见的疾病之一，其发病率仅次于呼吸道感染而居老年人感染性疾病的第二位。主要为细菌所致的泌尿道上行感染，其中以大肠埃希菌最为常见。老年人也可见变形杆菌、克雷伯杆菌、铜绿假单胞菌、肠球菌、以及其他革兰氏阳性菌、霉菌和衣原体引起的感染。由于老年人泌尿系统局部及全身的免疫力均低下，大多数男性老年人存在不同程度的排尿不畅，这些因素都可导致老年泌尿系感染反复发作。因而老年泌尿系感染多为慢性顽固性炎症，复发率及重新感染率均较高。泌尿系感染可进一步加重肾脏的损害，进而导致或者加速肾功能衰竭。

2. 临床特点　老年人泌尿系感染的临床特点为：①尿路刺激症状不典型，除急性尿道炎和膀胱炎有尿频、尿急、尿痛等尿路刺激症状外，大多数泌尿系感染的老年患者都没有典型的尿路刺激症状。②无症状和非特异性症状多，无症状是指没有尿急、尿频、尿痛等症状，而仅表现为低热、嗜睡、不适、虚弱、食欲减退，体重减轻等。个别老年人以突发高热为首发症状，可伴有意识障碍。严重者可导致败血症休克，甚至发生急性肾功衰竭。③反复发作、并发症多且严重。④可导致尿源性败血症、肾周脓肿、肾功衰竭及多脏器功能衰竭等并发症。

3. 治疗原则　主要包括：①去除诱因，控制原发疾病：积极治疗原发疾病，去除诱发因素，尤其是男性老年人的尿道梗阻。尽量减少泌尿系统的侵入性操作，注意局部清洁。②合理使用抗生素：根据尿液细菌培养及药敏试验选择抗生素，尽量避免使用对肾脏有毒性的药物。对于急性感染或急性发作者强调早期、短程、高效控制感染。

（二）急性肾衰竭

1. 概述　急性肾衰竭（acute renal failure）是指由于各种原因引起的肾功能在短时间内急剧下降而出现的临床综合征。由于老年人的肾脏代偿能力较差，衰老的相关疾病累及并损害肾脏，老年人长期服用药物而导致的肾损伤，使老年人急性肾功衰竭的发病率高。

2. 临床特点　主要临床特点为：①少尿、氮质血症，水、电解质以及酸碱平衡紊乱；②恶心、呕吐、头痛、腹泻、注意力不集中、昏迷等尿毒症综合病征；③贫血和感染等相应的症状。

3. 治疗原则　监测液体摄入及血钾的含量，应用利尿剂，控制胃肠道出血，治疗感染和贫血。

（三）慢性肾衰竭

1. 概述　慢性肾功衰竭（chronic renal failure）是指由于各种原发或继发的肾脏疾病导致肾实质进行性的损坏，从而出现肾功能进行性减退，最终导致以代谢产物潴留、水、电解质和酸碱平衡紊乱为主要表现的一组临床综合征。老年肾衰的常见病因有肾硬化、糖尿病、慢性肾小球肾炎、肾淀粉样变、多囊肾等。

2. 临床特点　老年人慢性肾衰竭的临床特点为：①病情进展隐匿，常以厌食、恶心、呕吐等消化道症状就诊，食欲不振为最早表现；②心血管症状：心力衰竭、高血压、心包炎；③呼吸系统症状：尿毒症性支气管炎、肺炎、胸膜炎等表现；④血液系统表现：贫血、出血倾向以及白细胞异常；⑤精神、神经症状：失眠、乏力、注意力不集中、忧郁、记忆力减退、判断错误、对外界反应淡漠、谵妄、幻觉、昏迷、呃逆、肌肉痉挛等；⑥皮肤瘙痒；⑦水、电解质和酸碱失衡症状等。

3. **治疗原则**　去除病因,给予优质低蛋白饮食,纠正水、电解质以及酸碱失衡,对症透析治疗。不可逆的慢性肾衰患者,可考虑肾脏移植。

（四）前列腺增生症

1. **概述**　前列腺增生症(prostatic hyperplasia)是老年男性的一种常见疾病。50 岁以上的男性 50% 以上有前列腺增生的症状,到 90 岁时几乎全都有前列腺组织的增生。增生的前列腺挤压尿道产生尿道梗阻,从而引起一系列的临床症状。此病对老年男性的生活质量影响很大。

2. **临床特点**　主要临床特点为:①排尿梗阻性症状:排尿等待、排尿间断、尿流细、尿末滴沥、尿潴留以及下腹部坠胀感,易发生充溢性尿失禁;②刺激性症状:尿频、尿急、夜尿增加、尿不尽感以及急迫性尿失禁;③常引起泌尿系感染、膀胱结石、肾积水、肾功能不全等并发症。

3. **治疗原则**　根据前列腺增生的程度和患者的具体情况,可选择药物治疗、手术治疗、激光治疗、射频治疗及前列腺支架治疗。

（五）尿失禁

尿失禁(urinary incontinence)指在非排尿时尿液自尿道口不自主流出,在老年人群中非常常见,大约 15% ～ 30% 的老年人承受着尿失禁的困扰。由于老化,老年人的膀胱控制能力、膀胱容量及排空能力均降低,老年女性盆底肌肉松弛,尿道闭合力下降,均是导致老年人尿失禁的因素。老年女性中压力性尿失禁较为常见,主要是由于盆底肌肉松弛所致,男性压力性尿失禁常见于前列腺术后患者。当有明显下尿道梗阻或神经性疾病时,可导致逼尿肌活动能力低下,引起充盈性尿失禁:即膀胱内尿液潴留过多时尿液自尿道口不自觉地溢出体外。老年人应当保持生活的规律性,适当参加户外活动,经常做收腹、提肛等练习,以保持肌肉正常功能。如发生泌尿系症状,要及时就医治疗。

三、护理评估

（一）健康史

1. **患病史**　详细询问患者起病的时间,起病急缓,有无明显的诱因,有无相关疾病病史以及家族史。有无长期服用对肾脏有损害的药物。检查及治疗的经过。目前的一些主要不适和病情变化。

2. **生活史**　了解患者生活是否规律,工作的紧张程度和劳累程度,是否有计划的锻炼,是否注意个人卫生。有无不良嗜好。患者日常的饮食习惯,口味,食物品种、量等,是否爱吃腌制品以及每日的饮水量。

（二）身体评估

1. **一般状况**　患者的精神意识状态、营养情况、体重以及有无血压和体温的变化。

2. **症状与体征**　患病后主要的症状和特点,皮肤黏膜有无苍白、尿素结晶、色素沉着、抓痕、有无水肿等。有无肾区叩击痛和输尿管点压痛。

（三）心理 - 社会状况

1. **心理评估**　评估患者对所患疾病相关知识的了解程度。患者的情绪和精神状态,有无焦虑、紧张、抑郁、绝望等负面情绪。

2. **社会评估**　包括患者的家庭成员、家庭经济、文化、教育背景,家属对患者所患疾病的认识以及对患者的关怀和支持程度。医疗费用的来源或支付方式,出院后继续就医的条件以及患病对日常生活、学习和工作的影响程度。

（四）实验室及其他检查

1. **尿液检查**　包括尿液一般性状检查,尿液化学检查,显微镜检查,尿沉渣定量检查及尿细菌学检查。

2. **肾功能检查**　包括肾小球滤过功能,肾小管功能检测。

3. **其他**　免疫学检查、肾活组织检查、影像学检查及其结果。

四、常见护理诊断和护理措施

（一）常见护理诊断

1. **体液过多** 与肾小球滤过率下降导致的水钠潴留、大量蛋白尿导致血浆清蛋白浓度降低、营养不良低蛋白血症导致血浆胶体渗透压降低等有关。

2. **排尿异常** 尿频、尿急、尿痛、排尿困难、尿潴留 与尿路感染、结石、前列腺增生、尿路梗阻及老年人泌尿系统组织结构形态改变等有关。

3. **尿失禁** 与尿路梗阻、前列腺切除、老化引起的盆底肌肉和支持结构的退行性变化等有关。

4. **有感染的危险** 与老年人抵抗力低下、排尿不畅、尿潴留、侵入性操作等有关。

5. **有皮肤完整性受损的危险** 与皮肤水肿、营养不良、瘙痒、尿失禁等有关。

6. **体温过高** 与感染有关。

7. **睡眠型态紊乱** 与尿潴留、夜尿增多、排尿困难等有关。

8. **焦虑** 与尿频、尿失禁、尿潴留、留置尿管等有关。

9. **营养失调：低于机体需要量** 与慢性肾衰、食欲下降、透析和原发疾病等因素有关。

（二）护理措施

1. **合理安排休息与活动** 发热的患者应增加休息与睡眠的时间，为患者提供舒适、安静的休息环境。严重水肿的患者应卧床休息，下肢明显水肿者，可抬高下肢，以增加静脉回流，减轻水肿。阴囊水肿者可用托带托起阴囊，可适当活动，但应避免劳累。泌尿系感染急性发作期应当卧床休息，取屈曲位，尽量不要站立或直坐。保持心情舒畅，避免紧张焦虑。指导患者适当听音乐、阅读、聊天等，以分散注意力。

2. **饮食护理** 发热患者应给予清淡、易消化、营养丰富的食物，应注意多饮水，并做好口腔护理。水肿患者应少盐饮食，一般每日摄入盐量少于 3g，应给予高热量、维生素丰富、易消化的饮食，蛋白入量根据肾功能和病情而定，液体入量要根据水肿的情况和尿量而定。泌尿系感染的患者应增加水分的摄入量，在无其他禁忌的情况下，尽量多饮水勤排尿，以冲洗尿道、减少细菌在尿路停留。尿路感染者每日饮水量应在 2000ml 以上，每日尿量在 1500ml 左右。

3. **病情观察与用药护理** 记录 24 小时出入量，监测尿量及尿液性状的变化，定期测量患者的体重。监测生命体征，密切监测实验室检查结果，包括尿常规、肾小球滤过率、血尿素氮、血浆蛋白等。注意体温有无升高，观察有无尿路刺激症状等感染征象。遵医嘱用药，注意观察药物的效果及不良反应。使用利尿剂者，注意观察患者有无低钾血症、低钠血症、低氯性碱中毒等。老年人应用退热药物时，注意药物剂量，以免退热速度过快、大量出汗造成虚脱而加重病情，亦可采取冰敷、酒精擦浴等方法。

4. **皮肤护理** 观察患者皮肤颜色、弹性、有无水肿、破损等情况及营养状况。保持皮肤黏膜清洁，加强个人卫生，勤换内裤，勤洗外阴部，减少细菌侵入引起感染的机会。患者宜穿着柔软、宽松的衣物。长期卧床的患者，应注意体位的经常变换，预防压疮，避免损伤皮肤的因素。尿失禁者，做好会阴部的护理，保持局部清洁干燥，及时清洗，及时更换衣裤。

5. **疼痛的护理** 可对膀胱区进行热敷或按摩，以缓解局部肌肉痉挛，从而减轻疼痛。

6. **预防尿潴留** 对有排尿困难的老年人，指导其避免在短时间内摄入大量的水分、避免受凉、劳累、饮酒等因素，防止发生急性尿潴留。

7. **尿潴留的护理** 对有尿潴留者，可让其听流水声、热敷下腹部、温水冲洗会阴部，诱导其排尿，必要时导尿。

8. **尿失禁的护理**

（1）心理支持：鼓励老年人树立治疗信心，积极参与并坚持治疗。

（2）生活护理：①把便器放在老年人易于拿取的地方，便于老年人在来不及去卫生间时使用便器接尿；②鼓励老年人坚持进行盆底肌训练；③使用纸尿裤或接尿器，注意局部护理，保持局部清洁干燥，及时更换纸尿裤，注意接尿器对局部的刺激，防止会阴部湿疹的发生；④保持皮肤清洁、干燥，及时清洗，勤换衣裤、尿垫及床单等。

9. **预防感染**　指导老年人及家属日常生活中应注意：①保持环境的清洁，定时开窗通风，保持适宜的温度和湿度；②尽量减少探访人数，避免与感染性疾病患者接触；③协助患者加强全身皮肤、口腔黏膜和会阴部的护理；④加强营养和休息，增强身体的抵抗能力，天气转凉时要注意保暖。

五、健康指导

（一）盆底肌锻炼

收缩肛门，每次10秒，放松间歇10秒，持续训练15～30分钟，每日数十次，坚持4～6周，可以明显改善尿失禁。效果评价方法：用食指或中指插入阴道或用拇指插入肛门，体验盆底肌收缩对手指的紧缩程度以及力量。

（二）尿路感染的预防

做好全身及外阴部的清洁卫生工作，加强营养，有计划性地进行适当的活动锻炼，以增强抵抗力，但避免过劳。对患有尿路感染的老年人，应多饮水、勤排尿，以达到冲洗尿路的目的。对有尿路梗阻的老年人，应帮其树立治疗信心，积极配合治疗，及时解除尿路梗阻。患尿失禁的老年人，应做好会阴部护理，勤清洗外阴，勤换衣裤，保持局部的清洁干燥，充盈性尿失禁的老人容易并发感染，在暂时导尿情况下进行膀胱康复治疗可改善。

（三）避免急性尿潴留

患有前列腺增生的老年人，应养成定时排尿的习惯，避免憋尿、避免受凉、劳累、大量饮酒及在短时间内摄入大量液体，以免导致膀胱过度充盈而发生急性尿潴留。

（石　蕾）

学习小结

本节主要介绍老年人泌尿系统结构和功能的老化改变，老年人常见泌尿系统疾病及其临床特点、护理评估、常见护理诊断、护理措施及健康指导的内容。

重点掌握老年人泌尿系统常见疾病的临床表现特点、常见护理诊断、主要护理措施及健康教育。

复习参考题

患者男性，78岁，近两月食欲缺乏、明显消瘦，近日出现厌食、恶心、呕吐，自觉乏力，患者面色萎黄、颜面浮肿。查体：T 36.7℃，P 110次/分，R 22次/分，BP 200/105mmHg。尿蛋白（+++），血BUN 24mmol/L，血肌酐660μmol/L。

问题：

1. 该患者可能的疾病诊断是什么？
2. 该患者的主要护理措施有哪些？

第六节　老年人代谢与内分泌系统疾病及护理

代谢与内分泌系统是由众多组织、器官构成的复杂反馈系统,参与机体的很多生理过程。随着增龄,内分泌腺的形态及功能会发生相应变化,主要表现有:腺体萎缩、重量减轻,腺体实质细胞减少,间质组织增加,腺体分泌功能减退;中枢调节功能衰退,引起内分泌调节失常,腺体分泌功能改变;器官的激素受体亲和力降低,细胞酶的活性障碍。这些变化导致老年人机体代谢失常,各部分功能发生改变,患病的危险性增加。

一、老年人代谢与内分泌系统结构和功能

(一)下丘脑和垂体

老年人下丘脑重量减轻、血供减少,调控内分泌的多巴胺、去甲肾上腺素等神经调节物质减少,下丘脑的受体数减少,对糖皮质激素和血糖反应降低。垂体的重量也随增龄而降低,到高龄时可减轻20%。垂体细胞分裂次数减少、形态改变,血供减少,结缔组织增生。垂体分泌的生长激素、泌乳素水平降低;75岁后血浆中促卵泡激素明显下降;促肾上腺皮质激素、促甲状腺激素、促黄体素的浓度随增龄变化不明显。

(二)甲状腺

甲状腺最重要的衰老变化是组织纤维化和萎缩,体积缩小,重量减轻,有炎性细胞浸润及结节形成。老年人甲状腺的吸碘率随年龄增长而降低。虽然老年人甲状腺功能呈轻度进行性减退,但由于甲状腺激素的分解率降低和半衰期延长,血中甲状腺素和游离甲状腺素均不随年龄而变化,因此无需治疗。随年龄的增加,基础代谢率有所下降、体温调节功能受损。

(三)胰腺

老年人胰腺萎缩,胰岛内有淀粉样沉积。胰岛β细胞衰老致胰岛素的分泌减少、延迟或分泌变异的胰岛素。循环血液中存在抗胰岛素抗体或抗胰岛素受体抗体,周围组织的胰岛素受体量减少、亲和力下降或受体缺陷,使机体对胰岛素的敏感性降低,致老年人糖耐量随年龄增高而降低,易患糖尿病。

(四)肾上腺

随着年龄的增长,肾上腺的退行性改变主要表现为结缔组织色素增加,脂肪减少,出现纤维化。肾上腺皮质及髓质的激素分泌量和排泄率均减少,醛固酮的分泌也随增龄而明显下降。肾上腺皮质的储备功能减退,应激反应能力降低,表现为对过冷、过热、缺氧、创伤等耐受减退。肾素的分泌也随年龄的增长而减低。

(五)性腺

男性老人的贮精囊和前列腺重量减轻,睾丸供血减少,精子生成障碍。睾丸分泌雄激素的功能也随增龄出现不同程度的降低,血液中睾酮和游离睾酮下降,到85岁时较成年人下降约35%。女性绝经后卵巢发生纤维化,子宫和阴道萎缩,分泌功能逐渐降低直至停止,血中雌激素水平明显下降,主要来源于肾上腺和雄烯二酮在脂肪中转化。雌激素水平的降低是许多女性老年性疾病的原因之一。

二、老年常见代谢与内分泌系统疾病及其特点

(一)糖尿病

1. **概述**　老年糖尿病(diabetes mellitus, DM)是指年龄在60岁以上的老年人,由于体内胰岛素分泌不足或胰岛素作用障碍,引起内分泌失调,从而导致物质代谢紊乱,出现高血糖、高脂及蛋白质、水电解质等紊乱的代谢病是老年人的常见病和多发病,发病率约16%,老年糖尿病占所有糖尿病患者总数的40%以上,

而且由于老年糖尿病临床表现不典型,轻者易漏诊,导致治疗不及时而使病情加重,重者病情变化错综复杂,治疗矛盾多、难度大、预后差,容易引起各种并发症,威胁老年人的健康和生命。

老年糖尿病以 2 型糖尿病为主,属多基因多因素的遗传病。发病主要与以下因素有关:①胰岛 β 细胞分泌的胰岛素减少,拮抗胰岛素的激素增多;②肥胖:占 2 型糖尿病的 80%~90%,腹部肥胖比全身肥胖更容易降低胰岛素的敏感性;③高龄:年龄增加脂肪组织随之增加,贮存糖的肌肉组织则减少,导致葡萄糖被肌肉摄取、储存和代谢减少;④生活方式:缺少运动、饮食过精过细,这些因素共同使老年人更易患糖尿病。

2. 临床特点　老年糖尿病的发病缓慢、隐匿,症状多不明显或不典型。临床特点有:①仅 1/4 或 1/5 老年患者有多饮、多食、多尿及体重减轻。②并发症多,常因并发症或合并症发作就诊。主要有皮肤、呼吸、消化及泌尿生殖等系统的感染,同时神经、血管的病变可出现四肢末端麻木、疼痛或感觉异常、视力减退或失明和高血压、冠心病和脑卒中等,男性患者甚至可出现阳痿。③急性并发症死亡率高。高渗性非酮症性昏迷是老年糖尿病最常见的急性并发症,2/3 的患者发病前无糖尿病史,仅以昏迷为首发临床表现,若诊治不及时,常危及生命。④疾病进展快。糖尿病加速其他系统疾病的发生和发展,与糖尿病慢性并发症相互影响,使病情复杂,易发生多器官功能衰竭。⑤易发生低血糖。

3. 治疗原则　老年糖尿病的治疗目的是控制代谢紊乱,保证必需的营养、维持胰岛的功能,及时发现和处理并发症,延缓疾病发展,以维持老年人的生活能力,提高生活质量。糖尿病治疗三基石为:饮食、运动和药物。

(二)老年人高脂血症

1. 概述　高脂血症(hyperlipidemia)是指脂质代谢或运转异常而使血浆中一种或几种脂质高于正常的一类疾病。人体血脂成分主要有总胆固醇、甘油三酯、磷脂及少量的非酯化脂肪酸和极少量的脂溶性维生素和类固醇激素。因此,临床上高脂血症有三种类型:高胆固醇血症、高甘油三酯血症和混合型高脂血症。

2. 临床特点　脂代谢异常是多种因素综合作用的结果,遗传、饮食、饮酒、吸烟、活动减少、肥胖、年龄、激素、疾病及药物等因素使老年人体内的脂质转运和代谢过程的某些环节发生改变,加之老年人常有胰岛素抵抗,使脂质和脂蛋白在脂肪组织和血液中积蓄,造成血浆脂蛋白水平异常变化。临床上发现低密度脂蛋白胆固醇(LDL-C)水平升高,高密度脂蛋白胆固醇(HDL-C)水平降低是老年期动脉粥样硬化的危险因素之一。

3. 治疗原则　以合理膳食为主,强调适度运动,必要时辅以降脂药物维持血脂及脂蛋白在正常范围,并注意纠正可能引起脂代谢异常的各种潜在因素。目前常根据有无冠心病等动脉粥样硬化性疾病分别采取一级和二级预防措施。一级预防的目的是防治脂代谢异常、动脉粥样硬化的发生和发展。二级预防是对冠心病患者的动脉粥样硬化进行干预。

(三)痛风

1. 概述　痛风(gout)是一种由于嘌呤代谢障碍和(或)尿酸排泄障碍所致的一组异质性慢性代谢性疾病。临床分为原发性和继发性痛风。痛风多见于 40 岁以上的男性,女性多在绝经以后患病,男女患病比例约为 30∶1。患者常伴有高脂血症、高血压、冠心病、糖尿病和肥胖等。

2. 临床特点　痛风的实质是高尿酸血症(hyperuricemia),因尿酸生成增多或排除减少所致。痛风早期多无症状,急性发作多以关节炎、关节红、肿、热、痛为表现,疼痛以夜间为重,常因受寒、劳累、感染、创伤、手术、饮酒、进食富含嘌呤的食物,以及精神刺激等而诱发。关节受累最多的关节为蹈趾和第一跖趾关节,其次是踝、手、腕、膝、肘、趾及足部其他关节。随增龄可出现痛风石沉积、痛风石性慢性关节炎和关节畸形,常累及肾引起慢性间质性肾炎和尿酸肾结石。

3. 治疗原则　尽早终止急性发作,防止复发;纠正高尿酸血症,防止尿酸盐沉积,减少痛风石和肾结石的形成。治疗措施包括控制嘌呤的摄入,限制热量摄入,控制体重;多饮水,避免急性发作的诱因;药物治疗以控制尿酸形成和减轻或消除症状。慢性期患者还可采用物理治疗法。

（四）甲状腺功能减退

1. **概述** 甲状腺功能减退（hypothyroidism）简称甲减，是多种病因引起甲状腺激素合成分泌不足或生理效应不足所致的全身性疾病。老年人甲减患病率高于甲亢，女性多于男性。

2. **临床特点** 随着年龄增长，甲状腺自身抗体增加，同时由于甲状腺功能退化，使老年人的甲减更易发生。起病隐匿，发展缓慢，自觉症状少且缺乏特异性，一般为体毛脱落、表情淡漠等代谢减慢和各系统功能低下的临床表现，常被理解为正常衰老而漏诊。

3. **治疗原则** 包括甲状腺素代替治疗和对症处理。

三、护理评估

（一）健康史

1. **患病史及治疗史** 本次疾病发生、发展经过，出现的症状，有无相应的诱因及伴随症状，重点关注饮食、排泄有无异常、体力有无减退、用药史及是否有甲状腺放射治疗史等。

2. **生活方式** 饮食习惯、生活条件与环境等。

（二）身体状况

1. **一般状况** 精神、意识、生命体征、体型等。

2. **专科情况** 体重指数、皮下脂肪厚度等营养状况；多汗、水肿、毛发稀落、多毛等皮肤黏膜情况；满月脸、肢端肥大等。

3. **功能状态** 主要包括日常生活能力、功能性日常生活能力和高级日常生活能力的评估。

（三）心理－社会状况

1. **心理评估** 患病对生活的影响，是否适应角色的转变。

2. **社会评估** 对疾病知识的了解程度，遵医行为是否良好；社会家庭的支持度。

（四）实验室及其他检查

1. **血液** 如血糖、血脂、电解质、激素水平等，以了解内分泌系统各器官的功能。

2. **尿液** 如尿 3- 甲氧基 -4- 羟基苦杏仁酸（又称香草基杏仁酸，Vanillyl mandelic Acid，VMA）、尿醛固酮等，为嗜铬细胞瘤的重要检测指标。

3. **影像学** X 线、CT、MRI 等，以了解内分泌系统各器官的形态及结构。

4. **超声波** 显示肾、肾上腺及胰腺等内分泌器官的形态。

四、常见护理诊断及护理措施

（一）常见护理诊断

1. **营养失调：高于或低于机体需要量** 与机体代谢异常、饮食习惯不佳、缺乏营养知识有关。

2. **活动无耐力** 与肥胖、肌肉和神经能量供应不足、肌肉软弱无力、疼痛等有关。

3. **保持和维护健康的能力改变** 与知识缺乏、缺乏对运动的正确认识和有效指导有关。

4. **潜在并发症：低血糖、高渗性昏迷** 与知识缺乏、自我健康管理不佳有关。

5. **有皮肤完整性受损的危险** 与周围神经病变出现肢体远端的感觉功能障碍，足的自主运动神经功能丧失、皮肤干燥水肿、足的运动神经病变、继发性胼胝形成、下肢血管供血不足有关。

6. **舒适的改变：疼痛** 与痛风、高血尿酸钠沉淀在骨关节引起畸形、急性关节炎有关。

7. **便秘** 与代谢率降低、组织消耗减少、活动量减少等有关。

8. **社交障碍** 与精神情绪改变造成反应迟钝、冷漠有关。

9. 有跌倒的危险 与乏力或关节变形有关。

（二）护理措施

1. 活动与休息 生活有规律，注意劳逸结合。痛风患者应卧床休息，抬高患肢，一般应休息至关节痛缓解 72h 后开始恢复活动。

2. 维护老人安全 给予乏力的老年人必要的活动帮助，辅助老人使用适宜的助步器，如厕或外出时有人陪伴，常用物品的放置于方便取用处，消除环境中的障碍物，保持地面干燥，以保证老人的安全。

3. 病情观察与对症护理

（1）密切观察症状和体征：糖尿病患者注意观察有无高渗性昏迷的预兆（多尿、口渴、神经系统异常和目光呆滞），同时监测糖尿病对心血管系统、周围神经和自主神经系统的影响，如脑血管，冠状动脉和周围血管的损伤，四肢的麻木，足下垂和神经源性膀胱等。

（2）准确记录数据：正确记录患者的生命体征、体重、出入液量和热量的摄入，监测血清血糖和尿丙酮水平。

（3）观察患者皮肤情况：指导老年患者保持皮肤清洁，勤洗澡，用中性肥皂或沐浴露清洁皮肤，使用海绵擦洗身体，温水洗浴。洗澡后轻轻拍干，避免用力擦干，并涂擦润肤液，预防皮肤干燥，避免用含酒精或香料较多的乳液。

（4）疼痛的护理：具体措施包括：①倾听患者和家属对疼痛的描述，持续观察患者对疼痛的反应，检查疼痛部位，用疼痛评价工具测定疼痛的强度，同时与患者和家属讨论疼痛变化的原因；②卧床休息，抬高患肢；③遵医嘱使用消炎镇痛药，并观察用药效果。

（5）足部护理：具体措施包括：①检查足部：每天检查足部、趾部、脚掌和足跟，注意是否有受伤、感染，同时检查皮温及动脉搏动。②清洁足部：每天用不超过 40℃的温水浸泡清洗足部 5~10 分钟，用软毛巾擦干，特别注意擦干趾缝间。③保护足部：勿赤脚行走，防止异物刺伤皮肤。选择头部宽大、大小合适、透气性好、不挤压足趾、舒适的真皮或布鞋，穿鞋前排除鞋内沙粒，平整鞋底，以免伤及皮肤。穿新鞋第一天每半小时检查足部以便及时发现和处理受挤压处。选择吸水性好、透气性好、松软暖和的纯棉或纯毛袜子，袜口不宜过紧，以免影响血循环。避免穿束紧长筒袜、穿拖鞋。勤换勤洗袜子。④处理足部伤口：观察有无鸡眼、老茧、红肿、水肿、青紫和皮肤破溃等情况。足部有伤口要高度重视，及时规范处理，防止恶化。若有鸡眼、胼胝和足癣病者需及时就医，禁止自行处理，以免发生皮肤溃疡。

4. 心理护理 关心患者，鼓励患者表达自己内心的感受。耐心解答其各种问题，使患者理解本病经过合理的药物和非药物治疗病情可控制，解除患者思想顾虑，使其保持乐观情绪，树立战胜疾病的信心。

五、健康教育

1. 饮食指导 饮食控制对糖尿病老人尤为重要，要告诉老人饮食治疗是糖尿病最基本的治疗，可通过适当控制总热量和注重合理的饮食结构来实现。

（1）膳食热量的计算：热能的摄入应根据老人的身高、体重、体力活动量来计算。一般每天每千克标准体重 25~30kcal。

（2）热量的合理分配：最好按一日四餐或五餐分配，三餐热量分配比例为早餐 1/5，中餐 2/5，晚餐 2/5；四餐的热量分配比例为早餐 1/7，其余三餐为 2/7。控制体重不应过于严格，需要考虑老年人的主观感觉，必要时可在两餐之间加少量水果。

（3）热能的来源：糖类、蛋白质和脂肪提供热能的比例分别是 55%~65%、15%~20% 和 20%~30%。但应尊重老人的饮食习惯，避免过多变动。肥胖者减少脂肪和糖类的摄入，消瘦者则反之。如老人有肾功能损害，蛋白质的摄入量应用低值，并选用优质蛋白如牛奶、鸡蛋、瘦肉等。血脂增高的老人，应减少脂肪和富含胆固醇的食物,如蛋黄、动物内脏、肥肉,用植物油代替动物油。

(4)计算食物的用量:有条件者根据食物营养成分的含量确定各类食物量。也可以通过查表(表9-2)确定老年糖尿病患者的膳食组成。为合理选择不同种类的食物,可通过查阅食品交换表(略)。

表9-2　糖尿病老人每天的膳食组成和内容

食物名称(单位)	1号	2号	3号	4号	5号
总热量(kcal)	1200	1500	1800	2100	2400
米饭(克)	200	250	300	350	400
牛奶(克)	250	250	250	300	300
鸡蛋(个)	1	1	1	1	1
瘦猪肉(克)	50	80	110	140	170
瘦牛肉(克)	50	80	110	140	170
鱼虾(克)	100	120	150	180	210
豆腐(克)	100	120	150	180	210
蔬菜(克)	300	400	500	600	700
水果(克)	200	250	300	350	400
植物油(克)	25	25	25	30	35
盐(克)	2	2	3	3	3

(5)痛风老人应限制嘌呤的摄入,每日控制在150mg以下(正常为600~1000mg)。避免摄入含嘌呤极高的食物,如动物内脏、肉汁、肉松、沙丁鱼等。限制摄入含嘌呤较高的食物,如鱼类、肉类、禽类等。适宜摄入几乎不含嘌呤的食物,如谷类、奶类、蛋类等。增加维生素B、维生素C、碱性食物如蔬菜水果等摄入。饮用水应以纯净水或碳酸饮料为好,以减少尿酸盐结晶。

(6)戒烟、禁酒、避免咖啡和辛辣调味品。鼓励病人多喝水,每天保持尿液在2000ml以上,以利于尿酸的排泄。

2. 用药指导

(1)不同作用的降糖药使用方法不同。如瑞格列奈应在餐前半小时服用,而盐酸二甲双胍片则可餐中或餐后服。普通胰岛素餐前半小时注射,而门冬胰岛素则注射后即可进餐。一般遵医嘱从小剂量开始,根据血糖值逐渐调整。注意药物的不良反应,使用二甲双胍的患者要警惕肾功能不全,正在用盐酸罗格列酮治疗的患者,观察有无体液滞留和心力衰竭的征兆。指导老人观察大便颜色的改变,定期监测大便潜血、血象,观察身体其他不适症状,发现问题及时就医。为了确保用药安全,使用胰岛素的患者和照护者必须视力良好,动作灵活和认知水平正常。

(2)患甲状腺疾病的老人在放射性碘治疗的前后一个月,禁用碘制剂或含碘丰富的食物或药物,如紫菜、海带、碘盐、海鱼和碘酒等。治疗期间遵医嘱服用β-受体阻滞剂,并严密观察有无心慌、气急等心力衰竭的症状。

(3)痛风老人需遵医嘱尽早服用秋水仙碱及非甾体类抗炎药,服药期间定期监测血象和肝肾功能,不可随意停药。禁止服用水杨酸类止痛药,因为此类药物可对抗促尿酸排泄药的作用。慢性期和发作间歇期应遵医嘱使用抑制尿酸合成的别嘌呤醇,一旦使用应长期坚持。

3. 预防和处理低血糖

(1)低血糖的识别:发生低血糖的常见症状有虚汗、眩晕、心慌、颤抖(尤其是双手);双腿软弱无力;饥饿感明显;手足或嘴唇麻木或刺痛;视力模糊,眼冒金花;说话含糊不清;脚步不稳可发生跌倒;焦虑易怒;头晕头痛;精力不集中等。由于每个人低血糖的表现不尽相同,应注意与他人交流低血糖反应,以便及时发现。

(2)低血糖的处理:可服10~20g糖或喝一杯糖水,也可口服200g果汁,两勺蜂蜜,一杯饮料或牛奶,或1~2块糖。如症状不缓解,可多次服用,必要时就医给予静脉补充糖。

(3)有条件者必要时应每2小时监测血糖。

(4)预防:按时吃饭,不得以延迟吃饭时应预先吃些饼干、水果或巧克力等食物,或延迟降糖药的服用时间。保持运动量的恒定,超过平时运动量应及时补充食物。在发热或胃肠炎时可在医务人员的指导下增加主食量。忌空腹饮酒。外出时随身携带标识牌和必要的食物,标识牌上注明病名、可能出现的健康问题、处理方法等,以便发生问题时他人给予及时处理。

4. 指导运动 指导老人根据年龄、性别、饮食习惯、平时活动量、血糖水平、血压及是否接受药物治疗等,制定合理、可行的运动计划,选择适当的运动项目,确定运动次数、强度和运动量。肥胖者运动应考虑减肥的因素;高血压、心脏病、骨质疏松症或有并发症、身体状况不佳的老人,应选用低强度的运动,如散步、太极拳、家务劳动等。健康状况较好的老年人可选用中等强度的运动,如游泳、骑自行车、老年舞、乒乓球等。运动次数根据运动目的确定,至少每周运动4次,肥胖者可每天运动1~2次。

5. 教会老人及其家属自注胰岛素 具体方法参见其他教材。

6. 教会老人及其家属使用血糖仪监测血糖并准确记录 指导老人记录血糖日记(表9-3),同时观察进食、运动和药物对血糖的影响,找到合适进食和运动方式。

表9-3 饮食注射运动血糖日记

姓名:×× 性别:男/女 年龄:××岁

日期	进食时间	进食量 (包含食物种类及量)	运动时间	运动方式	胰岛素 注射时间	测血糖时间	血糖值 (mmol/L)
5-2	7:00	牛奶250ml,玉米200g,鸡蛋50g	7:30~8:10	散步	6:55	6:30	7.5
	10:00	苹果1个	9:00~9:30	康复锻炼		9:00	9.8
	12:00	杂粮饭100g,排骨50g,豆腐50g,南瓜100g,青菜200g	12:30~13:00	散步	11:55	14:00	9.2
	18:15	米饭150g,鲩鱼250g,青菜200g,瘦肉炖汤300ml	19:00~19:40	散步	18:10	20:15	10.2
	20:30	香蕉1条,饼干3块					

(陈妙虹)

学习小结

本节主要介绍老年人老年代谢与内分泌系统结构和功能的老化改变,老年人常见代谢与内分泌系统疾病及其临床特点,主要护理评估的内容,常见护理诊断、护理措施和健康指导内容。重点掌握老年人常见老年代谢与内分泌系统疾病的常见护理问题、主要护理措施及健康教育。

复习参考题

患者男性,65岁,因烫伤右足背2个月,在家自行用药后伤口迁延不愈,破损面积不断扩大且流脓而入院。有糖尿病10年,平时服用降糖药,但不监测血糖。入院后空腹血糖8.7mmol/L,餐后2小时血糖15.5mmol/L。

问题:

1. 该病例的主要护理诊断是什么?

2. 请根据诊断制定出其相应护理措施。

第七节　神经系统疾病老人的护理

神经系统对机体各器官系统进行调节,维持其协调性。随着机体的老化,神经系统在形态和功能上发生一系列的变化,并易转化为病理性改变,导致老年人容易出现一系列的神经系统疾病,如脑血管病、帕金森病、睡眠障碍等,严重威胁着老年人的健康,甚至生命。因而护理人员不仅要了解神经系统的老化改变,还要掌握常见病症的临床特点、护理诊断及护理措施,以便更好地制定和实施护理计划。

一、老年人神经系统的结构和功能

(一)脑萎缩与老化

50 岁以后,人体脑细胞每年约递减 1%。老年人因脑神经细胞减少导致脑体积逐渐缩小,重量减轻,出现脑萎缩,主要表现为脑回变窄、脑沟增宽变深、脑室扩大,以额、颞叶明显,因而老年人常出现记忆力减退、思维判断能力下降等变化。脑细胞的慢性进行性代谢改变导致脑内脂褐质增加,脂褐质阻碍细胞代谢,导致细胞萎缩与死亡。神经细胞出现不同程度的减少或缺失,最明显的部位在颞上回。大脑皮质椎体细胞的树突减少,使神经递质减少,神经元的轴突减少、肿胀和脱髓鞘,导致神经细胞物质传递回路中断,神经兴奋性差,步态不稳再加上肌肉萎缩,故老年人容易发生跌倒。老年人脑中可见神经元纤维缠结、马氏小体、脂褐质和类淀粉物沉积等改变,这些都是脑老化的重要标志。

(二)脑代谢和神经递质变化

随着年龄增长,老年人脑血管发生退行性变,特别是动脉粥样硬化,导致脑血液循环阻力增大,脑组织血流量减少,代谢率降低,耗氧量下降,脑蛋白质代谢障碍,葡萄糖利用减少,最终导致脑组织软化。神经传导功能和受体结合功能也因磷脂代谢紊乱而改变。这些改变使老年人对内外环境的适应能力降低,智力衰退,记忆力减退,注意力易分散,容易疲劳,睡眠不良,性格改变。

老年人脑内神经递质及各类合成酶的活性均降低。而分解神经递质的酶如单胺氧化酶的活性却随增龄而明显升高,使得神经递质的量减少,功能降低。老年人血管硬化供血不足,使血脑屏障功能减弱,容易发生神经系统感染性疾病。

神经递质由神经细胞合成,通过轴突释放。老年人脑神经递质合成减少,递质间失去原有平衡,引起神经系统衰老。脑内多巴胺神经递质系统分为:黑质 - 纹状体部分,中脑边缘系统部分和结节 - 漏斗部分。脑内多巴胺主要由黑质合成,沿黑质 - 纹状体系统分布。老年人黑质 - 纹状体多巴胺含量减少,引起肌肉运动障碍,动作缓慢及运动震颤麻痹等。老年人脑内蓝斑核合成和释放去甲肾上腺素量减少,导致老年人睡眠不佳,精神情绪忧郁、淡漠。乙酰胆碱的减少使轴突后膜对钠、钾的通透性减少,引起老年人记忆减退,尤其是近期记忆力减退。神经递质 5- 羟色胺含量减少,使老年人夜间睡眠的时间进行性减少。

(三)其他

老年人神经反射易受抑制,表现为腹壁反射、腱反射减弱或消失。丘脑 - 垂体系统也发生改变,对内环境控制能力降低。

二、常见神经系统疾病及其临床特点

(一)短暂性脑缺血发作

1. 概述　短暂性脑缺血发作(transient ischemic attack,TIA)是指颈内动脉系统或椎 - 基底动脉系统一过性供血不足引起的局灶性神经功能障碍。TIA好发于中老年人，表现为忽然出现的言语、运动、感觉障碍等局灶性症状，一般症状持续数秒至数小时，最长不超过24h，可反复发作，不留后遗症。

2. 临床特点 TIA的临床特点取决于受累血管的分布。

（1）颈动脉系统TIA：以发作性偏瘫或单肢轻瘫最为常见，主侧半球病灶可有失语；一过性单眼盲是颈内动脉分支眼动脉缺血的特征性症状。

（2）椎-基底动脉系统TIA：以阵发性眩晕为最常见症状，常伴有恶心、呕吐；当小脑、脑干或大脑枕叶出现缺血时，则表现为共济失调、构音不清，吞咽困难等。患者在快速转头时突然出现双下肢无力而猝倒，但意识清楚，常能自行站起。

3. 治疗原则 病因治疗如控制高血压、冠心病、高血脂、糖尿病及戒烟限酒等；防复发治疗如抗血小板聚集和抗凝治疗；脑保护治疗如钙离子拮抗剂；必要时可采用外科手术治疗。

（二）老年人脑梗死

1. 概述 脑梗死（cerebral infarction，CI）是指因脑部血液循环障碍，缺血、缺氧所致局限性脑组织缺血性坏死或软化；包括脑血栓形成和脑栓塞。脑梗死的发生率占脑血病疾病的60%～80%，是老年人致死、致残的主要疾病之一。

脑血栓形成（cerebral thrombosis，CT）是最常见的一种脑血管疾病，由于供应脑部血液的血管因动脉粥样硬化或其他原因形成血栓，使血管腔狭窄或闭塞，导致相应区域脑组织因急性供血不足或血流中断而发生软化坏死的疾病。脑血栓形成最常见的原因是脑动脉粥样硬化，其次是脑动脉炎、脑血管畸形、结缔组织病、真性红细胞增多症、血高凝状态等。脑血栓形成男性多发于女性；55岁以后每增长10岁，发病率增加1倍；吸烟、肥胖、身体活动少和服雌激素的老人也易发生脑血栓。

脑栓塞（cerebral embolism，CE）是由于异常的固体、液体或气体栓子沿血液循环进入脑动脉或供应大脑血液的颈部动脉，导致血流受阻，脑组织缺血坏死引起相应区域脑功能障碍的急性脑血管疾病。心源性栓子是脑栓塞最常见的原因，其产生原因主要有风湿性心脏病、亚急性细菌性心内膜炎、急性心肌梗死、心脏手术等。其次是主动脉弓及其分支动脉粥样硬化性斑块脱落形成栓子，创伤所致的气体或脂肪栓子等。栓子阻塞动脉后造成动脉远端急性供血障碍，引起缺血性梗死，栓子刺激引起广泛性血管痉挛，扩大缺血范围。

2. 临床特点 脑血栓形成和脑栓塞的临床特点分别是：①脑血栓形成之前大多数患者有非特异性脑供血不足的症状，如头昏、头痛、视物模糊等，1/4的患者有明确的TIA。多数患者在睡眠中或安静状态下发病，典型患者入睡前正常，次晨起床时发现偏瘫，半身感觉障碍等局灶性神经系统损伤。多数患者在发病后数小时或1～2天内症状达到高峰，患者一般意识清楚，具体临床表现取决于受累血管的分布和侧支循环的建立程度。②脑栓塞发病是脑血管病中最急的一种，多无诱因和前驱症状，病情常在数秒或数分钟达到高峰。若反复栓塞，病情在数天内呈进行性发展。患脑栓塞的老人常出现一过性不同程度的意识障碍，并有癫痫发作。栓塞性脑梗死的局灶性体征因受累的动脉不同有不同的临床表现。脑栓塞是一种急性病，需要紧急救助。

3. 治疗原则 稳定病情，预防或减少进一步的脑损伤；尽早恢复缺血区的血液供应，改善微循环；加强缺血细胞的保护治疗；防治脑水肿；加强监护和护理，防治并发症；治疗原发疾病，防止复发。

（三）老年人脑出血

1. 概述 脑出血（intracerebral hemorrhage，ICH）是指脑实质内非创伤原发性出血，占急性脑血管病的20%～30%，多发生在大脑半球，约占80%。目前报道年发病率为（60～80）/10万人。高血压合并细小动脉硬化是脑出血最常见的病因，其次是颅内动脉瘤、动-静脉畸形急性破裂，严重的血液病、动脉炎、肿瘤、抗凝剂及溶栓药物也可引起脑出血。脑出血的发病率男性略多，冬春季易发；多在气候显著变化、情绪激动、兴奋、排便及用力时发病。脑出血的预后较差，死亡率高达45%～75%，存活者中80%～85%遗留神经功能损害，损害程度取决于出血部位、范围、出血量，以及入院时神经功能的障碍程度等。因此及时正确地处理是提高预后效果的重点。

2. 临床特点 脑出血通常发病突然，起病急骤，在数分钟或数十分钟内病情发展到高峰。临床症状因出血量和出血部位的不同而不同。老年人由于脑萎缩出血量少时头痛、呕吐症状可不明显。当出血量大时可引起急性颅内压增高，出现头痛、头昏、恶心、喷射性呕吐和不同程度的意识障碍，严重者还有鼾声呼吸，大小便失禁，面色潮红或苍白，全身大汗，高热，脉搏缓慢有力，血压急剧升高，呼吸频率、节律改变，瞳孔改变等全身症状。由于出血破坏不同部位的脑实质，老年人可出现局灶性脑损伤的症状和体征，包括瘫痪、半身感觉障碍、偏盲、失语等，具体症状和体征因出血部位而定。此外，大约有 25% 的患者出现癫痫发作，多发生于脑出血后 72h 内，严重者可迅速进入昏迷状态。

3. 治疗原则 急性期的治疗主要是降低颅内压，减轻脑水肿，调节血压，防止出血再发生及预防和处理并发症。恢复期治疗主要是加强功能锻炼，促进脑功能恢复，提高生存质量。

（四）老年人帕金森病

1. 概述 帕金森病（Pakinson's disease，PD）又称震颤麻痹，是一种常见的中老年人神经系统进行性变性疾病，以静止性震颤、肌强直、运动迟缓和姿势步态异常为主要临床表现，主要病理改变是黑质多巴胺能神经元变性和路易小体形成。帕金森多见于中老年人，65 岁以上人群的患病率约为 1.7%，男性稍多，起病缓慢，呈进行性发展。

2. 临床特点 震颤多为首发症状，其次为步行障碍、肌强直和运动迟缓。震颤是该病的基本特征之一，早期出现在一侧肢体远端，手部震颤多见且明显。震颤在静止时出现，动作时减轻或停止，情绪紧张时震颤加剧，睡眠时消失。严重时头部也出现震颤，且合并运动性震颤。肌强直是本病最重要的症状之一，表现为主动肌和拮抗肌张力都增高，在被动运动中始终存在，故称为"铅管样肌强直"。合并有震颤时，在被动运动中常有齿轮运动感，又称为"齿轮样强直"。运动不能是震颤麻痹致残的主要原因，分为：①启动困难和速度减慢：患者起步困难，步行缓慢，步距变小，步子越走越快，前冲不易停下，临床称为"慌张步态"。②动作多样性减少：主要是面部运动，如瞬目动作少、表情运动差，常被称为"面具脸"。③运动变换困难：即难以从一个动作转换到另一动作，加之始动困难，呈现出犹豫不决和步态凝固。平衡和姿势障碍也是该病的主要表现，患病老人行走时步态不稳，常发生跌倒，转弯和上、下楼时更易发生。疾病后期，轻推老人就可出现站立不稳或失衡。老人行走时头前倾，躯干前曲，膝肘弯曲，臂外旋，手置于躯干前，手指弯曲，构成帕金森病特殊的姿势。此外，老人还可出现思维和智能障碍、自主神经功能紊乱、声音颤动、流涎、静坐不能、睡眠障碍等。

3. 治疗原则 以药物治疗为主。常采用的药物治疗方法有：抗胆碱能药物如盐酸苯海索和东莨菪碱；多巴胺代替疗法如左旋多巴、美多巴等；多巴胺能受体激动剂如溴隐亭等。目前手术治疗也逐渐在临床开展与应用。需长期服药，但因病因不明，治疗较困难。

三、护理评估

（一）健康史

1. 患病史 起病的方式，是突发性还是渐进性，是发作性还是持续性，有无明显的致病或诱发因素，主要症状，如头痛、抽搐、瘫痪、言语障碍等；每种症状发生的起始时间、前后顺序及严重程度；病情如何发展与演变，有无伴随症状。

2. 生活史 主要经历和生长发育史，包括出生地、居住地、职业、工种和工作能力，有无疫病接触史和地方病史。性格特点和生活方式，包括工作与学习、活动与休息、日常生活与睡眠是否规律。有无吸烟酗酒等特殊嗜好。

（二）身体状况

1. **一般状况**　生命体征、营养状况、精神状况、有无意识障碍。

2. **症状与体征**　有无头晕、头痛、复视、额纹及鼻唇沟变浅，言语、意识和活动障碍等症状和体征。

3. **功能状态**　评估有无吞咽困难、饮水呛咳与关节活动不灵活等功能状态异常的情况。

（三）心理－社会状况

1. **心理评估**　评估患者的心理状态，人际关系与环境适应能力。有无焦虑、恐惧、抑郁、孤独、自卑等心理障碍及其程度。

2. **社会评估**　患者的家庭组成、经济状况、文化教育背景；家属对患者的关心、支持以及对疾病的认识程度；了解患者的工作单位或医疗保险机构所能提供的支持情况；患者出院后继续就医的条件，社区保健设施及继续康复治疗的可能性。

（四）实验室及其他检查

1. **血液检查**　包括血常规、血脂血糖监测、乙酰胆碱受体抗体测定及血钾等。

2. **脑脊液检查**　脑脊液压力测定，压颈试验，脑脊液常规、生化、细胞及免疫学检查等。

3. **影像学检查**　磁共振成像、CT及X线等检查。

4. **其他**　脑电图、肌电图、脑诱发电位及活组织等检查。

四、常见护理诊断及护理措施

（一）常见护理诊断

1. **躯体活动障碍**　与神经肌肉受损、运动敏捷性降低、肌肉无力、偏瘫、肌张力增高等有关。

2. **生活自理缺陷**　与认知、感知受损、神经肌肉受损有关。

3. **语言沟通障碍**　与大脑皮质的病理性损伤和各种变性疾病如帕金森病致构音或运动过渡性发音障碍、精神性识别不能及失语等有关。

4. **营养失调：低于机体需要量**　与咀嚼、吞咽困难有关。

5. **感知紊乱**　与环境中的刺激改变、感官接受、传导和统合改变、机体内环境改变、外援性药物和心理应激有关。

6. **有肺部、泌尿系统和皮肤感染的危险**　与长期卧床、活动减少、长期受压等有关。

7. **焦虑**　与感受到健康、自我概念、角色、互动型态、社会经济状况甚至死亡的威胁，健康状况改变、角色功能改变、陷入危机、人际关系冲突、日常生活改变等有关。

8. **潜在并发症：肺炎、骨折等。**

（二）护理措施

1. **合理安排活动与休息**　根据评估结果确定需要补偿的功能并给予恰当的指导与帮助，通过功能训练和疾病护理保存老人残存的功能。具体措施包括：①维持关节功能：保持关节的功能位和维持关节的正常活动范围。正确使用支撑物如枕头、卷筒维持正常的肢体位置，用足托防止足下垂。每天做3次四肢关节的被动、主动运动及肌肉的活动，保持关节的正常活动范围和肌肉的张力，防止关节僵硬和肌肉萎缩。②定时更换体位：每2h改变一次体位，指导患者及家属掌握锻炼和翻身技巧。③尽早协助患者下床活动，训练老年患者的平衡与协调能力：用支撑物训练患者床上坐起，再训练独自坐起，用患侧手支撑身体使着力点为臀部以保持身体平衡。让患者学会用健侧脚抬起患肢，移至床边，然后双脚着地，辅助老人站立，同时训练老人上肢的功能和灵巧度。老人可用平衡木练习站立，重心移动、转身、迈步、行走。然后鼓励老人使用助步器练习走步。训练时要保证患者的安全。

2. **营养供给**　评估老人的吞咽困难程度、咀嚼能力、食欲状况、食量并监测出入量，每周测量体重，评定老人的营养改变情况。病情许可时尽可能让老人坐位进食和饮水。协助老人进餐并保持其注意力集中,提供平衡膳食,注意疾病对饮食营养的特殊要求。

3. **病情观察** 密切观察患者的生命体征、认知以及意识等情况,从而及早发现患者的病情变化,及时做出救治。

4. **沟通交流** 护理人员先作示范指导家属与失语者沟通,如视线接触、倾听姿势、主动猜测、询问老人的需要等。当老人主动参与沟通时,应给予鼓励,并仔细倾听,尽力理解,给老人足够的时间组织语句,表达自己的意思,以减少挫折感。用"是""否"的简短问题与表达能力缺陷的老人进行交流。对识别不能者(不能凭感觉识别物体),可让患者练习将物品名称与影像结合说话,包括对实物或图片命名,也可让老人描述动作,或在语音提示下说话,或扩展句子等。同情和理解绝望老人,以温和、尊重的方式为老人提供护理。帮助老人正确评价所面临的情况和制定切实可行的目标。鼓励老人表达自己的情感,回忆过去的成就以证实其能力和价值。同情、理解家属因长期照顾患病老人在心理、生理上承受的压力,并给家属相关的信息支持和指导,使家属适应疾病不同阶段的发展状况,更好的帮助患者减缓行为退化。

5. **其他** 为更好地提供护理,还可以采取以下措施:①鼓励患病老人运用尚存的感觉代替丧失的感觉功能。建立稳定、简单的环境及固定生活日程,指导老人使用熟悉的物品,减少照顾人员的更换,以减少对老人的刺激。②急性期从健侧接近老人,将呼叫设备放在老人健侧以方便其使用。在恢复期从患侧接近老人,刺激患侧,鼓励老人使用患肢。在老人手腕佩戴手表和手镯,以引起老人的注意。尽可能训练老人自己进食。用镜子给老人日常生活的视觉提示,鼓励老人取得进步,以增加其康复的信心。③避免膀胱过度充盈,尽量不留置导尿管。进行大小便训练,白天可每 2h 给老人使用便盆或尿壶一次。增加食物中的纤维素和腹部按摩,给予软便剂以预防便秘。

五、健康教育

1. **介绍疾病相关知识** 给老人及其家属讲解有关疾病的相关知识。讲解时注意语言通俗易懂,用缓慢的语速、简单重复的短句讲解,直到理解。对表达能力缺陷的老年人用直接回答式提问,也可用身体姿势配合讲解帮助理解。如需转换话题,应提前使老人有思想准备。讲解所患疾病或诱发因素的相关知识如病因、诱发因素、临床表现及治疗护理方法等。

2. **预防再卒中** 教导老人及家属重视再卒中和其他血管疾病的发生,告知患者预防再卒中的重要方法是在医生的指导下积极正确地控制原发疾病,如高血压、糖尿病、冠心病、肾脏疾病等,定期进行疾病监测,如监测血压、血糖、血脂水平等。

3. **坚持健康生活方式** 指导老人及其家属改变生活方式,积极控制危险因素,包括:①戒烟、少量饮酒。②坚持适量运动,如打太极拳、散步、游泳,以促进血液循环保证大脑的血液供应,促进大脑新陈代谢,改善脑的营养状况。③合理平衡膳食,大脑对蛋白质、碳水化合物、卵磷脂及 B 族维生素、维生素 C 等的需要较其他器官多,因此膳食中适当增加鸡蛋、牛奶、鱼类、坚果类、新鲜水果和蔬菜。降低体重,控制饮食,减少脂肪、胆固醇的摄入量;严格限制食盐的摄入,每日不超过 5g,同时补充足量的钾。④适当参加社会活动,积极参与社区健康教育活动,学习有关疾病和生活的新知识,保持对新鲜事物的敏感性,使大脑功能得到锻炼和不断开发利用。⑤调整生活安排,学会保持平静的心情,避免精神紧张和身体过度劳累。

4. **正确使用药物** 指导老人及其家属正确使用药物,讲解各种药物的治疗作用、不良反应,指导老人及家属及时报告药物的不良反应,提高老人的药物依从性。指导老人正确使用各种药物。用于睡眠的药宜在睡前半小时服用。常用的安眠药指安定一类的药物,称为"抗焦虑药",小剂量催眠,大剂量抗焦虑,这类药物的品种多,作用特点有所偏重,作用时间长短不等,对入睡困难者应选用短效类药物如三唑仑或中效类药如艾司唑仑、阿普唑仑等,而对于早醒者则应选用长效类药物,如氟西泮、地西泮、氯硝西泮等。

如果睡眠障碍有好转可逐渐减量停药,突然停药影响药物疗效甚至会出现反跳现象。药效不好需换药时,应逐渐交替。镇痛药可在晚间上床时服用,以避免夜间因疼痛惊醒。利尿剂最好在白天使用,以减少晚间服用引起频繁起床排尿而影响睡眠。为避免摔倒,治疗帕金森病和抗抑郁的药宜在上床后服用。

(尹安春)

学习小结

　　本节主要介绍老年人神经精神系统结构和功能的老化改变、常见神经精神系统疾病与临床特点、护理评估、护理诊断、护理措施及健康教育的内容。重点掌握神经精神系统疾病临床特点、常见护理诊断及主要护理措施。

复习参考题

患者男性,67岁,右侧肢体麻木一个月,不能活动伴嗜睡两小时;高血压病史10余年,无头痛、恶心、呕吐,不发热,大小便正常,既往无药物过敏史,无心脏病病史。查体:T 36.8℃,P 80次/分,R 20次/分,BP 160/90mmHg;嗜睡,双眼向左凝视,双瞳孔等大2mm,光反应正常,右侧鼻唇沟浅,伸舌偏右,右上下肢肌力0级;脑CT:左额顶叶大片低密度病灶。

问题:

1. 该病例的初步诊断是什么?
2. 提出2个主要的护理诊断并制订护理措施。

第八节　血液系统疾病老人的护理

　　老年人血液系统功能的减退不像呼吸、循环、消化及神经系统功能减退明显,但随年龄的增加,血液系统的代偿功能逐渐减退,加上其他疾病的影响,造血系统功能衰退日渐明显,使得老年人易患贫血并对治疗反应相对缓慢,粒细胞功能的减退使老年人抗感染能力下降,且感染时粒细胞增加反应也变差。

一、老年人血液系统的结构和功能

(一)骨髓

　　骨髓作为最主要的造血器官,骨髓的衰老体现在骨髓量的逐渐减少,尤其在45岁后;造血组织逐渐被脂肪和结缔组织代替,60岁以后骨髓造血细胞可减少到青年人的50%;造血的红骨髓逐年减少,其细胞成分在60岁以后也显著降低,而黄骨髓则增多;造血组织的贮备功能也减弱,生成白细胞的干细胞贮备量减少。这些变化使老年人骨髓的造血功能减低。

(二)血细胞

1. 红细胞　红细胞随增龄出现的变化表现为密度增加,渗透性、抗机械性和表面电荷密度均降低;红细胞生物化学的主要改变为失去水分、钾、磷脂、ATP及各类酶,钙离子、钠、长链脂肪酸、高铁血红蛋白增加。这些衰老变化使红细胞的完整性降低、红细胞直径及平均容积轻度增加,渗透脆性增加,65岁以上的老年男性血红蛋白的降低比女性明显,但红细胞计数可维持在正常范围内。

2. 白细胞 老年人的白细胞形态学上的改变表现为粒细胞核分叶增多,尤其是中性粒细胞;渗透阻力增加;胞质中颗粒减少。酶学上的改变表现为白细胞肽酶与丙酮酸激酶随增龄而增高,碱性磷酸酶却下降。白细胞计数上的变化表现为白细胞总数可无改变或略有减少,但淋巴细胞数明显减少,且以 T 淋巴细胞为主。中性粒细胞的改变使其对微生物侵袭引起的趋化性、吞噬和杀伤力均减弱。淋巴细胞的免疫功能降低,淋巴细胞减少致胸腺萎缩、扁桃体和脾脏重量下降,以及全身淋巴结中的淋巴细胞和淋巴滤泡减少,使机体的免疫监视作用减弱,导致老年人恶性疾病的发病率增高。

3. 血小板 老年人的血小板计数、形态可不发生异常改变,但功能却降低,表现为血小板的黏附性增加,聚集能力下降,血块收缩也减退。

(三)血浆

老年人血浆中的水分进行性减少,血容量减少,从而引起心排出量和血液的分布发生改变,使老年人容易出现体位性低血压。老年人血浆总蛋白随年龄增长逐渐减少,其组成成分清蛋白呈降低走势,而球蛋白则增高,其中丙种球蛋白增加最为明显。血浆铁从 30 岁开始出现下降趋势,总铁结合率也逐年递减,但由于单核巨噬细胞系统被激活,老年人血清铁蛋白增加。老年人由于摄入不足或其他原因,容易出现低血钾和血浆维生素逐渐降低,主要表现为维生素 A、B、C 和 D 减少,引起相关的临床症状。同时,老年人血浆黏稠度也比中青年人高。

二、常见血液系统疾病及其临床特点

(一)贫血

1. 概述 贫血(anemia)是指血红蛋白浓度、红细胞计数和(或)血细胞比容在单位容积周围血液中低于相同年龄、性别和地区正常值低限的一种常见的临床症状。它也是老年人常见的临床症状,而且贫血的发生也随年龄的增加而增多。老年人最常见的贫血是缺铁性贫血和慢性病所致的贫血,其次是营养性巨幼细胞贫血,老年人也可出现铁粒幼细胞贫血、骨髓病性贫血、溶血性贫血和再生障碍性贫血。老年人贫血发生隐蔽、缓慢,常被其他系统疾病所掩盖,或本身就是其他系统疾病的表现之一,因此临床上容易被忽视,而引起其他系统疾病症状加重。贫血老年人的神经精神症状如淡漠、无语、反应迟钝等较明显,容易被误认为是老年精神健康问题。

2. 常见类型 老年贫血分为:①老年缺铁性贫血:主要原因是铁摄入不足和丢失过多,老年人食量减少,吸收不良,若食物中铁含量不足则更容易导致缺铁,老年人铁丢失过多最常见的原因是消化道慢性失血。②老年巨幼细胞贫血:主要由机体缺乏维生素 B_{12} 或叶酸引起,最常见原因为摄入不足、吸收和利用障碍、以及肿瘤、溶血、血液透析或先天性转钴蛋白Ⅱ缺乏等。③老年再生障碍性贫血:多由药物而引起,且多呈慢性型再障。④骨髓增生异常综合征是一组以红细胞、粒细胞、血小板及前体细胞的质和量异常为特征的造血干细胞疾病。⑤慢性病性贫血:是指继发于其他系统疾病,直接或间接影响造血组织而导致的一组慢性贫血。常见于老年人,发病率仅次于缺铁性贫血。

3. 临床特点 不同类型的老年贫血的临床特点:①老年缺铁性贫血:一般进展缓慢,除表现为疲乏、困倦、软弱无力和皮肤黏膜苍白外,多以原发疾病的表现为主,另外,老年人还会出现烦躁、易怒、淡漠和失眠等表现。②巨幼细胞贫血:一般起病缓慢,隐匿发展数月后可出现食欲减退而加重贫血,因此临床上多为中重度贫血。除表现为疲乏、困倦、软弱无力和皮肤黏膜苍白外,还伴有轻度黄疸及全血细胞减少。患病老人还可出现胃肠道症状,如食欲不振、腹胀、腹泻,舌乳突消失和舌面光滑。维生素 B_{12} 缺乏者因神经受损还可出现手足对称性感觉异常、无力、行走困难。另外,老年人还表现为精神异常、淡漠、嗜睡或精神错乱。③老年再生障碍性贫血:一般多缓慢起病,以贫血表现为主,出血症状和感染较轻,外周血全血细胞减少。病程较长,可迁延数年至数十年,部分患者可治愈。④骨髓增生异常综合征:临床表现以贫血为主,少数伴发轻度感染或出血症状。外周血红细胞、白细胞和/或血小板减少,骨髓中有两系或三系出现病态造血。骨髓增生异常综合征最常见的类型是难治性贫血和原始细胞增多的难治性贫血,两者均多见于老年人。⑤老年慢性病性贫血:常伴慢性感染、炎症或肿瘤,其原因可能与铁代谢障碍、炎症细胞因子增多或红细胞生成素减少有关。

4. 治疗原则 ①老年人缺铁性贫血:首要治疗是病因治疗,其次是补充铁剂。首选口服补铁,常用的铁剂有琥珀酸亚铁、富马酸亚铁等。如不能耐受口服铁剂,可选用注射补铁或输血。补铁量应根据患病老人血红蛋白和体重来计算,计算公式为:所需补充的铁量(mg)=〔150−Hb(g/L)〕× 体重(kg)×0.33。②巨幼细胞贫血:除病因治疗和改善营养外,强调补充叶酸或维生素 B_{12}。老年患者由于胃酸缺乏影响维生素 B_{12}的吸收,而长期维生素 B_{12} 缺乏又会影响叶酸的吸收和利用,因此主张同时采用叶酸和维生素 B_{12} 治疗老年人巨幼细胞贫血。③老年再生障碍性贫血:首先应查找原因,停用任何引起骨髓抑制的药物。积极给予支持疗法以改善贫血、防止出血、预防和控制感染。根据病情可采用特殊治疗,雄激素是慢性再生障碍性贫血的首选药物,常用药物有丙酸睾酮和司坦唑醇,此外,环孢霉素 A、泼尼松、环磷酰胺及硫唑嘌呤也可视情况选用。④骨髓增生异常综合征:一般采取支持治疗如输血或成分输血,部分老年患者用维生素治疗如维生素 B_{12}、叶酸等,有出血倾向的可用肾上腺皮质激素,而雄激素则需长期用药才能见效。⑤老年慢性病性贫血治疗主要依赖于彻底治疗潜在疾病。

(二)白血病

1. 概述 白血病(leukemia)是一类造血干细胞的恶性克隆性疾病,其发病随年龄的增加而增多。我国急性非淋巴性白血病的发病率为 1.62/10 万,而 60~70 岁者发病率为 3/10 万;在大于 70 岁的老人中为 3.7/10 万。慢性粒细胞白血病总发病率为 0.36/10 万,大于 60 岁者为 0.7/10 万,慢性淋巴细胞性白血病总发病率为 0.05/10 万,而大于 50 岁的男女发病率分别是 0.34/10 万和 0.14/10 万。

2. 常见类型 根据起病缓急和骨髓分化程度将白血病分为急性白血病和慢性白血病;再根据增生细胞的类型不同,将急性白血病分为急性非淋巴细胞白血病及其亚型和急性淋巴细胞白血病及其亚型;慢性白血病分为慢性粒细胞白血病和慢性淋巴细胞白血病。我国老年白血病患者中,以急性非淋巴细胞白血病最常见,其次为慢性粒细胞性白血病,以后依次为急性淋巴细胞性白血病和慢性淋巴细胞性白血病。

3. 临床特点 老年急性白血病的临床特点包括:①最常见的临床表现是进行性贫血,易诱发心功能不全。②出现持续性发热,热型和发热程度呈现多样化。根据发热原因分为肿瘤性发热和继发感染引起的发热。肿瘤性发热表现为持续低热,无感染灶表现;继发感染引起的发热表现为持续低热、高热和超高热,热型多样,早期以细菌感染为主,随着病程进展、化疗和抗生素应用,可继发真菌、病毒和原虫感染。③出血,以皮肤黏膜(皮肤、牙龈、鼻腔和口腔黏膜)出血最常见,也可出现内脏出血,出现颅内出血可危及生命。急性早幼粒性白血病和急性单核细胞白血病有并发 DIC 而加重出血的可能。④白血病细胞浸润的表现,可有骨痛,肝、脾、淋巴结肿大,皮肤浸润性结节,齿龈肿胀等。出现头痛、头晕,甚至恶心呕吐、颈强直、抽搐等,则需注意中枢神经系统白血病。⑤骨髓检查部分显示细胞增生不高,有的甚至低于正常增生,呈现骨髓增生低下的急性白血病骨髓象。⑥前驱血液疾病高发,老年急性白血病有部分来自骨髓增生异常综合征。⑦完全缓解期短,缓解率低,复发率较高。⑧原发多药耐药多见,影响疗效。

慢性白血病的临床特点包括:①起病隐匿,进展缓慢,病程长,早期无特异症状,可出现倦怠乏力、食欲减退、消瘦、持续低热、轻度贫血、盗汗等症状。慢性粒细胞性白血病可有上腹饱胀感或左中上腹坠胀感。②慢性粒细胞性白血病有胸骨压痛及叩击痛,脾脏明显肿大(巨脾)为本病的特征性体征。慢性淋巴细胞性白血病最常见的体征为全身淋巴结无痛性肿大,以颈部、锁骨上、腋下和腹股沟处常见,脾大、皮肤损害较常见。③慢性淋巴细胞性白血病常伴有免疫异常。④慢性粒细胞性白血病的外周血象白细胞总数增加(>50×10^9/L),但不如年轻病人增加明显,可见各阶段粒细胞,以成熟粒细胞为主,嗜酸及嗜碱性粒细胞增多为本病特征之一。慢性淋巴细胞性白血病的外周血象为白细胞总数 > 10×10^9/L，淋巴细胞比例 ≥50%，形态以成熟淋巴细胞为主，后期可出现贫血和血小板减少。⑤骨髓检查显示增生活跃或极度活跃。慢性粒细胞性白血病的细胞特点与外周血象相似，粒细胞碱性磷酸酶显著减少或缺如。慢性淋巴细胞性白血病的成熟淋巴细胞占有核细胞的 40% 以上，其余系列细胞减少。

4. 治疗原则 老年白血病的治疗采用化疗、支持治疗和对症处理，一般不考虑骨髓移植或其他造血干细胞移植治疗。

（三）多发性骨髓瘤

1. 概述 多发性骨髓瘤（multiple myeloma）是一种浆细胞恶性疾病，多见于中、老年人。其特征为骨髓被恶性浆细胞取代，骨质被破坏和异常免疫球蛋白过度生成，并通过多种机制产生临床症状和体征。我国的发病率约为 2～3/10 万，男女比例为 1.6：1，大多患者年龄 > 40 岁。

2. 临床特点 骨髓被恶性浆细胞取代后，正常骨髓细胞受到抑制，正常造血受到破坏，可引起贫血，进而骨髓全面衰竭，骨质破坏引起骨痛、骨硬化、溶骨性改变和病理性骨折与骨瘤。部分患者可出现高钙血症，可能与破骨细胞活化因子或其他类似淋巴因子的作用有关。恶性浆细胞分泌的异型单克隆免疫球蛋白可引起高黏滞综合征。免疫球蛋白的轻链成分常引起肾衰竭，高钙血症使肾病加重，产生多种全身症状。骨髓瘤患者易发生反复感染，免疫系统受到严重破坏而发生紊乱，中性粒细胞减少和功能受损，以及放化疗、免疫抑制等多种因素，均是引发重症感染的主要因素。

3. 治疗原则 多发性骨髓瘤的治疗包括联合化疗、干扰素治疗、针对高钙血症的治疗、骨痛治疗、肾衰竭治疗、放射治疗、血浆置换治疗及外周血干细胞移植治疗。

（四）弥散性血管内凝血

1. 概述 弥散性血管内凝血（disseminated intravascular coagulation, DIC）是由多种致病因素激活机体的凝血系统，导致机体弥漫性微血栓形成、凝血因子大量消耗并继发纤溶亢进，从而引起全身性出血、微循环障碍乃至多器官功能衰竭的一种临床综合征。老年患者弥散性血管内凝血的发生率高，常见原发疾病如转移性恶性肿瘤、急性白血病、重症感染等。原发疾病导致机体组织和细胞破坏而释放凝固物质进入血循环是弥散性血管内凝血的直接原因。此外，休克、网状内皮系统障碍、主动脉瘤、活性型凝固因子处理障碍也易导致弥散性血管内凝血。

2. 临床特点 主要是原发病不能解释的出血现象，但老年人出血症状较轻微；低血压、休克；微血管栓塞症及微血管病性溶血。

3. 治疗原则 根据发病机制的各环节采取综合治疗，包括去除病因和诱因，阻断凝血，制止出血，保护脏器并治疗功能异常，二是早期发现和治疗弥散性血管内凝血，包括抗凝治疗、抗血小板聚集、适时补充凝血因子和血小板及抗纤溶药物治疗等。

三、护理评估

（一）健康史

1. 患病史 起病的缓急，主要症状，持续时间及伴随症状。既往有无溃疡病引起的消化道出血，女患者有无月经量过多；有无特殊药物摄入史，如氯霉素、阿司匹林、抗结核药等，这些药物与再生障碍性贫血、白血病发病相关。

2. 生活史

（1）个人史：患者的主要经历和生长发育史，包括出生地、居住地、职业、工种和工作能力，有无核放射污染等。

（2）生活方式：患者的性格特点和生活方式，包括工作与学习、活动与休息、日常生活与睡眠是否规律。

（3）不良嗜好：有无吸烟酗酒等特殊嗜好。

（二）身体状况

1. **一般状况** 生命体征、营养状况、精神状况、有无意识障碍。

2. **症状与体征** 有无发热，睑结膜、甲床、口唇及皮肤有无苍白，全身皮肤有无瘀点、瘀斑、出血点及其分布范围等。

3. **功能状态** 活动耐力下降、记忆力减退以及角色转变等。

（三）心理 - 社会状况

1. **心理评估** 患者的心理状态，人际关系与角色适应能力。有无焦虑、恐惧、抑郁、孤独、自卑等心理障碍及其程度。

2. **社会评估** 患者的家庭组成、经济状况、文化教育背景；家属对患者的关心、支持以及对疾病的认识程度；患者的工作单位或医疗保险机构所能提供的支持情况。

（四）实验室及其他检查

1. **红细胞计数和血红蛋白测定** 正常成年人红细胞数男性为 $(4 \sim 5.5) \times 10^{12}/L$，女性为 $(3.5 \sim 5.0) \times 10^{12}/L$，血红蛋白男性为 120 ~ 160g/L，女性为 110 ~ 150g/L。临床据此确定患者贫血及其程度。

2. **白细胞总数及分类** 正常成年人白细胞数为 $(4 \sim 10) \times 10^9/L$，超过此范围均为异常。

3. **其他** 网织红细胞计数、骨髓细胞学检测、血细胞化学染色与止血、凝血功能检查。

四、常见护理诊断及护理措施

（一）常见护理诊断

1. **活动无耐力** 与疾病或贫血未很好控制而致体质下降有关。

2. **营养失调：低于机体需要量** 与体内铁、叶酸、维生素 B_{12} 摄入不足等有关。

3. **焦虑 / 恐惧** 与疾病久治不愈或出血有关。

4. **体温过高** 与疾病引起感染有关。表现为体温持续或间断升高，触之有热感，呼吸增快，心动过速等。

5. **知识缺乏** 与不了解相关疾病知识、缺乏知识来源、缺乏正确指导和文化程度低有关。

6. **有感染的危险** 与正常粒细胞减少、贫血、免疫功能降低及营养缺乏有关。

7. **有组织完整性受损的危险** 与血小板减少、凝血因子缺乏、贫血、化疗和有关保护机体组织的知识缺乏有关。

8. **潜在并发症：出血** 与血小板减少有关。

（二）护理措施

老年血液系统疾病具有病情重、并发症多、治疗困难等特点，需要老年人调整生活以适应疾病的治疗和护理，这不仅严重影响老年人的生活活动，增加家庭负担，还对老年人的生命构成严重威胁。因而积极有效的护理对延长老年血液病患者的生命和提高其生命质量具有十分重要的作用，应予以高度重视。

1. **病情观察** 了解患者的主诉；观察体温、血压、神志、情绪变化；观察贫血的表现、出血状况：口腔、皮肤黏膜的变化；观察老年人对治疗和护理的反应。

2. **环境** 保持环境安静舒适，保证患者休息和睡眠。房间每天通风换气，定时进行空气消毒和细菌培养监测。必要时给患者安排单间进行保护性隔离。

3. **休息与活动** 根据贫血的状况协助患者安排合适的活动量，严重贫血或贫血发生速度快的，应卧床休息并给予生活照护和指导老人进行床上活动，同时预防突然起立发生跌倒；轻中度贫血或贫血速度缓慢的老年人，可下床活动，护理人员与患者一起制定活动方案和休息睡眠计划，对不能进行室外活动或保护隔离的老年人，应提供必要的健身器械。对活动受限的老人，应将日用辅助物品及娱乐用品放在老人易于取到的地方,如眼镜、助听器、书报、手表等。

4. 饮食与营养　给予高蛋白、高维生素、高热量、富含造血原料、易消化的食物,如富含优质蛋白的鱼类、富含铁的肉类、动物肝脏和蛋黄以及富含叶酸和维生素 B_{12} 的新鲜绿色蔬菜、水果和肉类等。避免食用带刺或小骨头的食物,注意食物卫生,尽量供给新鲜食物。

5. 用药护理　向老人解释各类药物的作用、剂型剂量、使用时间、方法、副作用,用药注意事项等。老年人化疗药物的剂量应比其他成年患者小,药物现用现配,静脉用药应做好血管保护。

6. 生活护理　保持个人卫生以预防感染,勤换衣服,沐浴;保持会阴部清洁,便后清洗肛门和会阴部;阴道出血时增加会阴的清洗次数;保持口腔卫生,饭前便后洗手,进餐后用温盐水漱口;不去人多的公共场所,外出戴口罩。

7. 预防并发症　严重贫血的老人应给了氧气吸入。告诉患者当身体局部出现红、肿、热、痛等变化时,应及时报告医务人员。检查身体容易发生感染的部位和定时监测体温,以便早期发现。

8. 实验室检查　指导和协助老年人完成各项检查,并向老年人解释检查的目的和注意事项,取得其配合。骨髓检查时,应做好术前、术中和术后的护理。必要时满足患者的知情需要,向老人解释检查结果。

9. 心理护理　协助安排子女和家属轮流探视老年人,参与照顾老人并与老人交流,交谈时尽量避免使老人产生不良情绪反应的话题。将老人喜欢的物品如相册、常看的书、小台钟等放置在老人的视野范围内,以减轻老年人的分离性焦虑。满足患者的知情需要,向患者解释问题,消除患者的疑问。与家属取得联系,了解患者的思想动态,鼓励或协助患者表达其心理感受和疑问。

10. 输血和血液制品的护理　根据患者血液成分的变化,遵医嘱输入血液制品,如洗涤红细胞、浓缩血小板、全血或血浆等。输血和血液制品前认真核对,输入后注意输血反应和过敏反应,并严密监测体温、排尿及尿液变化情况。

五、健康教育

1. 讲解疾病的相关知识,如疾病定义、诱发原因或病因、对身体的影响、临床表现、治疗方法、药物及注意事项、护理措施等。

2. 解释血液病学的医学术语和血液或骨髓成分及功能,以及促成其变化的因素和变化的意义,如白细胞与感染的关系,导致白细胞升高和降低的因素;当白细胞低于 $3.0 \times 10^9/L$ 时,所有接触老年人的人员都应穿隔离衣,各种操作前后应洗手,并减少出入病室的次数;红细胞和血红蛋白与贫血的关系,导致红细胞和血红蛋白降低的原因;血小板与出血的关系等。

3. 解释可能会发生的并发症——出血和感染。教会老年人避免皮肤黏膜损伤的方法,预防出血的方法,包括改用软毛牙刷,饭后刷牙,不用牙签;延长压迫注射点的时间;避免使用影响血小板数量和功能的药物,如阿司匹林、非类固醇和抗凝药等;保持大便通畅松软,不用力排便;禁忌挖鼻孔、耳道;性生活时避免用力过猛;用腋表代替肛表测量体温;用电动剃须刀代替刀片剃须刀;认真洗手等。

4. 讲解护理计划,特别是对住单间采取保护性隔离的老年人,以减少患者的恐惧和焦虑。

5. 指导老年人避免接触动物圈舍、分泌物和宠物,做好个人卫生。

6. 指导患者保持充足的休息和睡眠,适时运动并进行运动监测。

7. 指导老人合理膳食。解释高蛋白、高维生素、高热量膳食对疾病治疗康复的意义,告诉家属和患者优质蛋白的来源,如鱼类、禽类、蛋类和奶类等,含铁丰富的食物如蛋黄、动物肝脏、海带、绿色蔬菜等,有利于提升白细胞和血小板的食物如花生、香菜等。

（尹安春）

本节主要介绍老年人血液系统结构和功能的老化改变、常见血液系统疾病与临床特点、护理评估、护理诊断、护理措施及健康教育的内容。重点掌握老年人血液系统疾病临床特点、常见护理诊断及主要护理措施。

患者女性,68岁,退休工人。1年来自觉头晕、乏力、精神差,时有心悸气促感,以活动为甚。平素爱挑食,近半年来食欲不振;余无特殊。查体:精神疲倦;面色苍白,皮肤黏膜无出血;指甲薄而无光泽。血象:红细胞 3.0×10^{12}/L,血红蛋白 68g/L,白细胞 5.0×10^9/L,血小板 160×10^9/L。

问题:

1. 该老人可能的疾病诊断是什么?
2. 如何做好该患者的护理?

第九节　感官系统疾病老人的护理

感官系统主要包括感觉器官和感受器。感觉器官主要包括视觉、听觉、嗅觉、味觉和前庭器官;感受器主要是指分布于体表或组织内部用于感受机体内、外环境变化的一些专门的特殊结构。感官系统是机体产生感觉和知觉的重要器官。随着年龄的增加,感官系统出现一系列组织结构和生理功能的变化。这些改变使得老人对内外环境刺激的反应能力下降,从而影响老年人的生理和心理健康。因而学习感官系统的老化改变,掌握老年人感官系统疾病的防治和护理,对维护和促进老年人健康至关重要。

一、老年人感官系统的结构和功能

(一)皮肤

皮肤的老化是最早观察到的征象。老年人皮下脂肪减少,弹力纤维缩短、变性,使皮肤松弛、弹性差而出现皱纹。毛发失去光泽,头发脱落,眉毛、鼻毛变白脱落,脂褐素沉积形成老年斑。皮脂腺萎缩,皮脂分泌减少,皮肤表面干燥、粗糙、无光泽并伴有糠秕状脱屑。皮肤中感觉末梢细胞数减少,老年人对冷、热、痛及触觉等反应迟钝,容易造成烫伤或冻伤。皮肤调温功能下降,皮肤变薄,表面的反应性减弱,抵抗力下降,易受机械、物理、化学等刺激而损伤,如长期卧床的老年人易出现压疮等;皮肤毛细血管减少,变性,脆性增加容易出血,如老年性紫癜。

(二)视觉器官

1. **角膜**　随着年龄增加,角膜缘毛细血管硬化、闭塞,使角膜营养缺乏,同时鳞状细胞微绒毛减少,泪液和环状细胞的黏液分泌减少,使角膜透明度降低,视力减退。角膜感觉随年龄的增长减退亦很明显。角膜表面细胞数随增量减少,使角膜变得扁平,屈光力减退引起远视和散光。角膜边缘的出现白色环状类脂质沉积,形成对视力影响不大的"老年环"。

2. **巩膜**　老年人巩膜内水分减少,巩膜弹性降低,加之前房因晶状体的增厚而变浅变小,前房角变窄,组织纤维变形和硬化,使房水回流受阻,导致老年人容易产生眼压增高和青光眼。老年人虹膜萎缩,瞳孔缩小,对光反应迟钝,调节功能减弱,暗适应差。

3. **晶状体**　老年人晶状体体积和重量增加,晶状体中非水溶性蛋白质逐渐增多,使晶状体透光度降低,加上弹性减弱,睫状肌收缩乏力及悬韧带张力降低等,调节和聚焦能力逐渐降低,导致老年人看近物不清,形成"老花眼"。随着年龄的不断增长,晶状体透明度进一步降低,并可发生混浊,增加了老年性白内障的发病率。晶状体老化变黄,对短波长光线吸收比长波长光线多,使老年人对红绿光的感觉减退。另由于瞳孔缩小,光线只能通过厚度最大、黄色最深的晶状体中心部位,使老年人视物发黄。

4. 玻璃体 随着年龄的增长,玻璃体逐渐出现液化和后脱离现象。液化容积随增龄而扩大,玻璃体胶质收缩并与胶原纤维凝聚形成较粗纤维,使玻璃体从视网膜基底膜分离,即出现玻璃体后脱位。玻璃体后脱位增加了视网膜脱离的可能性。玻璃体纤维增粗,排列不整或消失,以及失水色泽改变,形成光学空隙,出现混浊、飞蚊症和幻视。

5. 视网膜 视网膜周边带变薄,出现老年性黄斑变性,还可出现视网膜动脉硬化,甚至阻塞,色素上皮层细胞及其细胞内的黑色素减少,脂褐质增多,使视力显著下降。视网膜色素上皮变薄和玻璃体的牵引,增加了视网膜剥脱的危险。

6. 其他 老年人深度视觉(分辨远近物体的相对距离)的能力下降,不能正确判断台阶的准确高度,上下楼时易摔倒,出现意外。随着年龄的增长,瞳孔括约肌张力相对增强,使瞳孔始终处于缩小状态,对光线的利用率下降。60岁后的视野明显缩小,因瞳孔缩小使进入眼内的光线减少,老年人可能主诉视物不甚明亮,同时对强光特别敏感,当来到室外时往往感到耀眼;或从明亮处转入暗处时,感觉视物有困难,还可出现中心视力损害甚至失明。

(三)听觉器官

1. 外耳 外耳皮肤弹性和肌张力下降引起耳廓增大,耳廓表面皱襞松弛,凹窝变浅,收集声波和辨别方向的能力降低。

2. 中耳 鼓膜和卵圆窗上的膜变厚、变硬,失去弹性。中耳的任何部位可能变硬或萎缩,造成传音性耳聋。中耳耳垢稠厚,含有高角质素,不宜软化,堆积阻塞造成传导性听力逐渐丧失。

3. 内耳 在耳蜗膜迷路,传入和传出神经纤维均有退行性改变。内耳蜗外毛细胞和内毛细胞均有损失。蜗管中的血管纹上皮细胞变平坦,血管纹处毛细血管壁增厚,并有玻璃样变性。螺旋韧带的毛细血管及放射小动脉减少,管壁增厚。内听动脉壁增厚变硬,甚至狭窄阻塞。耳蜗管萎缩,内淋巴畸形,螺旋神经节萎缩,导致老年人最初对高频音的听力衰减,伴有高频性耳鸣,开始为间断性,逐渐发展为持续性。逐渐出现中、低频率的声音也会受到影响,称为老年性重听,在50岁以后较明显。

4. 中枢听觉系统 中枢听觉通路神经元核团如蜗神经核、上橄榄核、下丘核及膝状体均有衰老退变,听觉高级中枢对音信号分析能力减弱,对声音的反应和定位功能减退,故老年人在噪音环境中听力明显障碍。

(四)味觉和嗅觉器官

1. 味觉 因舌黏膜上的舌乳头逐渐消失,舌表面光滑和味蕾细胞逐渐减少、萎缩,老年人对酸、甜、苦、咸等感觉的敏感性减退。口腔黏膜细胞和唾液腺发生萎缩,唾液分泌减少,加上活动量减少,机体代谢速度缓慢,造成食欲减退,影响机体对营养物质的摄取。味觉的减退使老年人味阈升高,常常觉得食而无味,烹饪时增加食盐等调味品的用量,而过量的食盐对心血管疾病的老年人不利。

2. 嗅觉 人的嗅觉在20～50岁时最敏感,50岁以后由于嗅黏膜变性,嗅球神经元的数目随增龄而减少、萎缩和变性,嗅觉的敏感性逐渐减退,嗅觉迟钝。同时对气味的分辨能力也下降,而且男性减退更明显。嗅觉功能的减退也可能会影响老年人的食欲,影响机体对营养的摄取。

(五)本体感觉器官

本体感觉包括触觉、压觉、震动觉、位置觉、温觉和痛觉。40岁以后触觉小体数目开始减少,60岁以后触觉小体与表皮的连接变得松懈,使触觉敏感性下降,触觉阈值升高。老年人皮肤压觉小体的数量减少,体积增大,同心圆状结构的层数增多,外形扭曲僵硬,使压觉的敏感性下降。由于随增龄脊髓感觉根的有髓神经纤维减少，大脑皮层躯体感觉皮质变薄，神经细胞缺失，外周和中枢感觉通路的突触也出现衰老表现，使老年人对躯体的认识能力下降，立体判断能力损害，导致位置觉的辨别力下降。由于神经细胞数目减少，神经传导速度减慢，使老年人对温度和疼痛的敏感性也降低。本体感觉的改变使老年人对伤害性刺激的反应不敏感，容易发生意外伤害，如烫伤、冻伤、扎伤、撞伤等。

二、常见感官系统疾病及其临床特点

（一）老年性白内障

1. **概述**　老年性白内障（senile cataract）又称年龄相关性白内障，指中年以后晶状体逐渐变性混浊引起的视功能障碍。它是老年人致盲的主要原因之一。本病随着年龄的增长发病率逐渐增加，女性略高于男性，与年龄、居住地域、海拔高度和纬度有关，也与性别、职业、全身性疾病如糖尿病、高血压等和营养代谢等因素有关。

2. **常见类型**　老年性白内障根据晶状体浑浊的部位不同分为皮质型、核型和囊下型，以皮质型和核型最常见。

3. **临床特点**　主要为渐进性、无痛性视力减退及屈光改变，老年人出现无痛性视物模糊，视力进行性下降，眼前有固定不动的黑点。可有单眼复视或多视，即用一眼看远处物体时可同时出现两个或多个叠影，最后仅能见眼前光感和手动，甚至失明，两眼可先后发病。

4. **治疗原则**　早期可在医师指导下服用维生素 E、维生素 C 等药物进行治疗；中后期最有效的治疗方法是手术治疗，分为晶状体摘除术和人工晶状体植入术。

（二）老年性青光眼

1. **概述**　青光眼（glaucoma）是以眼压升高为主要特征的眼病。持续病理性高眼压压迫视网膜、视神经和血管，使视盘凹陷、视野缺损，导致失明，是老年人致盲的重要眼病之一。

2. **常见类型**　老年性青光眼主要包括原发性闭角型青光眼和开角型青光眼，前者占我国绝大部分。

3. **临床特点**　①闭角型青光眼：发病高峰为 61～71 岁，主要特点为突发性眼压急剧升高、眼球坚硬如石，剧烈眼肿痛伴头痛，出现虹视现象和视力障碍，眼球充血水肿，并伴恶心呕吐。②开角型青光眼：早期多无自觉症状，眼压升高不稳定，波动较大，容易被忽视。晚期表现为视野缩小和视神经萎缩。开角型青光眼由于自觉症状不明显，常到晚期才被发现，故潜在危险大，常出现不可逆转的视功能损害。

4. **治疗原则**　①闭角型青光眼治疗目的是迅速降低眼压，尽可能减少或避免虹膜与房角的粘连，眼压下降后及时选择手术治疗，以防止再度发作；②开角型青光眼治疗应先用局部降压药，若局部滴药效果不佳可加用全身药物，晚期可考虑滤过性手术。

（三）糖尿病视网膜病变

1. **概述**　糖尿病视网膜病变是糖尿病重要的并发症之一，也是老年人致盲的重要眼病之一。此病的发生与糖尿病病程、血糖控制程度、糖尿病肾病的严重程度以及高血压和高血脂密切相关。国内外研究已证实随着病程的延长，视网膜病变的发生率显著增加，一般而言，糖尿病发病 5 年后，视网膜病变的发生率约为 25%，10 年后增至 60%，15 年后可高达 70%～80%。多项研究证实，严格控制血糖，使血糖水平和糖基化血红蛋白接近正常，可有效延缓视网膜病变的发生或发展。

2. **临床特点**　糖尿病视网膜病变主要症状为视力下降，最终因玻璃体反复出血并发视网膜剥离而失明。

3. **治疗原则**　根本方法是有效控制糖尿病病情。糖尿病视网膜病变中期采用激光光凝治疗能有效降低失明的发生率。

（四）老年性聋

1. **概述**　老年性聋（presbycusis）是指随着年龄增加，双耳听力对称性进行性下降。它是以高频听力下降为主的感音神经性聋,可伴有耳鸣。老年性聋较为普遍,特别是在高龄老年人中尤为明显,我国60岁以上的老年人老年性聋的患病率为30%左右,70岁增加到40%~50%,80岁以上超过60%。主要是因为听觉器官的退化所致,这种退化没有明显的年龄界限,退化过程个体间差异较大,快慢不一,而且年龄越大老化越快,最终表现为听力减退。

2. **临床特点** 老年性聋主要临床特点

(1)听力下降:听力缓慢下降并进行性加重;60岁以后出现原因不明的双侧对称性听力下降,以高频听力下降为主。

(2)重听现象:即低声说话时听不见,大声说话又觉得太吵。

(3)耳鸣:常伴有高频性耳鸣。

(4)语言识别力差:许多老年人常出现"打岔"现象;在嘈杂环境中,老年人对语言的理解更差。

3. **治疗原则** 老年性聋是一种不可逆的退行性变,目前尚无有效的治疗方法。听力减退明显者应选配助听器提高听力。

（五）老年人前庭功能紊乱

1. **概述** 人体要保持平衡取决于前庭、视觉通路、本体感觉和中枢神经系统的协调作用。老年人出现平衡功能障碍,不仅是前庭功能异常的结果,而是多因素的。前庭功能异常的原因也是多方面的,包括中枢神经的异常、代谢异常、血管性因素、高脂血症、高黏血症、药物影响等因素。

2. **临床特点** 主要有不稳感、平衡障碍、头晕及眩晕,眩晕时可出现景物旋转、身体坠落感与跌倒感,并伴有耳鸣及耳聋。而良性位置性眩晕是本病最常见的症状之一,表现为由于快速的体位改变而诱发持续时间短于1分钟的发作性眩晕。

3. **治疗原则** 针对病因进行治疗,眩晕药物治疗无效时,可考虑手术治疗。

三、护理评估

（一）健康史

1. **患病史** 有无视力减退、听力下降等现象;有无在暗处时间较长后出现轻度眼胀、眼痛、头痛、视力下降等表现;有无劳累、情绪激动等诱因。老年人有无说话习惯改变,倾向于大声说话或希望别人大声说话;经常要求交谈对象重复讲过的话现象。有无耳鸣、眩晕等不适。工作性质、生活习惯、饮食状况及健康状况。既往是否有高血压、糖尿病、甲状腺功能减退等病史。

2. **生活史** 主要经历和生长发育史,包括出生地、居住地、职业、工种和工作能力等。性格特点和生活方式,包括工作与学习、活动与休息、日常生活与睡眠是否规律,有无吸烟酗酒等特殊嗜好。

（二）身体状况

1. **一般状况** 生命体征、营养状况、精神状况、有无意识障碍。

2. **症状与体征** 有无头痛、视物模糊、视力减退、听力下降、耳鸣以及平衡障碍等症状体征。

3. **功能状态** 评估视力、听力以及平衡觉的受损程度。

（三）心理 - 社会状况

1. **心理评估** 患者的心理状态,人际关系与环境适应能力。有无焦虑、恐惧、抑郁、孤独、自卑等心理障碍及其程度。

2. **社会评估** 患者的家庭组成、经济状况、文化教育背景;家属对患者的关心、支持以及对疾病的认识程度;患者的工作单位或医疗保险机构所能提供的支持情况;患者出院后继续就医的条件,社区保健设施及继续康复治疗的可能性。

（四）实验室及其他检查

1. 视力及视野检查 检查视力 / 听力下降程度，视野缺损程度；观察晶状体有无浑浊，瞳孔对光反应是否正常；眼压升高程度；眼底检查有无动脉硬化及视网膜微血管病变等。

2. 听力检查 检查患者听力受损的部位与程度等。

3. 血液检查 包括血常规、血脂血糖监测等。

4. 影响学及其他检查 CT、MRI 与 X 线检查等。

四、常见护理诊断及护理措施

（一）常见护理诊断

1. 视力下降 与老年性白内障、青光眼、糖尿病性视网膜病变、血管性视网膜病变等眼疾有关。

2. 听力下降 与感应性、神经性、代谢性、耳蜗传导性耳聋有关。

3. 知识缺乏 与缺少信息、缺乏正确指导有关。

4. 味觉减退 与味蕾数量下降、唾液分泌下降、抽烟或饮酒等有关。

5. 恐惧 与因视、听功能障碍惧怕与外部世界隔离、因失去自理能力无法满足自我实现的需要有关。

6. 自理能力缺陷 与视、听力下降或丧失有关。

（二）护理措施

感官系统疾病护理的目标是协助老年人认识疾病的早期表现，采取有效措施帮助老年人尽量保持正常的生活能力，维持社会参与能力和良好的营养状态，尽可能地减少疾病对老年人的影响。护理措施有：

1. 定期检测视力以确定视力下降的程度，明确视力减退对阅读、看电视、社会活动和日常生活的影响。

2. 告诉老年人避免用眼过度疲劳。尽可能将需精细用眼的活动安排在上午进行，尽量在白天完成户外活动或社会活动。

3. 避免阳光直射眼睛，必要时佩带太阳镜保护眼睛。

4. 告诉老人及其家属有下列情况时应及时就诊：视物不清和视野缩窄、眼球胀痛伴头痛、有模糊的盲点、中心视力变差、视物扭曲。指导老年人特别是有青光眼家族史的老年人定期到医院进行眼科检查。

5. 告诉老年人和家属相关的治疗护理措施，如手术治疗的时间和范围，手术后的注意事项和正确的护理方法等，使老年人及其家属积极配合或参与治疗护理。

6. 评价患者心理情绪反应，如担心、恐惧、焦虑状态等，并进行适时的心理护理。

7. 眼部手术后应采用健侧卧位，避免压迫患侧，不可在闭眼的状态下按摩和施压，以免伤害正在愈合的组织，应用消毒棉签和温开水清洗眼睛。指导术后患者戴眼罩，避免和处理可引起眼压升高的因素，包括咳嗽、便秘、举重物、用力屏气、下蹲和长时间低头等。

8. 青光眼老人应每年追踪检查 2~4 次，包括测眼压、视野和视盘的改变。眼压的正常值应在 8~12mmHg，开角型青光眼眼压通常大于 21mmHg。此外，指导老年人正确佩戴适宜的眼镜矫正老视，提高视力，使其能继续工作和维持正常生活。

9. 评估听力下降的程度，双耳听力是否有差异。用耳塞塞住患者的一侧耳朵，护理人员在距离患者 33~67cm 处对准耳朵发出两音节单词并让患者复述，声音由小到大，分别测定两耳的听觉状态。

10. 与老人交谈时减少环境干扰因素，对老人说话应慢而清楚，不高声喊叫，对老人不理解的语言，应给予解释而不是简单重复原话。注意非语言交流方式的使用和信息的传递。适度使用触摸传递信息，以表示对老人的关爱和认可的态度。

11. 佩戴合适的视、听辅助器，以改善老年人视、听功能。

12. 避免使用耳毒性药物，如链霉素、庆大霉素、卡拉霉素、喹宁等。

13. 加强两耳卫生，切忌挖耳，防止耳道进水。

14. 在家中用声、光发生器弥补视、听功能的不足，适当增加音量或亮度，如安装电话听筒扩音设备，设置夜视灯以调整室内光线，避免闪烁或耀眼的光线等。

15. 注意合理膳食，加强营养，特别是有利于促进视听功能的营养素，如维生素 A、E、D、B、烟酸等；尽量摄入新鲜食品，避免食用在冰箱内储存多日的食物；戒烟忌酒；少食辛辣刺激性食物，保持大便通畅。

16. 烹饪时可加入葱、蒜、姜等调味品以减少糖、盐的用量，无其他系统疾病时，老年人每日摄入盐应不超过 6g；注意食物颜色的搭配以刺激食欲。

17. 室内布置应简单、固定和实用，以利老年人使用。

18. 提供心理护理，帮助老年人认识正常衰老现象和疾病特征，帮助患病老人消除精神心理障碍。动员家属和社会关怀和帮助老年人，同时加强护患沟通，尊重和重视老年人，使老年人树立生活的勇气。

五、健康教育

1. 指导老年人和家属认识相关疾病的诱发因素、先兆症状、手术治疗的必要性和手术时间及范围、病情变化的征象及应对措施等。

2. 定期进行感觉功能的健康检查，包括视觉功能、眼底和听力等的检查，同时进行相关疾病的检查，并积极控制相关疾病。指导有眼底病变的老人和激光光凝治疗后的老人进行自我检测：注视阿姆斯勒表（Amsler）中心处，看是否有中心格子发暗缺损、扭曲、变大变小等情况，并记录，每周查 2～3 次，进行对比。

3. 指导老年人和家属正确使用药物

（1）眼药水的使用：使用眼药水前应详细了解其性能、维持时间、适应证和禁忌证、保存方法、开启后的保存时间，检查药物是否混浊、沉淀、变色及失效期。滴药时用食指和拇指分开眼睑，嘱患者眼睛向上看，将眼药水滴在下穹隆内，闭眼，再用食指和拇指提起上眼睑，使眼药水均匀地分布在整个眼结膜腔内。注意滴药管不可触及角膜和巩膜。

（2）眼药水的副作用：β受体阻滞剂用于原发性开角型青光眼患者，但患哮喘、慢性阻塞性肺疾病的老人及心率＜60 次 / 分的老人不宜使用，使用这类药物时应压迫内眼角数分钟，防止药水经泪小管吸收，影响循环、呼吸系统。使用缩瞳剂后会出现视物模糊，宜晚上睡前用药。

（3）用药禁忌：青光眼老人禁用阿托品、654-2 类药物，慎用安定、异丙嗪和血管扩张药等；老年人慎用或禁用耳毒类药物。

4. 教会老人用手掌按压耳朵和用食指按压环揉耳屏，每日 3～4 次，以增加耳膜活动，促使局部血液循环，防止听力下降。

5. 助听器的使用

（1）佩戴助听器的适应证：一般情况下，具有中度至重度感音神经性聋，精神及身体状态较好，语言分辨率较高的老年人适合佩戴助听器。卧床老人宜用盒式助听器，戴眼镜者宜用耳内式助听器，并在其上加一拉线，以利取戴。老年性聋多为双耳听力下降，最好双耳选配。

（2）熟悉助听器的性能：指导老人掌握助听器各种开关的作用、电池的安装和助听器外部的清洁。

（3）对话训练：初次佩戴助听器不宜立刻到喧闹的环境中去，应先在安静环境中训练听自己的声音，适应后练习听媒体播音员的讲话，再听其他节目。然后训练在安静环境中与一人或多人对话，最后练习在嘈杂环境中听多人说话。

（4）佩戴时间：初戴助听器时每天戴 1～2 小时，几天后逐渐延长佩戴时间，而且上、下午应分开戴，待完全适应后才整天佩戴。否则易产生听觉疲劳，甚至引起头痛。

（5）助听器调整：助听器使用 2～3 个月后应重新调整音调和各种控制装置。

（6）助听器的保养：助听器应保持清洁、干燥，避免掉在地上；不使用时应打开电池盖，长期不用应取出电池；定期把助听器放入干燥盒进行干燥；经常清洁耳道，以防助听器的传声孔堵塞。

6. 饮食指导　指导老年人多吃新鲜食物。告诉老年人控制食盐、糖的摄入量，以避免或有效控制高血压、糖尿病等原发疾病。劝导老年人戒烟限酒，以维持足够的营养摄入，避免原发疾病加重。

（尹安春）

学习小结

本节主要介绍老年人感官系统结构和功能的老化改变、常见感官系统疾病与临床特点、护理评估、护理诊断、护理措施及健康教育的内容。重点掌握老年人感官系统疾病临床特点、常见护理诊断及主要护理措施。

复习参考题

患者女性，77岁，退休工人。主诉：右眼剧烈的疼痛伴同侧头痛，视力明显下降2天。2天前因与家人生气情绪激动后出现右眼剧烈疼痛伴同侧头痛，视力明显下降，有虹视，伴有恶心、呕吐，未正规治疗。检查：眼球充血、水肿，指测眼球坚硬如石。

问题：
1. 该患者可能的诊断是什么？
2. 如何做好对症护理？

第十节　精神障碍老年人的护理

目前，老年人精神障碍的发病率日趋上升，而老年人精神障碍的临床表现往往不典型或明显不同于青年、中年人，其护理常有特殊性。老年人中常见的、对老年人危害较大的精神疾病有老年期抑郁症、老年期阿尔茨海默病、老年谵妄等。

一、精神障碍老年人的特点

精神障碍（mental disorders）是一类具有诊断意义的精神方面的问题，特征为认知、情绪、行为等方面的改变，可伴有痛苦体验和（或）功能损害。例如阿尔茨海默病有典型的认知（特别是记忆力）方面的损害，抑郁症有明显病态的抑郁体验。这些认知、情绪、行为改变使患者感到痛苦、功能受损或增加患者死亡、残疾等的危险性。精神障碍根据有无器质性因素分为"器质性"精神障碍（如脑炎、慢性脏器衰竭所致的精神障碍）和"功能性"精神障碍，后者又分为重性精神障碍（又称精神病性障碍，如精神分裂症）和轻性精神障碍（如焦虑症、应激所致的精神障碍）。精神障碍老年人的特点有：

1. **由多种、复杂的原因造成**　例如老年性痴呆，其原因包括遗传、脑器质性改变、性格、情感状态、社会环境等许多方面。在诸多因素中，较难肯定哪一种是致病因素，其发病往往是数种因素协同作用的结果。

2. **容易出现与脑组织退化有关的综合征**　老年精神障碍及许多精神症状，都带有脑衰老退化的特点。老年期最容易发生的两个综合征是急性脑综合征和慢性脑综合征。急性脑综合征的主要症状是患者出现意识障碍,多为阵发性或一过性,常伴幻觉和神经兴奋症状。慢性脑综合征主要症状是痴呆,又可分为脑血管性痴呆和老年性痴呆两大类,痴呆是不可逆的,病情往往会越来越重。这两组症候群在各种老年精神障碍的发病过程中都可不同程度地显现出来。

3. **常合并各种躯体疾病** 如合并心脑血管疾病、糖尿病、肾脏病、关节疾病等。由于老年精神障碍症状极不明显,常被头痛、腰痛、全身乏力等躯体症状所掩盖。

4. **精神症状复杂** 老年精神障碍患者症状既可表现出幻觉、妄想等症状,又可出现焦虑、抑郁以及躯体不适等症状。

二、老年人常见精神障碍及其临床特点

(一)阿尔茨海默病

1. **概述** 阿尔茨海默病(Alzheimer's disease,AD),又称老年性痴呆,是指老年人在无意识障碍的情况下,由于潜隐型起病的脑功能障碍所致的获得性、渐进性认知功能障碍。AD 是一种中枢神经系统原发性退行性疾病,早期神经系统检查可无阳性发现,仅以渐进性记忆力减退为主要表现。病因迄今尚不清楚,遗传因素、神经递质乙酰胆碱、免疫系统功能障碍、慢性病毒感染、铝蓄积、年龄、文化程度低等因素与发病有关。阿尔茨海默病主要累及前脑基底、海马和大脑皮层,以神经元丧失、老年斑、神经纤维缠结、细胞外淀粉样蛋白沉积和淀粉样血管病为特征。

2. **流行病学** AD 是最常见的痴呆类型,占痴呆总数的 60%~70%。痴呆尸解研究表明,50%~70% 为 AD。AD 的发病率与年龄呈正相关,女性多于男性。中国目前 60 岁以上老年人的 AD 患病率 2.21%,65 岁以上的老年人为 3.06%,70 岁以上的老年人为 4.69%。AD 的发病危险因素包括年老、女性、痴呆家族史、脑外伤史、抑郁症史、低教育水平等。此病已成为 21 世纪威胁人类的最严重的老年疾病之一。

3. **临床特点** 起病隐匿缓慢,病程一般在 5~10 年,其主要临床特点为进行性的智能或认知功能减退或丧失。根据疾病的演变,该病可分为 3 期:①早期(遗忘期):首发症状为记忆力减退,尤其是近事记忆;语言能力下降,难找到合适的词汇表达思维内容;情绪不稳定;日常生活能力逐渐降低,易出现迷路或走失;抽象思维和判断力也受损。②中期(紊乱期):此期大脑皮层功能全面受损,主要表现为近期记忆力受损加重,但未完全丧失;注意力不集中;日常生活能力受损严重,梳头、进食、穿衣及大小便需他人协助;定向力进一步丧失,出现失语、失用、失认及失写;人格改变、行为紊乱、出现精神恍惚、不能合作或攻击行为。③晚期(极度痴呆期):生活完全不能自理,大小便失禁;智能丧失,缄默不语或成植物人状态;吞咽困难引起消瘦和营养不良;常因并发症如吸入性肺炎、压疮、泌尿系统感染而死亡。

4. **治疗原则** 目前缺乏有效的对因治疗方案,主要采取对症治疗方法。改善智能的药物如拟胆碱能药物:胆碱、特可林。改善脑细胞代谢药物如都可喜、吡拉西坦。如伴有精神症状,可用抗精神药物或抗焦虑药物如利培酮、舒必利,以控制和缓解症状。

(二)老年期抑郁症

1. **概述** 老年期抑郁症(depression in elderly)是指在 60 岁以后首次发病,以持久的抑郁心境为主要临床表现的一种精神障碍。老年期抑郁症之所以被高度重视,是因为它是一种精神疾病,且反复发作,使老年人丧失劳动能力和日常生活能力,导致精神残疾,甚至自杀。随着人口老化,老年期抑郁症的患病率日趋升高,对老年人构成严重威胁。老年期抑郁症发病的高峰在 50~60 岁之间,80 岁以后发病较罕见,且女性患病率比男性高,可能与女性易于表现情绪低落和常有恶劣心境主诉有关。抑郁症的发病原因迄今不详,老年期抑郁症的发病可能与遗传因素、生化异常、神经-内分泌功能失调等因素有关。老年期遭遇到的应激事件如离退休、与子女分离、衰老和疾病、丧偶等,是诱发老年期抑郁的因素。

2. **流行病学特点** 资料显示我国老年人抑郁症的患病率可达 7%~10%,在患有高血压、冠心病、糖尿

病、癌症等疾病的老年人中患病率高达50%。国外对社区居民进行的流行病学研究所示,65岁以上的老年人中仅有1%～2%的女性和不足1%的男性符合抑郁症诊断标准,但在老年人中具有抑郁症状而不能满足抑郁症诊断的情况还是很常见的,约占15%,称为亚临床抑郁。

3. **临床特点**　老年期抑郁症的临床特点主要表现在:①老年期抑郁症患者较少出现悲痛,而是以焦虑-抑郁混合状态为主,有的还表现为易激惹或激越症状,较少患者表现为情感淡漠,似麻木样。②患病老人躯体不适感和自主神经系统症状较多,如胃肠不适,诉说不清的疼痛感,疲惫无力,睡眠不足且早醒,食欲不振,体重下降等。容易误诊为躯体疾病,因此又称作隐匿性抑郁。③出现精神病性症状,即妄想和幻觉。妄想内容主要为迫害、疑病、贫穷等;幻觉多为幻听,以指责和猥亵言语为主。④轻度认知功能障碍,多见于多次复发的慢性抑郁老人,主要表现为记忆力下降,注意力不易集中。另外老年期的其他慢性疾病常加重抑郁症的情绪症状,使病情变得复杂。

4. **治疗原则**　抑郁症的治疗包括药物治疗、心理治疗、电痉挛治疗。治疗老年抑郁症的首选药物是5-羟色胺再摄取抑制剂,如氟西汀、帕罗西汀、左洛复等;其次是三环类和四环类抗抑郁药,如多塞平、阿米替林、氯丙嗪等;其他药物,如氯贝胺、万拉法新和米氮平等。老年期抑郁症多由社会心理因素诱发,因此心理治疗对老年期抑郁症患者比对青壮年患者更重要,同时还需家庭成员参与治疗,给老年人心理支持。电痉挛治疗适用于严重抑郁、药物治疗无效、无心脑血管和骨骼系统疾病、年龄在75岁以下的老年患者。

(三)谵妄

1. **概述**　谵妄(delirium)是一种急性脑功能下降,表现为急性、一过性、广泛性的认知功能改变,尤以意识障碍(意识清晰度的下降)为主要特征的器质性精神障碍症候群。因急性起病、病程短暂、病情发展迅速,故又称为急性脑病综合征(acute brain syndrome)。谵妄症状多变而复杂,波动性较大,持续时间的长短与原发病有密切的关系,可见于各种躯体疾病。特别是因为躯体疾病在综合医院住院的老年患者,住院期间谵妄发生率可高达16%～50%。由于谵妄会增加患者疾病的严重程度、延长住院时间,增加患者的病死率,因此早期预防谵妄的发生、及时发现并给予恰当的治疗和护理具有重要的意义。

2. **流行病学特点**　谵妄在社区中较少见,但在住院患者中,尤以老年人群中发病率非常高,由急诊收入院的老年患者谵妄的发生率为10%～30%,在全麻手术后,入重症监护室的老年人谵妄的发生率可高达80%,其中机械通气患者可高达81.7%～83.3%。与此同时,临床医护人员对谵妄的认知率和诊断率低,尤其轻度谵妄病例漏诊率在70%以上,即使在美国也有32%～67%的谵妄患者未被诊断,因此,谵妄的及早发现、诊断及护理应引起医护人员的足够重视。

3. **临床特点**　谵妄大多急性起病,通常持续数小时或数天。少数患者有1～2天的前驱症状,表现为倦怠、焦虑、恐惧、失眠、多梦等。谵妄期患者可有以下多种表现,其特点之一是一天之内症状波动,表现为昼轻夜重或"落日现象",黄昏时病情加剧。

(1)意识障碍:是谵妄最突出的基本特征之一。主要表现为:意识状态改变,意识状态降低时表现为淡漠、嗜睡、浅昏迷等,意识状态过度增强时表现警醒、易激惹、烦躁等。

(2)知觉障碍:包括错觉、幻觉、定向障碍。错觉以错视最为常见,其次是错听。幻觉以幻视最为多见。定向障碍是常常将不熟悉的事物误认为是熟知的,由轻到重依次为时间、地点、人物等。

(3)思维障碍:患者出现思维混乱、对话不切题、突然转移话题,常有继发于幻觉或错觉的幻想,这些幻想持续时间段,呈片断性。注意力不集中是谵妄的核心症状,且存在记忆障碍,在病中经过大多不能回忆。

(4)精神运动障碍:患者常有不协调性的器质性性兴奋,动作行为无目的,带有冲动性、攻击性,出现不停地大喊或躁动不安,拒食,抗拒治疗,无目的摸索,撕扯衣角、被褥,也可表现为重复或刻板的抓握动作。极少数可出现呆坐、静卧等精神运动抑制。

(5)自主神经功能障碍:皮肤潮红或苍白,瞳孔扩大或缩小、血压升高或降低、心跳加快或缓慢、体温升高或降低,伴或不伴恶心、呕吐或腹泻。

（6）睡眠节律紊乱：典型表现为白天嗜睡、夜晚失眠。

根据谵妄的不同临床表现，可分为三种类型：①活动亢进型：表现为高度警觉、烦躁不安、对刺激过度敏感、存在幻觉和精神行为异常；②活动抑制型：表现为表情淡漠、活动减少、嗜睡。此种类型在老年患者中较为常见，但也不易被察觉，常被漏诊；③混合型谵妄：具有上述两种谵妄类型，症状在亢进和抑制之间反复波动。

4. 治疗原则　主要包括病因治疗、支持治疗和对症治疗。病因治疗是针对原发脑部器质性疾病或躯体疾病的治疗。支持治疗包括维持水电解质平衡，适当补充营养以及环境支持（白天光线充足、夜晚灯光暗淡及安静等）。对症治疗是针对患者的精神症状给予精神药物治疗，如抗焦虑药、安定等。

三、护理评估

（一）健康史评估

1. 患病史　起病的方式，是突发性还是渐进性，是发作性还是持续性；有无明显的致病或诱发因素；主要症状，如头痛、抽搐、瘫痪、言语障碍、睡眠异常等；每种症状发生的起始时间、顺序及严重程度；病情如何发展与演变，有无伴随症状；患者有无慢性疾病，如高血压、冠心病、糖尿病及癌症或躯体功能障碍。

2. 生活史　主要经历和生长发育史，包括出生地、居住地、职业、工种和工作能力，有无疫病接触史和地方病史。性格特点和生活方式，包括工作与学习、活动与休息、日常生活与睡眠是否规律，有无吸烟酗酒等特殊嗜好。

（二）身体评估

1. 一般状况　生命体征、营养状况、精神状况、有无意识障碍。

2. 症状与体征　有无头晕、头痛、复视、额纹及鼻唇沟变浅，言语、意识和活动障碍等症状和体征。

3. 功能状态　有无吞咽困难、饮水呛咳、关节活动不灵等功能状态异常的情况。

（三）心理 - 社会评估

1. 心理评估　心理状态，人际关系与环境适应能力，有无焦虑、恐惧、抑郁、孤独、自卑等心理障碍及其程度。

2. 社会评估　家庭组成、经济状况、文化教育背景；家属对患者的关心、支持以及对疾病的认识程度；工作单位或医疗保险机构所能提供的支持情况；出院后继续就医的条件，社区保健设施及继续康复治疗的可能性。

（四）实验室及其他检查

1. 血液检查　包括血常规、血脂血糖监测、乙酰胆碱受体抗体测定及血钾等。

2. 脑脊液检查　脑脊液压力测定，压颈试验，脑脊液常规、生化、细胞及免疫学检查等。

3. 影像学检查　磁共振成像、CT及X线等检查。

4. 心理测验　抑郁量表、长谷川痴呆量表测量等。

5. 其他　脑电图、肌电图、脑诱发电位及活组织等检查。

四、常见护理诊断及护理措施

（一）常见护理诊断

1. 应对无效　与不能满足角色期望、无力解决问题、认为自己丧失工作能力成为废人、社会参与改变、对将来丧失信心、使用心理防卫机制不恰当有关。

2. 无望感　与消极的认知态度有关。

3. **睡眠型态紊乱** 与精神压力有关。

4. **有自杀的危险** 与严重抑郁悲观情绪、自责自罪观念、有消极观念和自杀企图、无价值感有关。

5. **记忆功能障碍** 与记忆进行性减退有关。

6. **自理缺陷** 与认知行为障碍有关。

7. **语言沟通障碍** 与思维障碍有关。

8. **照顾者角色紧张** 与患者病情严重和病程的不可预测及照顾者照料知识缺乏有关。

（二）护理措施

【阿尔茨海默病患者的护理措施】

1. 日常生活护理

（1）日常生活护理及照料指导

1）穿着：①衣服按穿着的先后顺序叠放；②避免太多纽扣，以拉链取代纽扣，以弹性裤腰取代皮带；③选择不用系带的鞋子；④选择宽松的内裤，女性胸罩选择前扣式；⑤说服患者接受合适的衣着，不要与之争执，慢慢给予鼓励，例如告诉患者这条裙子很适合她，然后再告知穿着的步骤。

2）进食：①定时进餐，最好是与其他人一起进餐；②如果患者不停地想吃东西，可以把用过的餐具放入洗涤盆，以提醒患者刚刚进餐完毕；③患者如果偏食，注意是否有足够的营养；④允许患者用手拿取食物，进餐前协助清洁双手，亦可使用一些特别设计的碗筷，以减低患者使用的困难；⑤给患者逐一解释进餐的步骤，并作示范，必要时予以喂食；⑥食物要简单、软滑，最好切成小块；⑦进餐时，将固体和液体食物分开，以免患者不加咀嚼就把食物吞下而导致窒息；⑧义齿必须安装正确并每天清洗；⑨每天安排数次喝水时间，并注意水不可过热。

3）睡眠：①睡觉前让患者如厕，可避免半夜醒来；②白天尽量安排患者进行一些感兴趣活动，避免白天睡眠过多而导致夜间睡眠不良，入睡困难时给予患者轻声安慰；③如果患者以为是日间，切勿与之争执，可陪伴患者一段时间，再劝说患者入睡。

（2）自我照顾能力的训练：对于轻中度痴呆患者，应尽可能给予自我照顾的机会，并进行生活技能训练，如鼓励患者洗漱、穿脱衣服、用餐、如厕等，以提高老人的自尊。应理解老人的动手困难，鼓励并赞扬其尽量自理的行为。

（3）患者完全不能自理时应专人护理：注意预防压疮和营养的补充，防止感染等并发症的发生。

2. 用药护理 老年期痴呆的治疗常常用到一些药物，以口服为主。胆碱酯酶抑制剂多奈哌齐等药物在疾病早期可暂时改善记忆功能，银杏叶浸出物可改善 AD 患者的记忆丧失与其他症状。照料老年痴呆患者服药应注意以下几点：

（1）全程陪伴：痴呆老年人常忘记吃药、吃错药，重复服药，所以老年人服药时必须有人在旁陪伴，帮助患者将药全部服下，以免遗忘或错服。痴呆老年人常不承认自己有病，或者因幻觉、多疑而认为给的是毒药，所以他们常常拒绝服药。需要耐心说服，向患者解释，可以将药研碎拌在饭中吃下，对拒绝服药的患者，一定要劝说并看着患者服药，让患者张开嘴，观察是否咽下，防止患者在无人看管时将药吐掉。

（2）重症老人服药：吞咽困难的患者不宜吞服药片，最好研碎后溶于水中服用；昏迷的患者由胃管注入药物。

（3）观察不良反应：痴呆老年人服药后常不能诉说不适，要细心观察患者有无不良反应，如有不适及时报告医师，调整给药方案。

（4）药品管理：对伴有抑郁症、幻觉和自杀倾向的痴呆老年人，一定要把药品管理好，放到患者自行取不到的地方。

3. 智能康复训练

（1）记忆训练：鼓励老人回忆过去的生活经历，帮助其认识目前生活中的人和事，以恢复记忆并减少错误判断；鼓励老人参加一些力所能及的社交活动，通过动作、语言、声音、图像等信息刺激，提高记忆力。对于记忆障碍严重者，通过编写日常生活活动安排表、制订作息计划、挂放日历等，帮助记忆。对容易忘记的事或经常出错的程序，设立提醒标识，以帮助记忆。

（2）智力锻炼：如进行拼图游戏，对一些图片、实物、单词做归纳和分类，进行由易到难的数字概念和计算能力训练等。

（3）理解和表达能力训练：在讲述一件简单事情后，提问让老人回答，或让其解释一些词语的含义。

（4）社会适应能力的训练：结合日常生活常识，训练老人自行解决日常生活中的问题。

4. 心理护理

（1）陪伴关心老年人：鼓励家人多陪伴老人，给予老年人必要的帮助，多陪老年人外出散步，或参加一些学习和力所能及的社会和家庭活动，使之消除孤独、寂寞感，感受到家庭的温馨和生活的快乐。

（2）开导老年人：多安慰、支持、鼓励老年人，遇到情绪悲观时，应耐心询问原因，予以解释。播放一些轻松愉快的音乐以活跃情绪。

（3）维护老年人的自尊：注意尊重老人的人格；对话时要和颜悦色，专心倾听，回答询问时语速要缓慢，使用简单、直接、形象的语言；多鼓励、赞赏、肯定患者在自理和适应方面做出的努力。切忌使用刺激性语言，避免使用呆傻、愚笨等词语。

（4）关爱老人：要有足够的耐心、态度温和、周到体贴、不厌其烦、积极主动地去关心照顾老人，以实际行动关爱老人。

5. 照顾者的支持指导　教会照顾者和家属自我放松方法，合理休息，寻求社会支持，适当利用家政服务机构和社区卫生服务机构及医院和专门机构的资源，组织有痴呆患者的家庭进行相互交流，相互联系与支持。

【抑郁症患者的护理措施】

1. 日常生活护理

（1）保持合理的休息和睡眠：生活要有规律，鼓励患者白天参加各种活动和适当的体育锻炼；晚上入睡前喝热饮、热水泡脚或洗热水澡，避免看过于兴奋、激动的电视节目或会客、谈病情。为患者创造舒适安静的入睡环境，确保患者充足睡眠。

（2）加强营养：注意营养成分的摄取，保持食物的清淡。多吃高蛋白、富含维生素的食品，如牛奶，鸡蛋、瘦肉、豆制品、水果、蔬菜，少吃糖类、淀粉类食物。

2. 用药护理

（1）密切观察药物疗效和可能出现的不良反应，及时向医师反映：目前临床应用的抗抑郁药主要有：①三环类和四环类抗抑郁药以多塞平、阿米替林、氯丙嗪、马普替林、米安色林等为常用，这些药物应用时间较久，疗效肯定，但可出现口干、便秘、视线模糊、直立性低血压、嗜睡、心动过速、无力、头晕、心脏传导阻滞、皮疹、诱发癫痫等副作用，对老年患者不作首选药物。②选择性 5- 羟色胺再摄取抑制剂，常用的有氟西汀、帕罗西汀、氟伏沙明、舍曲林、西欧普兰及艾司西酞普兰 6 种。常见副作用有头痛、睡眠不良、食欲减退、恶心等，症状轻微，多发生在服药初期，之后可消失，不影响治疗的进行。其中，艾司西酞普兰禁与非选择性、不可逆性单胺氧化酶抑制剂（包括异烟肼）合用，以免引起如激越、震颤、肌阵挛和高热等 5- 羟色胺综合征；如果患者用药要由单胺氧化酶抑制剂改换成艾司西酞普兰，则必须经 14 天的清洗期。③单胺氧化酶抑制剂（MAOI）和其他新药物：因前者毒副作用大，后者临床应用时间不长，可供选用，但不作为一线药物。

（2）坚持服药：因抑郁症治疗用药时间长，有些药物有不良反应，患者往往对治疗信心不足或不愿治疗，可表现为拒药、藏药。要耐心说服患者严格遵医嘱服药，不可随意增减药物。

3. 严防自杀　自杀观念与行为是抑郁患者最严重而危险的症状。患者往往事先计划周密，行动隐匿甚至伪装病情好转,以逃避医务人员与家属的注意,并不惜采取各种手段与途径,达到自杀的目的。

(1)识别自杀动向:首先应与患者建立良好的治疗性人际关系,在与患者的接触中,识别自杀动向,如在近期内曾经有过自我伤害或自杀未遂的行为,或焦虑不安、失眠、沉默少语,或抑郁的情绪突然"好转"。在危险处徘徊,拒餐、卧床不起等,给予心理上的支持,使他们振作起来,避免意外发生。

(2)环境布置:患者住处应光线明亮,空气流通、整洁舒适。

(3)专人守护:对于有强烈自杀企图的患者要专人24小时看护,不离视线,必要时经解释后予以约束,以防意外。尤其夜间、凌晨、午间、节假日等人少的情况下,要特别注意防范。

(4)工具及药物管理:自杀多发生于刹那间,凡能成为患者自伤工具的都应管理起来;妥善保管好药物,以免患者一次性大量吞服,造成急性药物中毒。

4. 心理护理

(1)阻断负向的思考:抑郁患者常会不自觉地对自己或事情保持负向的看法,护士应该协助患者确认这些负向的想法并加以取代和减少。其次,可以帮助患者回顾自己的优点、长处、成就来增加正向的看法。此外,要协助患者检查其认知、逻辑与结论的正确性,修正不合实际的目标,协助患者完成某些建设性的工作和参与社交活动,减少患者的负向评价,并提供正向增强自尊的机会。

(2)鼓励患者抒发自己的想法:严重抑郁患者思维过程缓慢,思维量减少,甚至有虚无罪恶妄想。在接触语言反应很少的患者时,应以耐心、缓慢以及非语言的方式表达对患者的关心与支持,通过这些活动逐渐引导患者注意外界,同时利用治疗性的沟通技巧,协助患者表述其看法。

(3)怀旧治疗:怀旧治疗作为一种心理社会治疗手段在国外已经被普遍应用于老年抑郁症、焦虑及老年性痴呆的干预,在我国部分地区也得到初步运用,其价值已经得到肯定。它是通过引导老年人回顾以往的生活,重新体验过去的生活片段,并给予新的诠释,协助老年人了解自我,减轻失落感,增加自尊及增进社会化的治疗过程。也有研究显示,怀旧功能存在个体差异,某些个体不适应怀旧治疗。

(4)学习新的应对技巧:协助患者改善处理问题、人际互动的方式,增强社交技巧。

【谵妄患者的护理措施】

1. 预防性护理

(1)动态评估:患者表现异常时应使用谵妄量表(CAM)或ICU谵妄筛选检查表(CAM-ICU)进行谵妄症状的评定,以及时发现异常,及早通知医生共同处置。

(2)提供适宜的环境:移走环境中不安全物品,防止跌倒的发生;保持室内合适的温度和灯光,避免过度噪音,促进患者睡眠;减少患者情绪激动,使患者感觉安全,舒适。

(3)手术前后加强评估和防范:对全麻手术的老人进行评估,高风险老年人及时会诊;增强医护人员的防范意识。

2. 日常生活护理

(1)密切观察病情,科学评估患者的意识、认知、精神运动和睡眠—觉醒周期的异常情况及自我照顾能力,以便制定确实可行的护理计划。密切观察患者的生命体征及意识状况,特别是夜间。若发现患者意识障碍不断加深,应及早报告医生配合各种医疗措施,加强护理。

(2)增强患者的定向能力,并确保感觉输入。

1)在病房白板写明今天的日期、护士名字、当天要做的检查和治疗;

2)给老年人佩戴合适度数的眼镜,戴助听器,看喜欢的电视节目,听喜欢的音乐或广播等。

3)鼓励亲友探视,但要避免探视人员过多或时间过长,以免使患者疲劳。

(3)增强认知功能,降低焦虑不安的情绪

1)与患者进行有益的沟通与活动,如时事讨论、阅读报纸杂志、文字游戏等。

2)指导患者家属携带日常熟悉的物品如照片,与患者共同回忆这些照片等。

3）避免使用不耐烦或责备态度对待老年人，尽可能耐心、温和。

4）做各项护理操作前，予以解释；接触老人时，应在其视野范围内。

5）老人出现激动不安时，应尽快找出应激源并设法去除，鼓励家人陪伴。

3. 用药护理

（1）避免营养不良和脱水，遵医嘱予静脉输液治疗，以补充液体，维持水电解质平衡，减轻症状。

（2）明确病因后，遵医嘱给药，停止一切非必需药物，尤其是镇静与抗精神失常药。但对于躁动不安者，为避免其自伤及其他意外，可谨慎使用对症性镇静剂治疗，并随时调整剂量。

（3）目前尚无可有效治疗谵妄的药物，氟哌啶醇是临床上使用最多的药物，常用于兴奋型谵妄患者。危重病医学会和美国精神病学协会亦推荐氟哌啶醇作为谵妄治疗的一线药物，但由于其口服不良反应明显，临床上多给予肌内注射，常小剂量给药，每次 1～2.5mg，可间隔 4 小时后再次给药。但使用时要严密观测心电图变化，以防发生 QT 间期延长、尖端扭转、室速等不良反应。还可以选用一些非典型抗精神病药物，如利培酮、奥氮平、喹硫平等。

4. 安全护理

（1）降低床高，注意窗户的安全防护，避免患者因幻觉等发生危险，关好房门，避免走失。

（2）保证老年人不离开家属或医护人员的视线，高度警惕某些老年人在幻觉、妄想的支配下发生自伤或跳楼等意外事件。

（3）要加强巡视，必要时使用床栏，尽可能避免使用身体约束，如需使用应注意约束带的松紧度。一旦症状好转，尽早解除约束。

五、健康教育

（一）阿尔茨海默病的健康教育

1. 及早发现痴呆　普及老年期痴呆的预防知识和痴呆的早期症状。鼓励有记忆力减退主诉的老人及早就医，以利于及时发现介于正常老化和早期痴呆之间的轻度认知障碍，对老年期痴呆做到真正意义上的早期诊断和干预。

2. 早期预防痴呆　老年期痴呆的预防要从中年开始做起。积极合理用脑、劳逸结合，保护大脑，保证充足睡眠，注意脑力活动多样化。培养广泛的兴趣爱好和开朗性格。培养良好的卫生饮食习惯，多吃富含锌、锰、硒、锗等的健脑食物，如贝类、鱼类、乳类、豆类、坚果类等，适当补充维生素 E，中医的补肾食疗有助于增强记忆力。戒烟限酒。尽量不用铝制炊具，过酸过咸的食物在铝制炊具中存放过久，就会使铝渗入食物而被吸收。积极防治高血压、脑血管病、糖尿病等慢性病。按摩或灸任脉的神阙、气海、关元，督脉的命门、大椎、膏肓、肾俞、志室，胃经的双侧足三里穴，均有补肾填精助阳、防止衰老和预防痴呆的效果。另有研究表明按摩太阳、神庭、百会、四神聪等穴位可有效提升认知功能或延缓认知功能的衰退。许多药物能引起中枢神经系统不良反应，包括精神错乱和倦怠，尽可能避免使用镇静剂如苯二氮䓬类药物，抗胆碱能药物如某些三环类抗抑郁剂、抗组胺制剂、抗精神病药物以及甲磺酸苯扎托品。

（二）老年抑郁症的健康指导

1. 培养兴趣融入社会　老年人要面对现实，合理安排生活，多与社会保持密切联系，常动脑，不间断学习；参加力所能及的劳作，按照自己的志趣培养爱好，如种花、钓鱼、书法、摄影、下棋、集邮等。

2. 鼓励子女关爱老人　子女不仅要在生活上给予照顾，同时要在精神上给予关心，提倡精神赡养。

3. 社会重视　社区和老年护理机构应创造条件让老年人相互交往，鼓励老人参加集体活动，针对老年期抑郁症的预防和心理健康促进等开展讲座，有条件的地区可设立网络和电话热线进行健康教育和心理指导。

（三）谵妄的健康指导

1. 向老年人及其家属介绍谵妄的相关知识。

2. 指导老年人主动经常进行健康检查，早发现、早治疗各种躯体疾病，如控制血压、预防并治疗肺炎、泌尿系统的感染。

3. 尽量减轻疾病对身心健康的损害。注意劳逸结合，避免过度劳累，保持良好的环境及心情。尽量避免独居或迁居。

（李惠菊）

学习小结

　　本节主要介绍了老年人常见的阿尔茨海默病、抑郁症、谵妄的临床特点、护理评估、护理诊断、护理措施及健康教育的内容。通过本章的学习，应重点掌握阿尔茨海默病、抑郁症、谵妄疾病临床特点，能识别常见的精神症状并提出护理诊断及主要护理措施及对患者进行健康教育。

复习参考题

1. 如何保护老年期阿尔茨海默病患者的安全？

2. 怎样预防老年抑郁症患者的自杀行为？

3. 如何对谵妄患者进行日常生活的护理？

第十一节　老年肿瘤病人的护理

　　肿瘤（tumor）是人体正常细胞在不同的促进与始动因素长期作用下，发生过度增生或异常分化所形成的新生物。它不受人体正常生理机制的调节，并破坏正常组织与器官。肿瘤可分为良性和恶性两大类，恶性肿瘤已成为我国目前常见的死亡原因之一。随着年龄的增加，老年人各系统功能的衰退，使得老年人易患恶性肿瘤，而老年恶性肿瘤患者常采用姑息治疗。因而积极有效的护理对延长老年肿瘤患者的生命和提高其生命质量，具有十分重要的作用。

一、老年肿瘤发病的危险因素

　　老年肿瘤的发生是多因素综合作用的结果。机体长期接触一些有害因素，就增加了患肿瘤的风险。常见的危险因素有以下几类：

（一）环境因素

1. **物理因素**　各种辐射、放射线及紫外线照射，以及工业粉尘、石棉、玻璃纤维等。

2. **化学因素**　多种化学物质被证实能诱发肿瘤，如煤焦油、染料、亚硝胺、苯类化合物和某些微量元素等。

3. **生物因素**　一些细菌、病毒、真菌和寄生虫被证明可以导致癌症，如黄曲霉可以导致肝癌，乙型肝炎病毒与肝癌、EB病毒与鼻咽癌、人乳头状瘤病毒与宫颈癌、幽门螺旋杆菌与胃癌、血吸虫与大肠癌的发生有着密切的关系。

（二）易感性因素

1. 家族遗传 虽然癌症不是遗传性疾病，但某些癌症的确存在遗传的风险。如视网膜母细胞瘤、Wilms瘤和神经母细胞瘤是常染色体显性遗传，但不是所有的后代都会患上这些肿瘤，视母细胞瘤的患者中，双眼皮患者的后代有 67%～80% 会患病，单眼皮患者的后代有 42%～50% 会患病。另外，结肠癌、乳腺癌、卵巢癌都有明显的家族聚集倾向。

2. 机体免疫功能 机体的免疫功能状态是影响肿瘤发生和发展的一个极其重要的因素。当人体的免疫功能受到破坏时，就有了患肿瘤的高风险。免疫功能正常时，人体对癌症的免疫力大大强于致癌因素的影响，所以，在一定的人群中，只有少数人患肿瘤。

（三）不良生活习惯

1. 饮食习惯 饮食中含有的致癌物质有很多种，不同食物引发的癌症类型有所不同。经常食用烟熏、腌制、煎炸食品，易患食管癌和胃癌；经常吃过烫饮食或辣椒等刺激性食物的人，易患食管癌；发霉的花生和谷物中含有黄曲霉，会引发肝癌；长期食用高脂肪低纤维素饮食可引发大肠癌、乳腺癌、前列腺癌、胰腺癌等。

2. 吸烟酗酒 吸烟与肺癌的关系极为密切，WHO 估计，在发达国家，90%～95% 的肺癌和 45%～60% 的各类癌症都是由吸烟引起的。烟雾中含有大量的煤焦油、尼古丁、亚硝胺等，致癌作用非常强，吸烟时间越长，其危害性越大。吸烟是导致肺癌的主要原因，也是口腔癌、膀胱癌、肾癌、鼻咽癌及胰腺癌等的主要原因。酗酒会导致慢性酒精中毒、肝硬化等，增加肝癌的危险性。

3. 其他 早婚、不洁性行为或性伴侣过多的女性发生宫颈癌的概率较高，生育后未哺乳的女性患乳腺癌的概率较高。

（四）心理社会因素

一些重大的生活压力性事件，如丧偶、至亲死亡等，会带给人们极大的打击，精神压力巨大，情绪低落，也会成为癌症的危险因素。有研究结果显示，癌症患者的病前经历中，大多遭受过重大的打击。此外性格多愁善感、易躁易怒，心理承受能力差的人，一旦遇到挫折，容易产生抑郁、失望、甚至绝望的负性情绪，如果得不到及时的心理疏导，引发机体功能紊乱，也会成为肿瘤发生的高危险因素。

二、老年常见肿瘤的临床特点

（一）肺癌

1. 概述 肺癌（lung cancer）又称原发性支气管肺癌，是肺部最常见的原发性恶性肿瘤。本病多在 40 岁以上发病，高峰在 50～60 岁之间。吸烟是肺癌最重要的危险因素，有重度吸烟史（4000 支／年）的老人为肺癌的高危人群。本病还与遗传、已有肺疾病、居住及职业环境等因素相关。

2. 临床特点 肺癌的发病率和死亡率随年龄的增长而上升。医学上没有明确的老年肺癌定义，大多数研究将 70 岁作为老年肺癌患者的分界年龄。老年肺癌的临床特点有：①发病早期不容易发现，大多数就医的患者属于中晚期。其原因一是由于症状没有特异性，主要是咳嗽、痰中带血、呼吸困难等，不易被重视。二是老年患者常并发其他疾病，如冠心病、高血压、肺结核、COPD、脑梗死等，会干扰检查和诊断。三是有些老人的表现以肺外表现和肺外转移的症状出现，经过相应治疗无效才得以确诊。②老年肺结核合并肺癌容易造成误诊。③对化疗的耐受性差，这是由于老人的器官功能衰退、药物代谢酶活性下降，又合并其他疾病，老年人的药效学和药动学也随之发生变化。④预后较差。

肺癌的症状取决于它的发生部位、发展阶段和并发症。中央型肺癌症状出现较早，周围型肺癌较晚。

常见症状有：咳嗽、咯血、胸痛、胸闷、气急、消瘦等。

3. **治疗原则**　对于老年肺癌的治疗，除根据癌细胞形态、分期及老年患者身体状况决定手术、放疗、化疗、药物治疗等方法外；促进患者的舒适，预防并发症的发生及鼓励患者及家属适应疾病的状态亦很重要。

（二）食管癌

1. **概述**　食管癌（esophageal carcinoma）是常见消化道恶性肿瘤之一。我国是食管癌高发地区之一，男性多于女性，年龄不同，发病率也有不同。据调查，60～74岁各年龄组死亡率均随年龄的增加而升高，说明食管癌是老年人的常见病。病因至今尚不明确，与亚硝胺类化学物质的摄入、生物因素、缺乏某些微量元素、遗传等相关。

2. **临床特点**　早期食管癌症状常不明显，主要表现为胸骨后不适、烧灼感或疼痛，吞咽粗硬食物时有哽噎感或咽下痛；有时吞咽食物在某一部位有停滞感或轻度梗阻感。下段癌还可引起剑突下或上腹部不适、呃逆、嗳气。但症状一般较轻，持续时间较短，常反复出现，时轻时重，可有无症状的间歇期。中晚期有典型的进行性吞咽困难及消瘦、贫血、营养不良等全身症状。反流食管癌的浸润和炎症反射性地引起食管腺和唾液腺黏液分泌增加。当肿瘤增生造成食管梗阻时，黏液积存于食管内引起反流，患者可以表现为频繁吐黏液，所吐黏液中可混有食物、血液等，反流还可引起呛咳，甚至吸入性肺炎。胸骨后或背部肩胛间区持续性疼痛常提示食管癌已向外浸润，若肿瘤压迫喉返神经可致声音嘶哑，若侵犯膈神经可致呃逆；压迫气管或支气管可致气急或干咳；可并发食管-气管或食管-支气管瘘。

3. **治疗原则**　以手术治疗为主，辅以放疗、化疗等。

（三）胃癌

1. **概述**　胃癌（carcinoma of the stomach）起源于胃壁最表层的黏膜上皮细胞，可发生于胃的各个部位（胃窦幽门区最多、胃底贲门区次之、胃体部略少），可侵犯胃壁的不同深度和广度。是老年人的多发病之一，55岁以上患者占全部胃癌患者群的70%以上。

2. **临床特点**　老年胃癌病程长，进展缓慢，不易察觉。早期症状多不明显，一般表现为上腹不适、隐痛、嗳气、食欲减退等。随着病情发展，出现上腹疼痛、消瘦，若病变位于贲门处可出现吞咽困难，进食时有梗阻感，累及幽门时可出现部分或完全幽门梗阻而发生呕吐。癌瘤破溃可导致出血或急性穿孔。晚期可出现厌食、恶病质、腹水、锁骨上淋巴结肿大和其他器官转移的相应症状。

3. **治疗原则**　以积极、早期的外科手术为主。因此，对于胃癌的癌前病变如萎缩性胃炎、重度肠腺化生、手术后胃等高危险状态，应引起高度重视，必须长期随访。

（四）大肠癌

1. **概述**　大肠癌是我国最常见的恶性肿瘤之一，直肠癌在整个大肠癌中占60%～70%。直肠癌（carcinoma of rectum）是指发生在从齿状线至乙状结肠交界处之间的癌，以壶腹部、腹膜反折以下的直肠为好发部位，约占75%。直肠癌在老年人中约占大肠癌的50%，多见于男性，仅次于胃癌、肺癌的发病率。病因尚不明确，与饮食习惯、直肠慢性炎症、直肠腺瘤癌变及遗传等因素相关。

2. **临床特点**　老年人大肠癌生长缓慢，早期症状常不明显，缺乏特异症状。肿瘤生长到一定程度，因部位、大小及肿瘤继发变化不同而不同，右侧结肠癌以腹部肿块、腹痛及贫血最为多见，左侧结肠癌以便血、腹痛及便频最为多见，直肠癌以便血、便频及大便变形多见。贫血、消瘦、无力等全身中毒症状常为较晚期的表现。肿瘤生长致肠腔狭窄或完全堵塞时，可出现肠梗阻的表现。肿瘤侵犯周围脏器可引起内瘘而出现相应的症状。肿瘤急性穿孔可引起急性腹膜炎症状，肿瘤出现转移时则出现转移部位相应的症状。

3. **治疗原则**　以手术治疗为主，辅以放疗、化疗等。

（五）肝癌

1. **概述**　肝脏恶性肿瘤分为原发性和继发性肝癌。原发性肝癌（primary carcinoma of the liver）是指肝细胞或肝内胆管细胞发生的癌肿,是我国常见恶性肿瘤之一。本病可发生于任何年龄组,高发于东南沿海地区。病因至今尚不明确,与肝炎、肝硬化、黄曲霉菌及遗传等因素相关。

2. 临床特点 早期缺乏特异性表现;中晚期半数以上患者有肝区疼痛,肝痛是本病的重要症状,多呈持续性胀痛或钝痛;肝肿大呈进行性,质地坚硬,表面凹凸不平,有大小不等的结节或巨块,边缘钝而不整齐,常有不同程度的压痛;晚期可出现黄疸,因肝细胞损害而引起,或由于癌块压迫或侵犯肝门附近的胆管,或癌组织和血块脱落引起胆道梗阻所致。肝癌伴有肝硬化门静脉高压者可有脾肿大、腹水、静脉侧支循环形成等表现。可伴有进行性消瘦、发热、食欲不振、乏力、营养不良和恶病质、贫血等全身症状。

3. 治疗原则 以手术治疗为主,辅以放疗、化疗等。

(六)胰腺癌

1. 概述 胰腺癌(pancreatic carcinoma)是消化系统较常见的恶性肿瘤,我国胰腺癌发病率有逐年上升的趋势。男性多于女性,早期诊断困难,预后差。胰头癌是胰腺癌中最常见的一种,占 2/3。病因至今尚不清楚,与吸烟、慢性胰腺炎及遗传等相关。

2. 临床特点 胰腺癌的临床表现取决于癌瘤的部位、病程早晚、胰腺破坏的程度、有无转移以及邻近器官累积的情况,其临床特点是病程短,病情发展快和迅速恶化。病变早期常呈中上腹部范围较广不易定位而性质较模糊的饱胀不适、隐痛或钝痛等。胰头癌可引起右上腹痛,胰体、尾部癌则偏左,有时亦可涉及全腹,腰背痛常见。进展期病变腰背痛更加剧烈,或限于双季肋部束带状。胰腺癌造成的体重减轻突出,发病后短期内即出现明显消瘦。黄疸是胰腺癌,特别是胰头癌的重要症状。近半数的患者可触及肿大的胆囊,这与胆管下段梗阻有关,临床上有梗阻性黄疸伴有胆囊肿大而无压痛者称为 courvoisier 征,对胰头癌具有诊断意义。晚期体征显示,肿块形态不规则,大小不一,质坚固定,可有明显压痛。另外还可有消化不良、上消化道出血等其他消化道症状。

3. 治疗原则 首选治疗方法为手术切除,但因难以早期诊断而致切除率低,辅以放疗或化疗,但反应不敏感。

(七)肾癌

1. 概述 肾癌(renal carcinoma)亦称肾细胞癌、肾腺癌,多发于 50 岁以上,男性多于女性。肾癌的病因至今尚不清楚。吸烟者患肾癌的相对危险性增加,肾癌有家族发病倾向。

2. 临床特点 早期可完全没有症状,常因体检或因其他如 B 超、CT 等检查中偶然发现。血尿、腰痛、腹部肿块为"肾癌三联征",多数患者只出现"三联征"中的一个或两个症状。血尿是最常见的症状,常为无痛性间歇发作全程肉眼血尿,也可为镜下血尿。腰部疼痛因肿瘤导致肾包膜张力增加或侵犯周围组织而发生,表现为持续性钝痛。肿瘤侵犯临近组织器官如腰大肌或神经,可引起持续而严重的腰背部疼痛。因肾脏位于腹膜后,腹部触诊摸不到,当肿瘤较大或位于肾下极,可触及包块。中晚期伴发低热、消瘦、贫血等全身症状,也可能会有转移症状。

3. 治疗原则 以根治性肾切除为主。

(八)膀胱癌

1. 概述 膀胱癌(carcinoma of bladder)是指膀胱内细胞的恶性过度生长。是一个多因素混合、多基因参与、多步骤形成的过程。高发于 60 岁以上的老年男性。吸烟和职业接触芳香胺是目前明确的膀胱癌危险因素。膀胱癌主要包括两种类型:原发癌和转移癌。原发癌中最常见的是尿路上皮癌,比较少见的有鳞状细胞癌、腺癌和脐尿管癌等。腺性膀胱炎可能是膀胱腺癌的癌前病变。

2. 临床特点 无痛性肉眼血尿是最常见的症状,血尿多为全程,间歇性发作,也可表现为初始血尿或终末血尿,部分患者可排出血块或腐肉样组织。膀胱刺激症状,即尿频、尿急、尿痛,约占 10%,当病变位于膀胱三角区时,膀胱刺激症状更明显;当肿瘤较大、膀胱颈部位的肿瘤及血块堵塞均可引起排尿不畅甚至尿潴留。肿瘤浸润输尿管口可引起上尿路梗阻,出现腰痛、肾积水和肾功能损害。晚期肿瘤侵犯膀胱周围组织、器官或淋巴结转移时导致膀胱区疼痛、尿道阴道瘘、下肢水肿等相应症状。同时伴有贫血、消瘦、水肿、恶心呕吐等症状。

3. **治疗原则**　治疗以手术为主，为防止复发，术后伤口愈合后可行膀胱灌注，一般常用丝裂霉素、阿霉素等。

除以上各类肿瘤的常见症状外，老年肿瘤的总体特点是，病情发展相对缓慢，临床症状轻，隐形癌比例增加，重复癌增多及合并症多等。

三、老年肿瘤患者的心理特点及护理

老年肿瘤患者在得知自己病情后，一般要经过 6 个心理阶段即体验期、怀疑期、恐惧期、幻想期、绝望期和平静期。护理人员需针对患者经历的各个阶段的心理反应，及时准确地做好心理疏导。

1. **体验期**　当患者知道自己患癌症后，会顿时惊呆，手足无措，方寸大乱，甚至晕厥，被称为"诊断休克"。该时期较为短暂，可持续数小时到数日。护理人员需要陪伴在患者身边，给予其情感支持和关心。

2. **怀疑期**　该阶段患者不相信疾病降临在自己身上，找各种理由否认患癌症的事实，甚至认为是医院误诊。这是应激状态下的一种保护性反应，可减少患者的恐惧和缓解痛苦的体验。护理人员不要急于告知患者真实病情，选择恰当时机采取合适策略告知，避免患者过于紧张与恐惧。对知情患者，要给予科学的解释、安慰与鼓励，介绍好转或治愈的病例，使患者树立同疾病斗争的信心。

3. **恐惧期**　患者经过一番求证后仍然无法改变诊断结果时，就会产生恐惧。表现为恐慌、哭泣、冲动以及一些生理反应，如颤抖、心悸、呼吸急促、血压升高等。恐惧反应是一种适应性反应，可以让患者对危险因素提高注意力和警惕性，采取逃避或进攻来降低危险。护理人员要先了解患者的心理变化特点，根据这些变化酌情告知患者，并调动患者的积极因素。

4. **幻想期**　患者经历了震惊、怀疑和恐惧后，逐渐接受事实，但是仍幻想着能有奇迹发生，希望能有根治癌症的新方法等。在此阶段护理人员应与患者多交流，鼓励患者积极寻求治疗方法。同时，以积极的心态安排患者的个人生活，表达自己作为专业人员会全力以赴帮助他。

5. **绝望期**　当各种治疗方法都没能取得良好的治疗效果，病情逐步恶化，出现并发症，甚至疾病带来的疼痛难忍时，患者会感到绝望，对治疗和生活失去信心。此阶段的患者极易动怒，无法听取周围人的劝说，甚至对家属和医护人员恶言相向，提出各种不合理要求，甚至不配合治疗等。护理人员应多站在患者的角度，理解患者，尽量满足其合理要求。当患者发怒时，同家属共同陪伴和安抚患者。

6. **平静期**　患者已能平静地接受身患癌症的现实，情绪稳定，恢复日常的生活规律，表现在能主动配合治疗，有时有倾诉欲望和探视亲属的要求。护理人员要同患者建立良好的护患关系，重视语言交流，经常接近患者，明确回答患者提出的问题，态度和蔼可亲，举止文雅，在精神上给予患者支持，用更多的爱心和娴熟的技术取得患者的信赖，使其积极配合治疗。

适时开展"优死"教育，培养科学的死亡观和心理调适能力，体现出崇高的人道主义精神。启发患者接受现实，使其在面对死亡时有一定的思想准备。"优死"教育可以使患者乐观、平和地面对死亡，获得接受死亡事实的力量。其家属也会顺应地接受事实，坦然面对患者的死亡。

四、老年肿瘤患者疼痛的护理

1. **非药物止痛**

（1）松弛疗法：有节律性呼吸、温水浴、中医按摩等，在疼痛加剧时可指导老年患者做放松操，有意识地训练其意志和毅力。短暂疼痛时，可采用叹气、打呵欠等方法；持续性疼痛时，可采用腹式呼吸，并嘱患者屈膝、屈髋，放松腹肌、背肌、腿肌，闭目，缓慢地呼吸。

（2）意向干预法：有听音乐、催眠、大声朗读等。护理人员可告诉老年患者疼痛是一种常见的病理状态，烦躁和忧虑只会加重疼痛；并通过谈论感兴趣的话题、听音乐、看影视、回忆值得留念或愉快的事情来分散患者的注意力，去除烦躁和忧虑。

（3）表面刺激止痛：是常用的辅助止痛方法，如冷湿敷法和温湿敷法等。

2. 药物止痛 采用 WHO 癌症三阶梯止痛治疗方案。该治疗方法选用止痛药的作用由弱到强，按阶梯逐级增加。由于老年患者生理特点及合并一些慢性病的影响，药物止痛时，应把握好用药时间、剂量和给药方式，注意观察用药后反应，如使用阿片类止痛药物时，患者有肾功能不全就会影响其代谢从而引起临床上明显的镇静、呼吸抑制和恶心等症状。镇痛药最佳给药时间是在疼痛发生之前，一般先用口服镇痛药，以阿司匹林较好。由于索米痛片含非那西丁，对骨髓有抑制作用，特别是放、化疗后的患者不宜长期使用。对癌症晚期疼痛加重，可待因和阿司匹林同时服用有较好的止痛效果，疼痛剧烈时需用哌替啶等止痛。由于持续疼痛可使痛阈降低，而且疼痛本身对止痛剂有相当的对抗作用，所以对于老年患者要尽可能在未痛或开始疼痛时给药。

五、老年肿瘤患者的放化疗护理

（一）放化疗的一般护理

1. 心理护理 根据老年患者心理方面的障碍及个体心理特点，制定相应的护理计划，根据患者的知晓程度向患者讲解放化疗知识、可能出现的不良反应及配合要点，尽可能使患者知情同意、密切配合、及时反应自我感受，有利于护理人员及时发现和处理问题。

2. 放化疗前教育 首先让患者或家属了解放化疗的目的、目前的方案，让患者心中有数，以更好地配合其他治疗，达到预期的治疗效果。针对患者的文化程度、心理素质、社会背景，深入浅出地介绍放化疗的基本知识，耐心回答患者提出的有关问题，尽量提供较多有益于治疗的信息，如饮食起居、治疗方案、用药方法及注意事项，使患者及家属对治疗有所了解，避免某些错误的猜想，帮助患者以积极的态度配合治疗。化疗药物可引起骨髓抑制、恶心呕吐、脱发等毒副反应，鼓励患者不要退缩，坚持疗程，适度使用药物控制不良反应。

3. 放化疗过程中的护理 由于化疗药物的局部刺激性大，可引起局部皮肤、组织坏死，而且几乎所有化疗药物都具有较大的全身毒性反应。因此在用药过程中护理人员要注意按正确顺序用药，做好静脉保护并加强巡视。注意观察药物的不良反应，一旦出现及时处理。妥善保管化疗药物，避免因保管不善导致药物失效。用药时注意配伍禁忌。

放疗中要保护不必照射的部位，观察照射部位是否出现疼痛、出血和感染，患者是否有头晕、食欲缺乏等症状。给予镇静剂、维生素 B 族，大量饮水，以减轻全身反应及避免放射损伤。

4. 饮食护理 肿瘤属于消耗性疾病，因此应合理膳食，保证患者足够的营养支持。可按照老年人的喜好选择食物，保证其摄入量。给予清淡、易消化、高营养、高蛋白饮食。禁食辛辣和难以消化的食物，以免损伤消化道黏膜。当消化道症状严重无法经口进食时，可静脉输入营养液，保证机体的需要。

5. 用药护理 老年患者由于基础疾病多，极易出现一些与治疗用药本身无关的并发症，从而危及生命。因而护理人员须熟悉老年人用药的原则、化疗药物的药理特性和不良反应，密切观察药物的疗效和不良反应。

6. 出院指导 为巩固治疗，促进患者进一步康复，出院后患者应保持积极的生活态度，坚持适当的锻炼，但应避免过度疲乏，强化患者自我保护意识，帮助患者提高自我护理能力，不到密集的人群中去，预防感冒，注意休息，定期复查血象变化，常规检测体温，及早发现感染征象。

（二）化疗药物不良反应的护理

1. 局部毒性反应　化疗药物对注射局部刺激性强，常常引起静脉炎或栓塞性静脉炎。表现为从注射部位起，沿静脉走行出现"红线"或色素沉着。疼痛、血管变硬呈索条状。若药物渗漏到血管外，局部可出现红斑、肿胀、疼痛，甚至溃疡，可深达肌腱和关节。

护理措施包括：主动静脉治疗，正确评估，合理选择输液工具及静脉通路，使用中心静脉输注化疗药物，避免化疗药物渗漏。

2. 胃肠道毒性反应　大部分化疗药物会损害消化道黏膜，常表现为食欲减退、恶心、呕吐、腹泻等胃肠道反应。

护理措施包括：①创造舒适的进餐环境；②化疗前后2h内或症状明显时不要进餐；③给予易消化、无刺激性的半流饮食，必要时可少量多餐，添加全流质饮食；④密切观察呕吐、腹痛的性质，观察呕吐物或排便情况，必要时留标本送检；⑤及时清理呕吐物，清洁口腔，减少异味；⑥必要时遵医嘱服药。

3. 骨髓抑制　多数化疗药物有骨髓抑制作用，或降低白细胞，或使血小板下降，导致免疫功能低下，易发生感染。药物剂量加大，可发生全血细胞减少，甚至引起再生障碍性贫血。

护理措施包括：①严密观察患者有无出血倾向，如牙龈出血、鼻出血、皮肤瘀斑、血尿等，有无忽然头痛、视力模糊甚至昏迷等颅内出血的表现，一旦出现及时通知医生。②观察患者的生命体征，有无发热等感染的征象。③检测血象，当白细胞数量低于 3.0×10^9/L，血小板低于 80×10^9/L，需暂停化疗，遵医嘱使用升高白细胞的药物，如重组人粒细胞集落刺激因子注射液等；白细胞数量低于 2.5×10^9/L，血小板低于 40×10^9/L，可小量多次输入新鲜血液；当白细胞数量低于 1.0×10^9/L 时，需保护性隔离。④严格执行无菌操作，做好皮肤、口腔清洁等生活护理，预防呼吸道、尿路继发感染。

4. 皮肤黏膜损害　嘱患者发现皮肤异常要及时报告医护人员，同时，由于患者的免疫力下降，容易患带状疱疹。一般为单侧，沿神经分布，伴有低热、局部皮肤灼热感、阵发性神经性剧烈疼痛等症状。注意保持皮肤的清洁卫生，不可用手搔抓或用过热的水清洗，以免水疱破溃造成广泛感染。黏膜损害最主要的是口腔黏膜损害，表现为充血、水肿、炎症及溃疡形成。轻时可用 1:200 叶酸漱口，如并发真菌感染可用 3% 碳酸氢钠溶液漱口，并用制霉菌素 10 万单位/毫升含漱；口腔溃疡可用冰硼散或锡类散，重度口腔溃疡者，应做细菌培养及药敏试验，以便对症用药。

5. 其他脏器损害　化疗药物还可引起心肌、肝脏、肺、肾等主要脏器的损害，要定期检测主要脏器的功能，一旦发现异常及时停药，必要时遵医嘱使用保护脏器的药物。

（三）放疗不良反应的护理

1. 全身反应　放疗引起的全身反应表现为一系列的功能紊乱与失调，包括精神不振、食欲下降、身体衰弱、疲乏等。护理措施有：①调整饮食，加强营养，给予支持疗法，提高患者的免疫力；②嘱患者大量饮水，加速排出体内毒素；③提供心理护理，减轻患者的心理负担，有助于减轻症状。

2. 皮肤反应　皮肤经放射线照射后，可产生红斑、干性脱皮及湿性脱皮等反应。护理措施有：①红斑不做处理也能自然消退；②干性脱皮需要严密观察，可应用滑石粉、痱子粉、炉甘石洗剂以润泽收敛或止痒；③湿性脱皮应采取暴露法，避免感染，可用抗生素油膏、皮肤保护剂外擦。

3. 黏膜反应　口腔黏膜损伤可用生理盐水、复方硼砂溶液或呋喃西林液漱口。放射性鼻炎可用鱼肝油、复方薄荷油滴鼻。放射性喉炎可用雾化吸入，必要时在溶液中加入抗生素。放射性眼炎可用氯霉素眼药水和四环素可的松眼膏。放射性直肠炎，可以用合霉素、泼尼松、甘油等混合物保留灌肠。

4. 骨髓抑制　放疗引起的骨髓抑制以白细胞及血小板减少最为常见。当白细胞数量减少到 3.0×10^9/L，血小板低于 80×10^9/L，应停止化疗，遵医嘱给予维生素 K、利血生、鲨肝醇、维生素 E 等升高白细胞。防止出血及感染，必要时采取保护性隔离，给予抗生素并反复输血。严重时可并发再生障碍性贫血、白血病等，应注意检测血象和病情变化。

5. 消化系统反应　照射腹部时因面积大或剂量大易引起胃肠功能紊乱,肠黏膜水肿及渗出。患者表现出食欲缺乏、恶心、呕吐、腹痛及腹泻等,严重时甚至造成肠穿孔或大出血。轻者进食流质或半流质饮食,口服维生素 B_6、10% 复方樟脑合剂等,严重者要及时输液,纠正水电解质紊乱,酌情减少放射量或暂停放疗。

6. 泌尿系统反应　主要由于照射盆腔或肾脏导致,常见膀胱黏膜充血、水肿、溃疡、出血。患者表现出尿频、尿急、排尿困难或血尿。轻者可服用消炎利尿的药物并大量饮水,重者停止放疗。

7. 其他　睾丸、卵巢、骨髓、基底细胞、角膜等都对放疗非常敏感,放疗时需加以保护;肝、胆、脾、胰、骨髓、中枢神经等脏器和组织在治疗量下都有明显的功能障碍,必须严密监测。

另外,放射治疗数年后,机体受照射部位会出现一些不可逆的慢性反应,如放射性直肠炎、放射性颅脑损伤等,无特殊治疗,应以预防为主。

（尹安春）

学习小结

本节主要介绍老年肿瘤发病的危险因素、临床特点,患者的心理特点、疼痛及放疗护理等内容。重点掌握老年肿瘤患者临床特点、心理护理、疼痛及放疗护理。

复习参考题

患者男性,70 岁,咳嗽、咳痰,痰中带血,既往吸烟史 40 余年,无头痛、恶心、呕吐,不发热,大小便正常,既往无药物过敏史,无心脏病病史。查体:T 36.8℃,P 80次/分,R 20 次/分,Bp 135/80mmHg;痰细胞涂片:可见癌细胞;X 线胸片:可见块状阴影,边缘不清,周围有毛刺。

问题:

1. 本病可能的诊断是什么?

2. 对该患者如何进行心理护理?

第十章　老年人的康复护理

10

学习目标

掌握　常用康复治疗技术的应用。

熟悉　老年人功能障碍的评估方法。

了解　康复护理的概念、职责、特点及注意事项。

第一节 概述

随着世界人口的老龄化，康复越来越受到各个国家的关注和重视，老年人群慢性疾患的发病率高，造成不同的功能障碍，给临床的护理工作带来难题，把康复的知识和技术运用到护理中，将更好地为老年人服务。

一、康复医学及康复护理的概念

1. **康复医学的概念** 康复医学（rehabilitation medicine）是以研究病、伤、残者功能障碍的预防、评定和治疗为主要任务，以改善躯体功能、提高生活自理能力、改善生存质量为目的的一门医学专科。康复医学的工作方式是以康复团队的方式，多专业合作，共同为患者服务。领队者是康复医师，成员包括物理治疗师、作业治疗师、言语治疗师、心理治疗师、假肢与矫形器师、文体治疗师、康复护士、社会工作者等，其中康复护士在团队中起到非常重要的作用。护士通过采取各种康复措施为老年人提供必要的帮助，对老年人提高生存质量、达到或保持最佳功能水平、增强自理能力和提高生存质量具有重要意义。

2. **康复护理的概念** 康复护理（rehabilitation nursing, RN）是护理学和康复医学相结合所产生的一门专科护理技术，是在康复计划的实施过程中，由护士配合康复医师和治疗师等康复专业人员，对康复对象进行基础护理和实施各种康复护理专门技术，以预防继发性残疾，减轻残疾的影响，达到最大限度的功能改善和重返社会。

康复护理的职责包括：①观察病情：及时观察患病老人的心理状态、功能训练的效果以及对康复的需要等。②康复治疗延伸：为在治疗室接受康复治疗后的老人进行病房或家庭的延伸治疗，教会老人自我康复护理技术。③统筹协调各项治疗护理措施：根据康复对象的治疗时间协调各项工作，如静脉用药时间要错开病人康复治疗时间，以保证康复训练的实施。④管理病房：管理病房及周围环境，协调各方面关系。

二、老年人康复护理特点

1. **注重日常生活能力** 老年人各器官功能衰退，特别容易导致日常生活能力的下降，康复护理应以指导功能恢复，维持或提高生活能力为目标，需长期康复锻炼。

2. **协作治疗** 需与康复医师、康复治疗师共同制定目标，倡导团队协作，共同制定康复计划，协助实施相关的康复治疗，做好病房及居家康复护理的延伸。

3. **预防功能障碍为主** 老年人的康复护理需注重预防继发性功能障碍，如脑卒中老人体位摆放不正确，可导致偏瘫侧肢体的痉挛、肩痛、髋外旋、足下垂等；长期卧床护理不当可导致心肺功能下降，免疫力及耐力减退，易发生压疮、肺部感染、泌尿系统感染等。

4. **强调主动护理** 应努力提高老人的自我生活护理能力，避免"替代"护理，如帮助老年人洗漱、穿衣、吃饭等，以"授人以鱼，不如授人以渔"为理念，指导并教会老年人节省体力和利用残存功能的技巧，充分发挥自身价值，提高日常生活自理能力。

三、老年人康复护理注意事项

1. **做好安全管理** 包括防止误服药物，防止坠床，防自杀、自残、走失，防中毒，防烫伤，防皮肤损伤等。
2. **改造环境** 以无障碍为原则改造环境，包括地板、门窗、楼梯、厕所、浴室、家具的改造。注意居住环境的温度、湿度、色彩协调、噪音的调整和适应等。

3. **建立良好的护患关系** 针对老年人健忘、多疑的特点，护士要多开导、多交流、多倾听；尊敬老年人，称呼要亲切，尊重老年人的知情权；对无法语言沟通的老人，可采用手势、写字等辅助沟通。

4. **适当使用辅助器具** 在康复师的指导下使用助行器、手杖、拐杖、腋杖、轮椅等，卧床者使用床栏、防压疮垫、水袋等。

5. **对家属的健康教育和指导** 指导家属帮助老年人过渡到日常生活的家庭中，做好疾病的预防，建立良好的家庭关系和社会关系。

第二节　老年人功能障碍的评估

一、运动功能障碍的评估

老年人身体机能逐渐减退，运动方面的功能障碍最为常见，现介绍几种常见的评定方法及量表，以便了解老年患者运动功能状况，帮助其功能的恢复。

（一）肌力评定

1. **概念** 肌力（muscle strength）是肌肉收缩时产生的最大力量，又称绝对肌力。肌力评定是肢体运动功能检查的最基本内容之一，是肌肉、骨骼、神经系统的诊断及康复评定的最基本内容之一。

肌力评定的主要目的是判断肌力减弱的部位和程度，协助某些神经肌肉疾病的定位诊断，预防肌力失衡引起的损伤和畸形，评价肌力增强训练的效果。常用的肌力评定方法主要有徒手肌力测试和器械肌力测试两种。本节介绍护理中常用的徒手肌力测试（manual muscle testing, MMT）。

2. **徒手肌力测试** MMT 是用来评定由于疾病、外伤、失用所导致的肌力低下的范围与程度的主要方法。由 Lovett 于 1916 年提出，是国际公认的一种操作简单、实用、应用最广泛的评定方法。

（1）肌力分级标准：通常采用 6 级分级法，各级肌力的具体标准见表 10-1。

表 10-1　MMT 肌力分级标准

级别	标准
0 级	无可测知的肌肉收缩
1 级	有微弱肌肉收缩，但没有关节运动
2 级	在去重力条件下，能完成全范围的活动
3 级	能抗重力完成关节全范围活动，不能抗阻力
4 级	能抗重力及轻度阻力完成关节全范围活动
5 级	能抗重力及最大阻力完成关节全范围活动

为了更加细致地评定肌力，有学者将上表中 2、3、4、5 级进一步划分为 2⁻、2、2⁺、3⁻、3、3⁺、4⁻、4、4⁺、5⁻、5。如测得的肌力比 2、3、4、5 级中的某级稍强时，可在该级的右上角加"+"，稍差时则在右上角加"−"号，以补充分级的不足。

（2）主要肌肉的肌力测试：上肢和下肢主要肌肉的 MMT 测定方法（附录六）。

（3）适应证和禁忌证：适应证包括：下运动神经元损伤、脊髓损伤、原发性肌病、骨关节疾病等。禁忌证分为绝对禁忌证和相对禁忌证，其中绝对禁忌证包括：严重疼痛、关节活动极度受限、严重的关节积液或滑膜炎、软组织损伤后刚刚愈合、骨关节不稳定、关节急性扭伤或拉伤。相对禁忌证包括：疼痛、关节活动受限、亚急性和慢性扭伤或拉伤、心血管系统疾病。

（4）徒手肌力测试的注意事项

1）若为单侧肢体病变，应先检查健侧对应肌肉的肌力，以便健、患侧相对比。

2）当主动肌肌力减弱时，协同肌可能取代主动肌而引起代偿运动。

3）重复检查同一块肌肉的最大收缩力时，每次检查应间隔2分钟为宜。

4）在进行3级以上的肌力测试时，给予阻力的大小要根据被检查者的个体情况决定。

5）检查者应在同一体位下完成所有肌力测试的内容后，再变换体位。

6）检查者应尽量靠近被检者，便于固定、实施手法，但以不妨碍运动为度。

7）施加阻力时，要注意阻力的方向，应与肌肉或肌群的牵拉方向相反，阻力的施加点应在肌肉附着点的远端部位。

8）选择适合的测试时间，疲劳、运动或饱餐后均不宜进行测试。

（二）肌张力评定

1. 概念　肌张力（muscle tone）是指肌肉组织在松弛状态下的紧张度，这种紧张度来自于肌肉组织静息状态下非随意、持续、微小的收缩。

正常的肌张力有赖于完整的外周神经和中枢神经系统调节机制以及肌肉本身的特性，如收缩力、弹性、延展性等。肌张力是维持身体各种姿势和正常活动的基础。肌张力增高常见于脊髓损伤、脑卒中、脑外伤、去皮层强直和去大脑强直、帕金森病等。肌张力减低常见于脑卒中软瘫期、脊髓损伤休克期、下运动神经元疾病等。老年人康复护理中进行肌张力评定，有利于早期发现疾病，也可作为治疗效果评价的指标。

2. 肌张力评定标准

（1）正常肌张力评定标准：①肌肉外观应具有特定的形态，肌肉应具有一定的弹性；②跨同一关节的主动肌与拮抗肌进行有效的收缩使关节固定；③将肢体被动地放在空间某一位置上，突然松手时，肢体有保持肢位不变的能力，可以维持主动肌与拮抗肌的平衡；④具有随意使肢体由固定到运动和在运动过程中变为固定姿势的能力；⑤在需要的情况下，具有可以完成某肌群的协同动作，也可以完成某块肌肉独立运动功能的能力。

（2）痉挛的评定标准：肌张力增高时，痉挛的量化评定困难，由此形成了较多量表的评定方法，许多方法正处于不断研究中，常用的方法是采用修订的改良 Ashworth 痉挛评定量表评定（表 10-2）。

表 10-2　改良 Ashworth 痉挛评定量表

等级	评定标准
0级	无肌张力增加，被动活动患侧肢体在整个运动范围内均无阻力
1级	肌张力稍增加，被动活动患侧肢体到终末端时有轻微的阻力
1$^+$级	肌张力稍增加，被动活动患侧肢体时在前 1/2 的 ROM 中有轻微的"卡住"感觉，后 1/2 的 ROM 中有轻微阻力
2级	肌张力轻度增加，被动活动患侧肢体在大部分 ROM 内均有阻力，但仍可以活动
3级	肌张力中度增加，被动活动患侧肢体在整个 ROM 内均有阻力，活动比较困难
4级	肌张力高度增加，患侧肢体僵硬，阻力很大，被动活动十分困难

3. 肌张力评定注意事项

（1）需确保被动运动的速度相同：因为被动牵伸的速度不同，痉挛肌肉发生反应的角度也会不同。

（2）必须使评定的程序严格标准化：痉挛量化评定的可信度受患者努力程度、情感、环境温度、评定时并存的问题、患者的整体健康水平、药物、患者的体位等因素的影响。因此，进行痉挛量化评定时，必须严格履行程序，严格对照标准。

（3）控制影响因素：再次评定时，应注意尽量选择相同的时间段和其他评定条件。

（三）关节活动范围测定

1. **概念** 关节活动范围（range of motion，ROM）是指关节活动时可达到的最大弧度，以度数表示，亦称为关节活动度，是肢体运动功能检查的最基本内容之一。根据关节运动的动力来源分为主动关节活动度和被动关节活动度。

主动关节活动度（active range of motion，AROM）是人体自身的主动随意运动而产生的运动弧。被动关节活动度（passive range of motion，PROM）是通过外力如治疗师的帮助而产生的运动弧。正常情况下，被动运动至终末时会产生关节囊、不受随意运动控制的运动，因此 PROM 略大于 AROM。

关节活动受限的常见原因包括人体老化导致骨骼、关节的结构发生退行性变化，如退行性关节炎、骨质疏松症等，还包括关节、软组织、骨骼病损所致的疼痛与肌肉痉挛，制动、长期保护性痉挛、长期不良姿势等所致的软组织短缩与挛缩，关节周围软组织瘢痕与粘连等均可引起 ROM 下降。老年人护理中测定 ROM 可判断 ROM 受限程度，为选择治疗方法提供参考，可协助治疗师预防关节粘连及挛缩，有效防止并发症的发生。

2. **常用的测量工具** 常用工具是量角器，量角器的组成是由圆心（轴心）移动臂、固定臂组成（图 10-1A、B）。测量不同部位时需采取不同的体位。测、量时为了防止代偿动作的发生，应在构成关节的远端骨运动时，充分固定近端骨；固定可以借助体重、体位以及测量者所施加的外力。

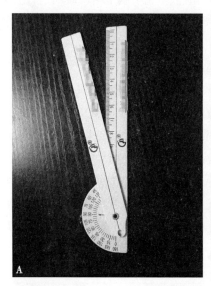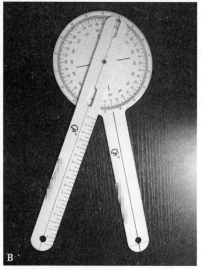

图 10-1 不同类型的量角器

3. **主要关节测量方法（附录七）。**

4. **评定分析及测量的注意事项**

（1）测量前要对老人详细说明，取得配合，防止出现错误的姿势和代偿运动。

（2）被动关节活动时手法要柔和，速度要缓慢、均匀，对伴有疼痛和痉挛的老人不能做快速运动。

（3）应先测量关节的主动活动范围，后测量被动活动范围。

（4）避免在按摩、运动及其他康复治疗后立即进行检查。

（5）应与健侧相应关节的测量结果进行比较，也应测量与之相邻的上下关节的活动范围。

（四）平衡功能评定

1. **概念** 医学上的平衡（balance）是指身体所处的一种姿势状态，指能在运动或受到外力作用时自动调整并维持姿势的一种能力。平衡分为静态平衡和动态平衡。静态平衡是指人体处于某种特定的姿势时，如坐或站，保持稳定的状态；动态平衡包括自动态平衡和他动态平衡。自动态平衡指人体在进行各种自主运动时能重新获得稳定状态的能力,例如由坐到站或由站到坐等各种姿势间的转换运动;他动态平衡指人体对外界干扰产生反应,恢复稳定状态的能力,例如对推、拉等产生的反应。

2. 平衡功能的评定方法

（1）观察法:观察被评定对象能否保持坐位和站立位平衡,以及在活动状态下能否保持平衡。观察法的缺点是粗略、主观,缺乏量化,但其应用简便,临床上仍广泛应用。

（2）平衡测试仪:采用高精度的压力传感器、显示器、电子计算机及专用软件构成。一般需在医院或专门病区内由专业人员进行测试,其指标量化,精准。

（3）量表法:属主观评定,但因其不需要专门的设备、评分简单、应用方便,故临床普遍使用。临床常用 Berg 平衡量表(Berg balance scale, BBS)(附录八)。量表内容包括 14 个测试项目:从坐位站起、无支持站位、无支持坐位、从站立位坐下、转移、闭目站立、双脚并拢站立、上肢向前伸展并向前移动、从地面拾起物品、转身向后看、转身 360°、将一只脚放在凳子上、两脚一前一后站立、单腿站立。量表每项为 4 分,满分56 分。Berg 量表评分结果为: 0～20 分,提示平衡功能差,患者需乘坐轮椅; 21～40 分,提示有一定的平衡能力,患者可在辅助下步行; 41～56 分,说明平衡功能较好,患者可独立步行; <40 分;提示有跌倒的危险。老年人护理中尤其要注意 <40 分的患者,积极预防老人跌倒风险,建议康复专业人员早期干预。

（五）协调功能评定

1. 概念　协调(coordination)指人体产生平滑、准确、有控制运动的能力,包括按照一定的方向和节奏,采用适当的力量和速度,达到准确的目标等几个方面。协调功能障碍又称为共济失调(dystaxia),协调和平衡密切相关,发生协调功能障碍时可表现为不能持物、不能行走,甚至生活不能自理等,将严重影响老年人的运动功能、日常生活和社会交往等。

2. 协调功能的临床评定

（1）指鼻试验:被测试者用自己的示指先接触自己的鼻尖,再去接触检查者的示指。

（2）轮替试验:被测试者双手张开,一手向上,一手向下,交替转动;也可以一侧手在对侧手背上交替转动。

（3）指-指试验:检查者与被测试者相对而坐,将示指放在被测试者面前,让其用示指去接触检查者的示指。

（4）示指对指试验:被测试者双肩外展 90°,伸肘,再同时向正中线运动,双手示指相对。

（5）拇指对指试验:被测试者拇指依次与其他四指相对,速度可以由慢渐快。

（6）握拳试验:被测试者双手握拳、伸开。可以同时进行或交替进行,速度可以逐渐加快。

（7）拍膝试验:被测试者一侧用手掌拍膝,对侧握拳拍膝;或一侧手掌在同侧膝盖上做前后运动,对侧握拳在膝盖上做上下运动。

（8）跟-膝-胫试验:被测试者仰卧,抬起一侧下肢,先将足跟放在对侧下肢的膝盖上,再沿着胫骨前缘向下推移。

（9）旋转试验:被测试者上肢在身体一侧屈肘 90°,前臂交替旋前、旋后。

（10）拍地试验:被测试者足跟着地,足尖抬起做拍地动作,可以双足同时做或分别做。

3. 协调功能评定的注意事项

（1）评定时要观察运动是否准确、直接、交替进行。

（2）完成动作的时间是否正常。

（3）进行活动时身体是否存在无关运动,如震颤。

（4）在要求运动速度加快时,运动质量变化的情况。

（5）睁眼与闭眼、静止与运动时的姿势比较。

（6）不协调运动(近端 / 远端)以及受累肢体的情况。

（7）增加或减少不协调运动的体位的情况。

（六）步态分析

1. **概念** 步态分析(gait analysis)是指研究步行规律的检查方法,旨在通过生物力学和运动学手段,揭示步态异常的关键环节和影响因素,从而指导康复评估和治疗,也有助于临床诊断、疗效评估、机制研究等。步行障碍是对老年人日常生活活动影响最大的功能障碍之一,也是老年人迫切需要恢复的功能障碍。

2. **步态分析内容**

（1）病史回顾:病史是判断步态障碍的前提。步态分析前需详细询问现病史、既往史、手术史、康复治疗措施等情况,明确影响步态异常的相关因素。

（2）体格检查:包括生理反射、病理反射、肌力、肌张力、关节活动度、感觉(触觉、痛觉、本体感觉)、压痛、肿胀、皮肤状况(溃疡、颜色)等。

（3）步态观察:一般采用自然步态,观察包括前面、后面和侧面。需注意步行节律、稳定性、流畅性、对称性、重心偏移、手臂摆动、关节姿势、神态、表情、辅助装置(矫形器、助行器)的作用等(表10-3)。在此基础上,可以要求加快步速,减少足接触面(跖足或足跟步行)或步宽(两足沿中线行走),以凸显异常;也可通过增大接触面或给予支撑(足矫形垫或矫形器)改善异常,从而协助评估。

表10-3 临床步态分析观察要点

观察内容	观察要点		
步行周期	时相是否合理	左右是否对称	行进是否稳定和流畅
步行节律	节奏是否均匀	速率是否合理	时相是否流畅
疼痛	是否干扰步行	部位、性质、程度与步行障碍的关系	发作时间与步行障碍的关系
肩、臂	塌陷或抬高	前后退缩	肩活动过度或不足
躯干	前屈或侧曲	扭转	摆动过度或不足
骨盆	前后倾斜	左右抬高	旋转或扭转
膝关节	摆动相是否可屈曲	支撑相是否可伸直	关节是否稳定
踝关节	摆动相是否可背曲和跖曲	是否有足下垂、足内翻或足外翻	关节是否稳定
足	是否为足跟着地	是否为足趾离地	是否稳定
足接触面	足是否全部着地	两足间距是否合理	是否稳定

3. **步行能力评定** 步行能力评定是一种相对精细的、半定量评定,通过对步行能力进行宏观分级大致了解患者的步行水平。常用 Hoffer 步行能力分级(表10-4)和 Holdden 步行功能分类(表10-5)。

表10-4 Hoffer 步行能力分级

分级	分级标准
Ⅰ级:不能行走	完全不能步行
Ⅱ级:非功能性步行	用膝-踝-足矫形器(KAFO)或肘拐等辅助器具能在室内行走,又称治疗性步行。训练时耗能大,速度慢,距离短,无功能性价值,但有预防压疮、血液循环障碍、骨质疏松等治疗意义
Ⅲ级:家庭性步行	用踝-足矫形器(AFO)、手杖等能在室内行走自如,但在室外不能长时间行走
Ⅳ级:社区性步行	用或不用踝-足矫形器(AFO)、手杖可在室外和所在社区内步行,并可进行散步及去公园、诊所、购物等活动,但时间不能长,如需活动超出社区范围,仍需乘坐轮椅

4. **老年康复护理中常见的异常步态**

（1）偏瘫步态:偏瘫患者常因下肢伸肌张力增高,导致行走时膝关节屈曲困难,踝关节跖屈内翻。多数患者迈步时骨盆代偿性抬高,髋关节外展外旋,患侧下肢向外侧划弧迈步,又称为划圈步态,见于脑卒中、脑外伤患者。

表 10-5　Holdden 步行功能分类

级别	表现
0 级：无功能	患者不能走，需要轮椅或 2 人协助才能走
Ⅰ 级：需大量持续性的帮助	需使用双拐或需要 1 个人连续不断地搀扶才能行走或保持平衡
Ⅱ 级：需少量帮助	能行走但平衡不佳，不安全，需 1 人在旁给予持续或间断的接触身体的帮助或需使用膝 - 踝 - 足矫形器（KAFO）、踝 - 足矫形器（AFO）、单拐、手杖等以保持平衡和保证安全
Ⅲ 级：需监护或语言指导	能行走，但不正常或不够安全，需 1 人监护或用言语指导，但不接触身体
Ⅳ 级：平地上独立	在平地上能独立行走，但在上下斜坡，不平的地面上行走或上下楼梯时仍有困难，需他人帮助或监护
Ⅴ 级：完全独立	在任何地方都能独立行走

（2）帕金森步态：表现为步行启动困难，下肢摆动幅度减小，髋膝关节轻度屈曲、重心前移、步频加快，又称慌张步态，见于帕金森病或帕金森综合征患者。

（3）小脑共济失调步态：表现为行走时双上肢外展以保持身体平衡，两足间距过宽，高抬腿，足落地沉重；不能走直线，而呈现曲线或呈 Z 形前进；因重心不易控制，故步行摇晃不稳，状如醉汉，故又称酩酊或醉汉步态。该步态为小脑功能障碍所致，是老年人群中常见的异常步态之一。

二、语言功能障碍的评估

1. **概念**　语言（language）是整个社会群体所共同使用的一种符号系统。语言障碍是指在上下文中口语和非口语的过程中词语应用出现障碍。老年人常见的语言障碍主要是因脑卒中和脑外伤所致的失语症。言语（speech）是声音语言（口语）形成的机械过程。言语障碍是指言语发音困难，嗓音产生困难，气流中断，或者言语韵律出现困难。常见于脑卒中、脑外伤等疾病引起的运动性构音障碍。

人们在平时的交往中，语言和言语两个词往往通用，但从语言病理学的角度来看，两者有定义的区别。老年人的语言功能对于日常生活交流、心理需求、改善生存质量尤其重要，在护理中应予以重视。

2. **语言功能障碍的评定方法**　对失语症患者主要通过与患者交谈、让患者阅读、书写或采用通用的量表来评定。对于构音障碍的患者，除了评估患者发音器官的功能是否正常外，还可以通过仪器对构音障碍进行检查。现简要介绍失语症和构音障碍的评定，因评定费时且较复杂，需由专业人员评定。

（1）失语症的评定：失语症（aphasia）是指由于脑部损伤，使原来已获得的语言功能受损或缺失的一种语言障碍综合征。表现为听、说、读、写和手势表达等能力的减弱或丧失，同时还表现出其他高级信号活动如计算等的障碍。常表现为语言流畅度和韵律障碍、找词错误、复述困难、命名不能、造句困难、语言行为异常、失写及失读等。

国际与国内常用的失语症评定方法有：

1）波士顿诊断性失语症检查（boston diagnostic aphasia examination，BDAE）：此检查是目前英语国家普遍应用的标准失语症检查，由 27 个分测验组成，包括 5 个大项目：①会话和自发性言语；②听觉理解；③口语表达；④书面语言理解；⑤书写。该测验在 1972 年被标准化，1983 年修订，能详细、全面地测出各种语言模式能力，但检查需要的时间较长。

2）西方失语成套测验（westen aphasia battery，WAB）：WAB 克服了波士顿诊断性失语症检查法冗长的缺点，在 1 小时内可以完成，比较实用，而且可单独检查口语部分，并根据结果进行分类。此检查法除了检查失语部分外，还包括运用、视空间功能、非言语性智能、结构能力、计算能力等内容的检查，因此可做出失语症以外的神经心理学方面的评价。

3）汉语标准失语症检查：亦称中国康复研究中心失语症检查法，只适合成人失语症患者。检查包括两部分内容，第一部分通过患者回答的 12 个问题了解其言语的一般情况，第二部分由 30 个分测验组成，含9个大项目,包括听理解、复述、说、出声读、阅读理解、抄写、描写、听写和计算,在大多数项目中采用了6等级评分标准。需由参加过培训或熟悉检查内容的检查者进行检查。

4)汉语失语成套检测(aphasia battery of chinese,ABC):此检查包括了自发谈话、复述、命名、理解、阅读、书写、结构与视空间、运用和计算9大项目,并规定了评分标准。1988年开始用于临床,也是目前国内较常用的失语症检查方法之一。

(2)构音障碍的评定:构音障碍(dysarthria)是由于发音器官结构异常、神经肌肉的器质性病变或功能性因素所引起的言语运动控制障碍。通常听理解正常并能正确选择词汇和按语法排列,但要精确地控制重音、音量、音调则感到困难,常表现为发音、发声、构音、共鸣、韵律等多种言语基本过程障碍,原因复杂。目前国内常用的方法主要有构音障碍检查法和Frenchay构音障碍评定法。评定内容较烦琐,需专业人员评定。

三、吞咽功能障碍的评估

1. **概念** 吞咽障碍是指由于下颌、双唇、舌、软腭、咽喉、食管括约肌或食管功能受损,不能安全有效地把食物由口送到胃内取得足够营养和水分的进食困难。研究发现,独居老年人吞咽障碍发生率高达30%~40%,接受急症护理的老年人吞咽障碍发生率达44%。高达50%的老年人因吞咽障碍导致营养不良,体重减轻,增加了跌倒风险和其他疾病的易感性。

2. **评估内容**

(1)临床评估:包括询问现病史、既往史;评估认知功能,高级脑功能和意识状态,心理健康问题;吞咽困难相关的症状体征的检查,吞咽障碍发生的时间及持续时间、频率、加重和缓解因素、症状、继发症状;观察是否存在气管插管、鼻饲管和胃造瘘;了解进食方式,食物类型,营养状况,进食食物的种类与症状的关系,有无消瘦、虚弱、发热、咳嗽、咳痰等表现。

1)吞咽障碍筛查:筛查目的是找出吞咽障碍的高危人群。包括问卷调查、临床筛查、饮水筛查试验、多伦多床旁吞咽筛查试验、染料测验。其中洼田饮水试验在实践中应用广泛,操作简单,不受场地限制。

洼田饮水试验由日本学者洼田俊夫在1982年提出,具体方法:先让被检查者单次喝下2~3茶匙水,如无问题,再让患者一次性喝下30ml水,然后观察和记录饮水时间、有无呛咳、饮水状况等。饮水状况的观察包括含饮、水从嘴唇流出、边饮边呛、小心翼翼地喝、饮后声音变化、患者反应、听诊情况等。分级及判断标准见表10-6。

表10-6 洼田饮水试验分级及判断标准

分级	判断标准
I级	可一口喝完,无呛咳,5秒内喝完为正常,超过5秒为可疑吞咽障碍
II级	分两次以上喝完,无呛咳,可疑吞咽障碍
III级	能一次喝完,但有呛咳,确定有吞咽障碍
IV级	分两次以上喝完,且有呛咳,确定有吞咽障碍
V级	常常呛咳,难以全部喝完,确定有吞咽障碍

2)吞咽器官的评估:①口颜面功能评估:观察口腔分泌物的状况,了解唇、颊、舌、硬腭、软腭等结构的完整性和黏膜完整性,观察腭弓形状及是否存在肌萎缩,还包括下颌位置、唇运动、舌运动、软腭运动及喉运动等;②吞咽反射功能评估:咽反射、呕吐反射、咳嗽反射等。

3)颈部听诊:把听诊器放在颈部,听诊吞咽食物过程中咽喉部产生的声音,通过吞咽声音的音调、持续长短以及呼吸音的音调、产生时间以判断吞咽障碍的方法。如果听到吞咽音延长、减弱或多次吞咽音,考虑存在舌运送障碍、咽缩肌无力、喉上抬困难或食管括约肌失弛缓症等可能。如听到水泡音或呛咳音应高度怀疑误吸的可能。如吞咽中间听到呼吸音，考虑呼吸吞咽模式，即呼吸停止—吞咽—呼吸模式失调，可能有渗漏和误吸。吞咽后即刻呼吸音变为湿啰音、咳嗽音或者液体震动音则考虑渗漏、误吸或咽腔液体残留，如果有呛咳、喘鸣音则高度怀疑误吸。特别注意吞咽后的呼吸音要与吞咽前排干净残留物时的呼吸音做比较。

4）直接摄食评估：通过进食姿势、食物认识、入口位置、每口食量、进食所需时间、呼吸情况、食物内容和质地的选择、分泌物情况、口服药物的评估、是否有吞咽失用等、口腔残留情况、观察和评估摄食—吞咽过程中各个阶段出现的问题。

（2）其他特殊检查方法

1）电视荧光吞咽造影检查：电视荧光吞咽造影检查（video fluoroscopic swallowing study，VFSS）即在X线透视下，针对口、咽、喉、食管的吞咽运动所进行的特殊造影。在检查过程中，指导患者在不同姿势下进食（尤其是改变头的位置），以观察何种姿势更适合患者；当患者出现吞咽障碍，则随时给予辅助手段或指导患者使用合适的代偿性手段以帮助其完成吞咽。这种检查可以显示咽快速活动的动态细节，对研究吞咽障碍的机制和原因具有重要价值，是吞咽障碍检查的"理想方法"和诊断的"金标准"。

VFSS对整个吞咽过程进行详细的评估和分析，正位像时主要观察会厌谷和单侧或双侧梨状窝是否有残留（图10-2），以及辨别咽壁和声带功能是否对称。侧位像主要确定吞咽各期的器官功能和生理异常的变化。包括咀嚼食物、舌搅拌和运送食物的情况、食物通过口腔的时间、舌骨和甲状软骨上抬的幅度、腭咽和喉部关闭情况、时序性、协调性、肌肉收缩力、会厌软骨位置、环咽肌开放情况、食物通过咽腔的时间和食管蠕动运送食团的情况等，还可观察有无滞留、残留、反流、溢出、误吸等异常情况（图10-3）。

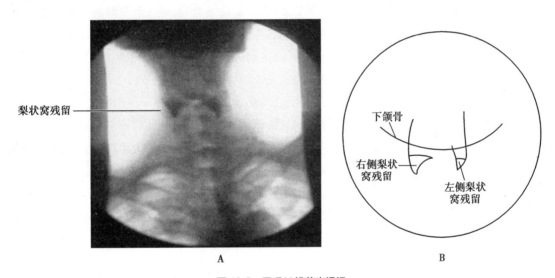

图10-2 吞咽X线荧光透视

A. 吞咽X线荧光透视正位像　B. 吞咽X线荧光透视正位像图

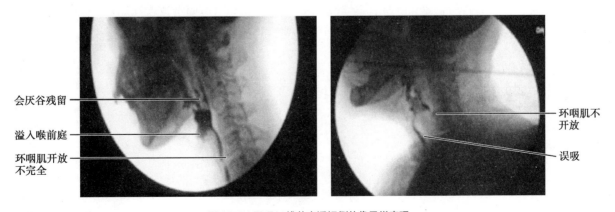

图10-3 吞咽X线荧光透视侧位像异常表现

2）软管喉内镜检查：目前分为两种，一种是纤维喉镜（fibrolaryngoscope），另一种是电子喉镜（electrolaryngoscope）。该检查直接观察吞咽障碍患者的进食，为确保患者安全，应在检查设备上连接一个电动吸引器及时清除痰液、残留食物以防止窒息。进行该项检查时护士需观察患者的呼吸情况，协助操作者保持呼吸道通畅。

四、心肺功能障碍的评估

（一）心功能评定

1. **心功能评定**　心功能分级可用于评价心脏疾病患者的心功能，并指导患者的日常活动和康复治疗。常用NYHA心功能分级（表10-7）。

表10-7　常用NYHA心功能分级

分级	临床表现
Ⅰ级	患有心脏疾病，其体力活动不受限制。一般体力活动不引起疲劳、心悸、呼吸困难或心绞痛
Ⅱ级	患有心脏疾病，其体力活动稍受限制，休息时感到舒适。一般体力活动时，引起疲劳、心悸、呼吸困难或心绞痛
Ⅲ级	患有心脏疾病，其体力活动大受限制，休息时感到舒适，较一般体力活动为轻时，即可引起疲劳、心悸、呼吸困难或心绞痛
Ⅳ级	患有心脏疾病，不能从事任何体力活动，在休息时也有心功能不全或心绞痛症状，任何体力活动均可使症状加重

2. **心电运动试验**　是通过观察受试者运动时的各种反应（呼吸、血压、心率、心电图、气体代谢、临床症状与体征等），判断其心、肺、骨骼肌等的储备功能（实际负荷能力）和机体运动时的实际耐受能力。心电运动试验所需设备包括心电、血压监测设备，通气量、呼出气中O_2和CO_2浓度的测量分析装置，运动计量设备。根据所用设备、终止试验的运动强度等不同，运动试验可分为不同的种类。护理中常用六分钟步行试验（6 minutes walk test，6MWT）。

六分钟步行试验主要适用于测量中到重度心脏或肺疾病患者对于医疗干预的反应，也可用于评价患者功能状态或预测发病率和死亡率。该试验简单易行，仅需要30.48米的走廊，不需运动器械或对操作人员进行高级培训。该试验测定患者6分钟内在平坦、坚硬地面快速步行的最大距离。它评价了运动过程中所有系统全面完整的反应，包括肺、心血管系统、体循环、外周循环、血液、神经肌肉单元和肌肉代谢。六分钟步行试验可以反映日常体力活动的功能代偿能力水平。

6分钟步行距离与心功能的关系：重度心功能不全：6MWT<150m；中度心功能不全：150m≤6MWT≤425m；轻度心功能不全：425m<6MWT≤550m。

（二）肺功能评定

肺功能评定包括病史采集、个人史、高级认知功能评估、咳嗽咳痰评估、呼吸肌评估、有氧耐力评估；体格检查包括口唇是否发绀、胸廓活动度和对称性、辅助呼吸肌参与情况、异常呼吸模式（呼吸困难、呼吸急促、呼吸徐缓、过度换气、端坐呼吸、间停呼吸、长吸式呼吸、潮式呼吸）；胸廓活动对称性（上、中、下叶）；异常呼吸音；肺功能检查、影像学检查、动脉血气分析、痰液、痰培养等辅助检查。

第三节　老年人常用的康复护理技术

一、体位摆放

体位是指人的身体所保持的姿势或某种位置。在临床上通常是指患者根据治疗、护理以及康复的需要所采取并能保持的身体姿势和位置。康复护理中常用的体位摆放技术有抗痉挛体位、功能位的摆放等。

1. 体位的相关概念

（1）抗痉挛体位：是为了防止或对抗痉挛姿势的出现、保护肩关节及早期诱发分离运动而设计的一种治疗体位。多用脑损伤患者。

（2）功能位：是指当肌肉、关节功能不能或尚未恢复时，必须使肢体处于发挥最佳功能活动的体位。

2. 体位摆放的目的 ①预防或减轻痉挛及畸形的出现；②使躯干和肢体保持在功能状态的作用；③预防并发症的发生。

3. 脑损伤患者的抗痉挛体位摆放

（1）患侧卧位、健侧卧位、仰卧位（图10-4A、B、C）。

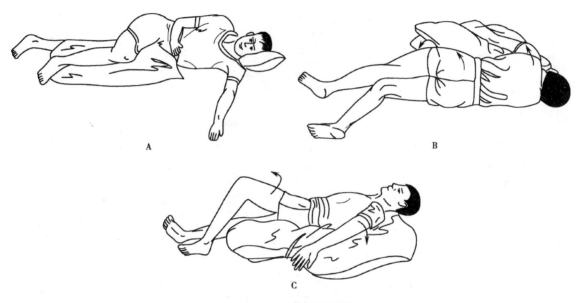

图10-4　抗痉挛体位摆放

A. 患侧卧位　B. 健侧卧位　C. 仰卧位

（2）床上坐位（图10-5）

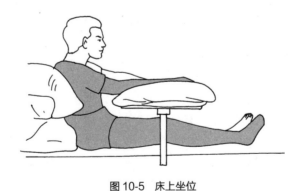

图10-5　床上坐位

4. 骨关节疾病患者的功能位摆放

（1）上肢功能位：肩关节屈曲45°，外展60°（无内、外旋）；肘关节屈曲90°；前臂中间位（无旋前或旋后）；腕关节背伸30°～45°并稍内收（即稍尺侧屈）；各掌指关节和指间关节稍屈曲，由示指至小指屈曲度有规律地递增；拇指在对掌中间位。

（2）下肢功能位：下肢髋伸直，无内、外旋；膝稍屈曲20°～30°；踝处于90°中间位。

二、体位转移技术

在护理各种原因导致的偏瘫、四肢瘫、截瘫老人时，护士需掌握简单易行的体位转移技术，以指导患者及家属协助完成体位转移，减少照护负担。下面以偏瘫患者的体位转移为例，介绍偏瘫患者的体位转移方法。

1. 床上翻身

（1）从仰卧位到患侧卧位：患者仰卧位，双侧髋、膝屈曲，双上肢 Bobath 握手伸肘，肩上举约 90°，健侧上肢带动患侧上肢先摆向健侧，再反方向摆向患侧，以借摆动的惯性翻向患侧（图 10-6）。

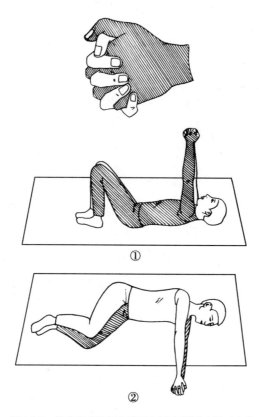

图 10-6 偏瘫患者从仰卧位到患侧卧位（左侧为患侧）
①双上肢 Bobath 握手（双手十指交叉相握，患手拇指在上方），左右摆动；
②伸肘屈膝摆动翻向患侧

（2）从仰卧位到健侧卧位：患者仰卧，健足置于患足下方。双手 Bobath 握手上举后向左、右两侧摆动，利用躯干的旋转和上肢摆动的惯性向健侧翻身。

2. 床上卧位移动 患者仰卧，健足置于患足下方；健手将患手固定在胸前，利用健下肢将患下肢抬起向一侧移动；用健足和肩撑起臀部，同时将臀部移向同侧；臀部侧方移动完毕后，再将肩、头向同方向移动。

3. 由卧位到床边坐位

（1）独立从健侧坐起：患者健侧卧位，患腿跨过健腿；用健侧前臂支撑自己的体重，头、颈和躯干向上方侧屈；用健腿将患腿移到床缘下；改用健手支撑，使躯干直立（图 10-7）。

（2）独立从患侧坐起：患侧卧位，用健手将患臂置于胸前，提供支撑点；头、颈和躯干向上方侧屈；健腿跨过患腿，在健腿帮助下将双腿置于床缘下；用健侧上肢横过胸前置于床面上支撑，侧屈起身、坐直（图 10-8）。

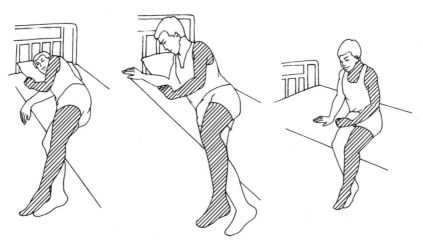

图 10-7　健侧坐起

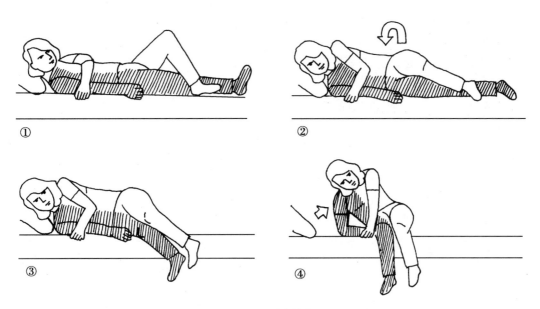

图 10-8　患侧坐起

（3）护士或治疗师辅助下坐起：患者侧卧位，两膝屈曲，治疗师先将患者双腿放于床边，然后一手托着位于下方的腋下或肩部，另一手按着患者位于上方的骨盆或两膝后方，指示患者向上侧屈头部。治疗师抬起下方的肩部，以骨盆为枢纽转移成坐位。

4. 由床边坐位到卧位

（1）独立从患侧躺下：患者坐于床边，患手放在大腿上。健手从前方横过身体，置于患侧髋部旁边的床面上；患者将健腿置于患腿下方，并将其上抬到床上；当双腿放在床上后，患者逐渐将患侧身体放低，最后躺在床上。

（2）独立从健侧躺下：患者坐于床边，患手放在大腿上，健腿置于患腿后方；躯干向健侧倾斜，健侧肘部支撑于床上，用健腿帮助患腿上抬到床上；当双腿放在床上后，患者逐渐将身体放低，最后躺在床上，并依靠健足和健肘支撑使臀部向后移动到床的中央。

（3）治疗师辅助躺下：患者坐于床边，患手放在大腿上，患腿置于健腿上。治疗师站在其患侧（右侧），用左上肢托住患者的颈部和肩部；治疗师微屈双膝，将右手置于患者的腿下，当患者从患侧躺下时帮助其双腿抬到床上；治疗师转到床的另一侧，将双侧前臂置于患者的腰及大腿下方。患者用左足和左手用力向下支撑床面，同时治疗师向床的中央拉患者的髋部。调整好姿势，取舒适的患侧卧位（图 10-9）。

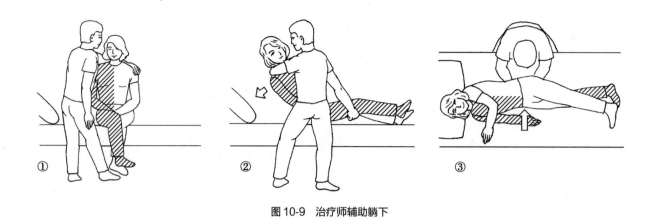

图 10-9　治疗师辅助躺下

5. 坐位与立位之间的转移

（1）独立转移

1）由坐位到立位：患者坐于床边，双足分开与肩同宽，两足跟落后于两膝，患足稍后，以利负重及防止健侧代偿；双手 Bobath 握手，双臂前伸；躯干前倾，使重心前移，患侧下肢充分负重，臀部离开床面，双膝前移，双腿同时用力慢慢站起，立位时双腿同等负重。

2）由立位到坐位：患者背靠床站立，双下肢平均负重，双手 Bobath 握手，双臂前伸；躯干前倾，同时保持脊柱伸直，两膝前移，屈膝、屈髋慢慢向后、向下移动臀部和髋部，坐于床上。

3）从椅子或轮椅上站起和坐下的方法同上，但应注意：椅子应结实、牢固、椅面硬，具有一定的高度。高椅子比矮椅子易于站起，开始训练时，应选择高椅子；有扶手的椅子比较理想，有利于站起和坐下时的支撑；轮椅应制动，脚踏板向两侧移开。

（2）辅助转移

1）由坐位到立位：患者坐于床边，躯干挺直，双足平放地上，患足稍偏后；患者 Bobath 握手伸肘，治疗师坐在患者偏瘫侧，指引患者躯干充分前倾，髋关节尽量屈曲，并引导患者体重向患腿移动；治疗师进一步引导患者将重心向前移到足前掌部，一手放在患膝上，重心转移时帮助把患膝向前拉，另一手放在对侧臀部帮助抬起体重；患者伸髋伸膝，抬臀离开床面后挺胸直立；起立后患者双下肢应对称负重，治疗师可继续用膝顶住患膝以防患膝突然屈曲。

2）由立位到坐位：与上述顺序相反，注意：无论是站起还是坐下，患者必须学会向前倾斜躯干，保持脊柱伸直。患者必须学会两侧臀部和下肢平均承重；治疗师向下压患者的患膝（向足跟方向），鼓励患者站立时两腿充分负重；治疗师应教会患者在完全伸膝前将重心充分前移。

6. 床与轮椅之间的转移

（1）由床到轮椅的独立转移：患者坐在床边，双足平放于地面上。轮椅置于患者健侧，与床成 45°角，制动，移开近床侧脚踏板；患者健手支撑于轮椅远侧扶手，患足位于健足稍后方；患者向前倾斜躯干，健手用力支撑，抬起臀部，以双足为支点旋转身体直至背靠轮椅；确定双腿后侧贴近轮椅后正对轮椅坐下。返回轮椅步骤相反。

（2）辅助下由床到轮椅的转移：方法1：同上步骤，治疗师面向患者站立，双膝微屈，腰背挺直，双足放在患足两边，用自己的膝部在前面抵住患膝，防止患膝倒向外侧；治疗师一手从患者腋下穿过置于患者患侧肩胛上，并将患侧前臂放在自己的肩上，抓住肩胛骨的内缘，另一上肢托住患者健上肢，使其躯干向前倾。然后将患者的重心前移至其脚上，直至患者的臀部离开床面；治疗师引导患者转身坐于轮椅上。方法2：同上步骤，治疗师站在患者瘫痪侧，面向患者，用同侧手穿拇握法握住患手，另一手托住患侧肘部；患者患足位于健足稍后方，健手支撑于轮椅远侧扶手，同时患手拉住治疗师的手站起，然后以双足为支点转动身体直至背靠轮椅；治疗师向前倾斜身体，并半蹲，帮助患者臀部向后、向下移动慢慢坐于轮椅中（图10-10）。

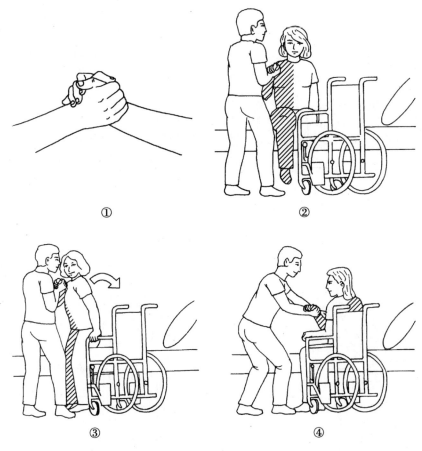

① ②

③ ④

图 10-10　辅助轮椅转移

7. 轮椅与坐厕之间的转移

（1）独立转移：患者驱动轮椅正面接近坐厕，制动，移开脚踏板。双手支撑于轮椅扶手站起；先将健手移到对侧坐厕旁的对角线上的扶栏上，然后健腿向前迈一步，健侧上下肢同时支撑，向后转身，背向坐厕；将患手置于轮椅另一边扶手上，然后再移到坐厕旁的另一侧扶栏上；脱下裤子，然后坐下（图 10-11）。

（2）辅助下转移：患者坐于轮椅中，正面接近坐厕，制动，移开脚踏板。轮椅与坐厕之间留有一定空间，治疗师站在患者瘫痪侧，同侧手穿拇握法握住患手，另一手托住患侧肘部；患者健手支撑于轮椅扶手，同时患手拉住治疗师的手站起。然后患者将健手移到坐厕旁的扶栏上；治疗师和患者同时移动双足向后转身，直到患者双腿的后侧贴近坐厕；脱下裤子，治疗师协助患者臀部向后、向下移动坐于坐厕上（图 10-12）。

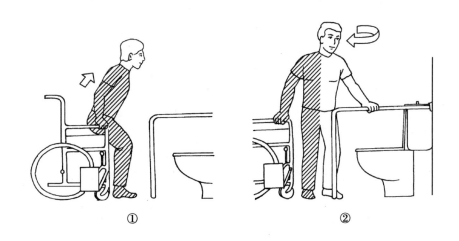

① ②

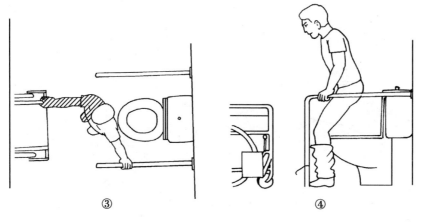

图 10-11　如厕转移

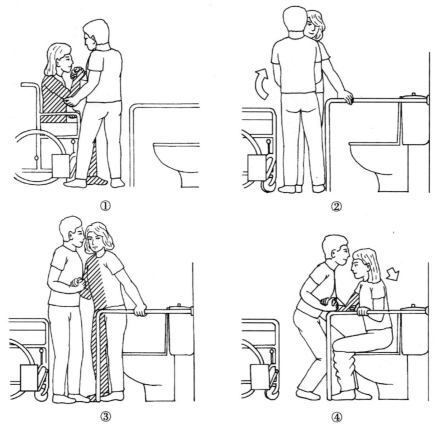

图 10-12　辅助如厕转移

三、运动疗法

（一）肌力训练

1. **概述**　肌力训练是根据超量负荷的原理，通过肌肉的主动收缩来改善或增强肌肉的力量。根据肌肉的收缩方式分为等长运动（肌肉收缩时，肌纤维长度不变，肌张力增高，不产生关节运动）和等张运动（肌肉收缩时，肌纤维长度改变，肌张力不变，可产生关节的运动）；根据是否施加阻力分为非抗阻力运动和抗阻力运动。

2. **肌力训练方法**　根据 MMT 评定的肌力级别选择不同的训练方法。

（1）肌力为0~1级的训练方法：引导患者做主观努力，通过意念的方式，竭力引发瘫痪肌肉的主动收缩。

（2）肌力为1~2级的训练方法：进行徒手助力肌力训练，也可利用滑板（图10-13A、B）减轻肢体自身重量，或利用浮力在水面进行的辅助主动运动。

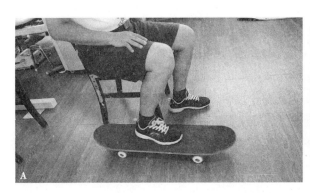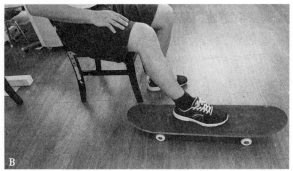

图10-13　徒手助力肌力训练

A. 利用滑板助力屈膝　B. 利用滑板助力伸膝

（3）肌力为3级及以上的训练方法：取正确的体位和姿势，肢体置于抗重力位，防止代偿运动，进行主动训练，可主动抗重力训练和抗阻力训练。可利用徒手、滑车、重锤、沙袋、哑铃、弹力带、重物、摩擦力、流体阻力；阻力作用的方向与主动运动方向相反（图10-14）。

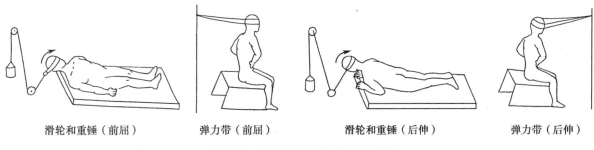

滑轮和重锤（前屈）　　弹力带（前屈）　　滑轮和重锤（后伸）　　弹力带（后伸）

图10-14　颈部前屈和后伸肌群抗阻训练

3. 肌力训练注意事项

（1）心血管反应：等长抗阻力运动，特别是抗较大阻力时，具有明显的升压反应，加之等长运动时常伴有闭气，容易对心血管造成额外的负荷。因此，有高血压病、冠心病或其他心血管疾病的老年人应禁忌在等长抗阻运动时过分用力或闭气。

（2）选择适当的训练方法：增强肌力的效果与选择恰当的训练方法直接相关。根据患者的关节活动范围、肌张力情况，结合肌力等级选择运动方式。

（3）阻力施加及调整：阻力施加在肌肉远端附着部位，以较小的力量产生较大的力矩。阻力的方向总是与关节发生运动的方向相反。每次施加的阻力应平稳而非跳动性。

（4）掌握好运动量：以训练后第二天不感到疲劳和疼痛为宜。每天训练1~2次，每次20~30分钟，可以分组练习，中间休息1~2分钟，结合老年人的全身及局部状况适当增减治疗时间。

（二）关节活动技术

1. 概念　关节活动技术是指利用各种方法来维持和恢复因组织粘连或肌肉痉挛等多种因素所导致的关节功能障碍的运动治疗技术。

2. 关节活动技术常用的训练方法　包括被动关节活动度训练、持续性被动活动训练、主动助力运动训练、主动关节活动度训练。

（1）被动关节活动度训练：患者完全不用力，全靠外力来完成关节活动的运动训练方法。外力主要来自治疗师、患者健肢或各种康复训练器械。适用于肌力在3级以下患者。具体操作：①扶握被治疗关节附近的肢体部位，以控制运动；②对过度活动的关节、近期骨折的部位或麻痹的肢体等结构完整性较差的部位予以支持；③施力不要超过无痛范围的极限，平滑、有节律地重复5~10次；④训练时，通过该关节的肌肉不产生主动抗阻和辅助运动；⑤运动不应超过可动关节活动范围或在此期间产生疼痛。

（2）持续性被动活动训练：持续性被动活动训练（continuous passive motion，CPM）是利用机械或电动活动装置，促使关节在无疼痛范围内，缓慢、连续活动的装置。具体操作：①可在术后即刻，甚至患者尚处于麻醉状态下进行；即便手术部位敷料较厚，也应在术后3天内开始；②术后即刻常用20°~30°的短弧范围；③关节活动度可根据患者的耐受程度每日渐增或恰当的时间间隔渐增，直至最大关节活动范围；④可耐受的速度为每1~2分钟一个运动循环；⑤可连续24小时，或每次连续1小时，3次/日。疗程至少1周或达到满意的关节活动范围。

CPM与一般被动运动相比，其特点是作用时间长、运动缓慢、稳定、可控，因而安全、舒适。与主动运动相比，CPM不引起肌肉疲劳，可长时间持续进行，同时关节受力小，可在关节损伤或炎症时早期应用且不引起损害。

（3）主动助力运动训练：是在外力的辅助下，患者主动收缩肌肉来完成关节活动的运动训练方式。助力可由治疗师、护士、患者健肢、器械（如棍棒、滑轮和绳索装置等）、引力或水的浮力提供。这种运动是由被动运动向主动运动过渡的形式，兼有主动运动和被动运动特点。具体操作：①训练时，要求患者完成所需的关节活动，必要时，治疗师手置于患者需要辅助或指导的部位；②助力提供平滑的运动；③肌力偏弱时，仅在关节活动范围的开始或末端施加助力。

（4）主动关节活动度训练：主要通过患者主动用力收缩完成关节活动的运动训练。既不需要助力，也不需要克服外来阻力。最常用的是各种徒手体操。根据关节活动受限的方向和程度，设计一些有针对性的动作，可以个人练习，也可以把有相同关节活动障碍的患者分组集体练习。患者可主动收缩肌肉，且肌力大于3级。

3. 关节活动技术注意事项

（1）熟悉关节结构：必须熟悉关节解剖结构、运动方向、运动平面以及关节活动范围的正常值。

（2）早期活动：在不加重病情、疼痛的情况下，应尽早进行关节的被动活动。

（3）全范围活动：关节活动范围的训练应包括各关节，并且每个关节必须进行全方位全范围的关节活动，如肘关节的屈曲、伸展，肩关节的屈曲、伸展、内收、外展、外旋、内旋和环转运动。在运动该关节时尽可能给予关节一定的牵拉力，这样可减轻关节面之间的摩擦力，保护关节。

（4）与肌肉牵伸结合：对于跨越两个关节的肌群，应在完成逐个关节的活动后，对该肌群进行牵张。对于活动受限的关节或长期处于内收、屈曲位的关节，要多做被动牵拉运动，如牵拉跟腱维持踝关节的背屈活动，腘绳肌牵拉训练改善伸膝功能等。

（三）平衡功能训练

1. 概述 为了保持平衡，人体重心必须垂直地落在支撑面的范围内。支撑面是指人体在各种体位下（卧、坐、站立、行走）所依靠的接触面。站立时的支撑面包括两足底在内的两足之间的面积。支撑面的大小影响身体平衡，当身体的重心落在支撑面内，人体就平衡；反之，重心落在支撑面之外时就失去平衡。保持人体平衡需要三个环节的参与：感觉输入、中枢整合和运动控制，同时前庭系统、视觉调节系统、躯体本体感觉系统、大脑平衡反射调节、小脑共济协调系统以及肌群的力量在人体平衡功能的维持上都发挥重要作用。平衡训练时应遵循的原则包括：安全性、循序渐进、个体化、综合性训练。老年人平衡训练可减少及预防跌倒发生风险，护士在护理工作中可指导患者及家属反复训练。

2. 平衡功能训练的方法

（1）仰卧位训练：适用于偏瘫患者，训练躯干的平衡。方法：患者取仰卧位，双手放于体侧，双下肢屈曲支撑于床面，患者将臀部抬离床面，尽量抬高，即完成伸髋、屈髋、足平踏于床面的动作。因完成此动作时，人体呈拱桥状，故而得名"桥式运动"。双侧下肢同时完成此动作为双桥运动，单侧下肢完成此动作为单桥运动。如患者不能主动完成抬臀动作时，可给予适当的帮助，治疗师可将一只手放在患者的患膝上，然后向前下方拉压膝关节，另一只手拍打患侧臀部，刺激臀肌收缩，帮助患髋伸展，此时为辅助桥式运动（图10-15）。

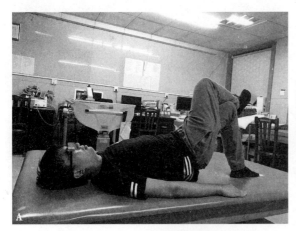
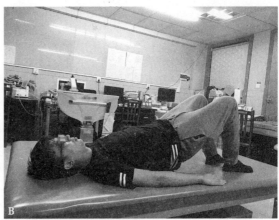
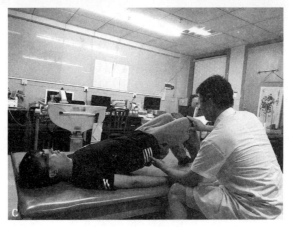

图 10-15　桥式运动
A. 单桥运动　B. 双桥运动　C. 辅助桥式运动

（2）前臂支撑下的俯卧位：适合截瘫患者，是上肢和肩部的强化训练及持拐步行前的准备训练。方法：①静态平衡练习：患者取俯卧位，前臂支撑上肢体重，保持静态平衡，开始时保持的时间较短，逐渐练习增加保持时间达到30分钟后，则可进行动态平衡练习；②他动态平衡练习：患者取俯卧位，前臂支撑上肢体重，治疗师向各个方向推动患者的肩部。训练开始时推力要小，使患者失去静态平衡状态，又能够在干扰后恢复到平衡的状态，逐渐增加推力的力度和范围（图10-16）；③自动态平衡：患者取俯卧位，前臂支撑上肢体重，患者自己向各个方向活动并保持平衡。

（3）双膝跪位和半跪位：适合截瘫患者，双膝跪位平衡掌握后，再进行半跪位平衡训练。方法：①静态平衡训练：患者取双膝跪位或半跪位并保持平衡，静态平衡保持时间达到30分钟后，可进行动态平衡练习；②他动态平衡训练：患者取双膝跪位或半跪位，治疗师向各个方向推动患者，平衡功能改善后，再在平衡板上训练；③自动态平衡训练：患者取双膝跪位或半跪位，自己向各个方向活动或与治疗师进行抛接球训练。无论是患者自己活动，还是抛接球训练，都可先在床上训练，然后再在平衡板上训练，逐渐增加训练的难度。

（4）坐位平衡训练：坐位平衡训练主要包括长坐位平衡训练和端坐位平衡训练，前者多适用于截瘫患者，后者多适用于偏瘫患者。

1）长坐位平衡训练：截瘫患者取长坐位（即双下肢屈髋伸膝，膝关节处于 0°）。独立保持静态平衡 30 分钟后，再进行他动态平衡训练，治疗师向侧方或前、后方推动患者，使患者离开原来的起始位置，直至患者能够恢复平衡，逐渐增加推动的幅度。自动态平衡训练是患者独立向各个方向倾斜，可从各个方向触碰治疗者手中的物品，可进行抛接球（图 10-17）、转身等训练。

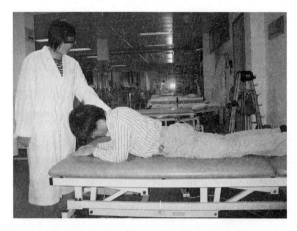

图 10-16　前臂支撑下的俯卧位他动态平衡训练

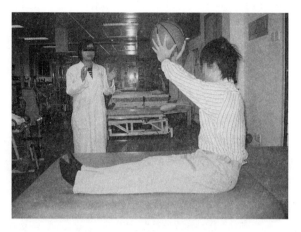

图 10-17　长坐位抛接球训练

2）端坐位平衡训练：偏瘫患者采用端坐位（双下肢屈髋屈膝，膝关节处于 90°）。老年患者需逐渐坐起，床头摇高 30° 开始，每次维持 15～30 分钟，每日 1～2 次，2～3 天后观察患者无明显不适反应则可增加床头高度，每次增加 15°，逐渐将床摇至 90°，以避免体位性低血压发生，患者逐渐适应坐起后再进行坐位平衡训练。独立保持静态平衡一段时间后，再进行他动态平衡训练，具体训练方法同长坐位平衡训练，为了增加训练难度，患者可坐在治疗球上，治疗师向各方向推动患者，使患者通过自身调整恢复平衡和维持端坐位，为站立平衡和行走训练做准备（图 10-18）。

（5）站位平衡训练：①静态平衡训练：患者如不能独立站立时，需进行辅助站立训练，可以由治疗师 / 护士 / 家属扶助，也可患者自己使用助行架、手杖、栏杆等，面对镜子站立，通过视觉反馈调整不正确的姿势，待独立站立可保持平衡达到一定的时间后，可进行动态平衡训练；②他动态平衡训练：患者站在不同的支撑面上（大支撑面→小支撑面→活动的支撑面），由治疗师 / 护士 / 家属向不同方向推动患者，注意逐渐增加推动力度，保护患者安全；③自动态平衡训练：患者主动向各个方向活动，可练习弯腰下蹲取物，抛接球，左右下肢交替负重等。

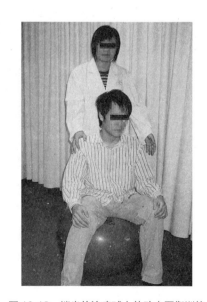

图 10-18　端坐位治疗球上他动态平衡训练

（6）前庭功能的训练：①双足靠拢，必要时双手或单手扶墙保持平衡，然后左右转头；②步行练习，必要时他人给予帮助；③练习在行走中转头；④双足分开与肩同宽站立，直视前方目标，逐渐使支撑面变窄，即双足间距离缩短至 1/2 足长，在训练时逐渐闭眼，前臂伸展放置身体两侧，再交叉于胸前。每一体位至少保持 15 秒，训练时间总共为 5～15 分钟。⑤站立于软垫上，可从站立于硬地板开始，逐渐过渡到在薄地毯、薄枕头或沙发垫上站立。⑥行走中转圈练习，从转大圈开始，逐渐变得越来越小，两个方向均应练习。

3. 平衡功能训练的注意事项

（1）平衡功能训练适用于具有平衡功能障碍的患者。

（2）当患者有严重心肺疾患及生命体征不稳定时禁止训练。

（3）平衡功能训练时需注意监护，防止跌倒。

（4）训练前、训练中和出院前需进行平衡功能评定，以制订或修改训练方案。

（5）当患者同时存在其他功能障碍时，需注意综合康复。

（四）协调功能训练

1. **概述**　协调与视觉、本体感觉密切相关，协调动作的频率越低，越易保持协调，反之亦然，还与神经肌肉功能、精神、心理、认知和患者的主动性相关。协调训练的目的是改善动作的质量，即改善完成动作的方向和节奏、力量和速度，以达到准确的目标。协调功能训练的基本原则是由易到难、循序渐进、重复性训练、针对性训练和综合性训练。

2. **协调功能训练方法**　协调功能训练的方法和平衡功能训练方法基本相同，二者的区别在于侧重点不同。平衡功能训练侧重于身体重心的控制，以粗大动作、整体动作训练为主；协调功能训练侧重于动作的灵活性、稳定性和准确性，以肢体远端关节的精细动作、多关节共同运动的控制为主，同时强调动作完成过程的质量。如动作的完成是否正确、准确、在完成过程中有没有出现肢体的震颤等。协调功能评定的方法如指鼻试验、轮替试验等，这些动作既可以用来评定，同时也可以用来进行协调训练。具体训练方法主要包括轮替动作的练习和定位方向性动作练习两个方面。

（1）上肢协调训练

1）轮替动作练习：双上肢交替上举、双上肢交替摸肩上举、双上肢交替前伸、交替屈肘、前臂旋前、旋后、腕屈伸、双手交替掌心拍掌背。

2）方向性动作练习：指鼻练习、对指练习、指敲桌面，还可通过画画、下跳棋、使用套圈板、木插板等进行练习。

（2）下肢协调训练

1）轮替动作：交替屈髋、交替伸膝、坐位交替踏步、拍地练习。

2）整体动作：原地踏步走、原地高抬腿跑，其他如跳绳、踢毽子等。

协调训练开始时在睁眼状态下进行，当功能改善后可逐渐改为闭眼状态下进行，以增加训练难度。

3. **协调功能训练注意事项**

（1）患有严重心律失常、心力衰竭、严重感染、严重痉挛者，不宜训练。

（2）训练前、训练中要注意协调功能评定，以制定有针对性训练方案和及时调整训练方案。

（3）协调功能训练不是独立进行的，要同时进行相应的肌力、平衡功能训练等其他训练。

（五）步行功能训练

1. **概述**　步行训练是以矫治异常步态，促进步行转移能力的恢复，提高患者的生活质量为目的的训练方法之一。步行功能是老年人运动系统中非常重要的功能，恢复步行能力能增加老年人信心，改善日常生活能力，提高生存质量。根据步态分析结果，在护理工作中，可结合实际情况选择一些安全、易于掌握的训练动作要领，指导老年患者进行练习，帮助老年患者早日回归家庭和社会。

2. **步行功能训练的方法**

（1）步行的基本训练：步行训练前先进行基本训练，包括肌力训练、肌张力训练、关节活动度训练、协调训练、平衡训练、感觉训练，疼痛的处理等。进行步行训练时，需进行体位适应性训练，包括心肺功能、关节、肌肉等适应性训练。满足进行步行训练的条件：①肌力训练：单侧下肢能支撑体重的 3/4 以上，或者双下肢的伸肌（主要是指股四头肌、臀大肌等）肌力应达到 3 级以上，这样才能保证另一下肢能够从容完成向前摆动的动作；②平衡功能训练：不同的步行环境对平衡有不同的要求，如果只是在室内步行，平衡能力只需 2 级,一旦进行室外步行,则平衡能力必须达到 3 级;③协调能力和肌张力均衡,特别是主动肌与拮抗肌之间的肌张力和肌力的协调匹配,保证了下肢各关节在步行时有足够的活动度,能正常运动,从而形成正常的自然步态;④感觉功能和空间认知功能,特别是本体感觉直接影响步态的完成,步行中上下肢各关节所在位置,落步时的步幅及深浅高低等均直接影响步行完成的质量;⑤运动控制功能,是指人体调节或者管理动作的能力,包括肢体精确完成特定功能活动的能力。

（2）步行的分解动作训练

1）单腿负重:可利用台阶练习,嘱患者单腿不负重置于台阶上,另一腿负重站立 1 分钟开始,逐渐增加单腿站立时间,左右交替练习。

2）伸髋训练:嘱患者背靠墙站立,足跟距墙 20cm 以上,然后向前挺髋,使背及臀部离开墙,仅以头肩支撑墙(图 10-19),维持 10 秒,一般重复 10 次。

3）患腿上下台阶:上楼梯时,健腿先上台阶,下楼梯时,患腿先下台阶;或将肌力较差的腿直接置于台阶上,另一腿连续上下台阶练习,一般 10～20 次/组,重复 3～5 组。

4）髋、膝部控制训练:患腿支撑伸髋站立,健腿跨越障碍(图 10-20),一般 10～20 次/组,重复 3～5 组。

5）髋部控制训练:靠墙伸髋踏步,背靠墙站立,足跟距墙 20cm,使髋向前挺出,同时做交替踏步的动作。

6）侧方迈步、原地迈步:在平衡杠或靠墙进行,以左侧步行训练为例,先将身体重心移至右腿,左腿提起向左侧方迈步,再将身体重心移至左腿,右足跟上置于左足内侧,如此反复进行左右侧方迈步训练,同理进行前后原地迈步训练。

（3）室内步行训练:在完成基础步行训练特别是髋、膝、踝关节控制能力训练后,对以上关节控制肌的肌力仍达不到 3 级以上水平者,可适当使用支具,患者首先在平衡杠内练习站立和行走,并逐渐过渡到助行器或拐杖行走。

1）平衡杠内训练:在平衡杠内站立及平衡训练,每次 20～30 分钟,根据患者身体状况逐渐增加时间。

2）助行器步行训练:助行器操作方法:双手分别握住助行器两侧的扶手,提起助行器使之向前移动 20～30cm 后,迈出患者下肢,再移动健侧下肢跟进,如此反复前进(图 10-21)。助行器携带方便,是老年人提高步行能力和协助平衡的常备器材,对于行动迟缓的老年人或有平衡障碍的患者,助行器亦可作为永久的依靠。助行器适宜在平地使用。

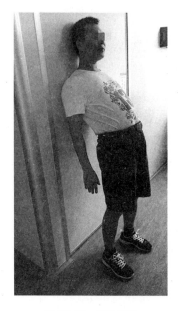

图 10-19　伸髋训练

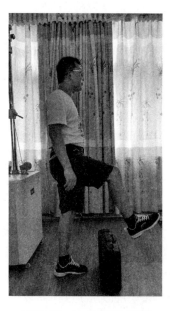

图 10-20　髋、膝部控制训练

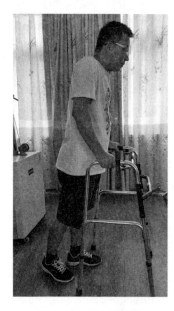

图 10-21　助行器步行

3）腋拐步行训练：①拖地步：将左拐向前方伸出，再伸右拐，或双拐同时向前方伸出，身体前倾，重量由腋拐支撑，双足同时向前拖移至拐脚附近（图 10-22）；②摆至步：双侧拐杖同时向前方伸出，患者身体重心前移，利用上肢支撑力使双足离地，下肢同时摆动，双足在拐脚附近着地（图 10-23）。此种步行方式适用于完全性截瘫双下肢无法交替移动的患者；③摆过步：双侧拐同时向前方伸出，患者手支撑，使身体重心前移，利用上肢支撑力使双足离地，下肢向前摆动，双足落在拐杖着地点连线的前方位置（图 10-24）。此种步行方式是挂拐步行最快的移动方式，适用于路面宽阔、行人较少的场合，也适用于双下肢完全瘫痪、上肢肌力强壮的患者；④四点步行：始终保持三个点在地面上，每次仅移动一个点，即左拐 - 右足 - 右拐 - 左足，如此反复进行（图 10-25）。此种步行方式是一种稳定性好、安全而缓慢的步行方式，适用于骨盆上提较好的截瘫患者，适用于老年人及下肢无力者；⑤三点步行：患侧下肢和双拐同时伸出，双拐先落地，健侧待三个点支撑后再向前迈出。此种步行方式是一种快速移动、稳定性良好的步态，适用于一侧下肢不能负重者；⑥两点步行：一侧拐杖与对侧足同时伸出为第一着地点，然后另一侧拐杖与相对的另一侧足再向前伸出作为第二着地点（图 10-26）。此种步行方式步态接近正常，步行速度较快，适用于一侧下肢疼痛需减少负重，减少疼痛刺激的患者。

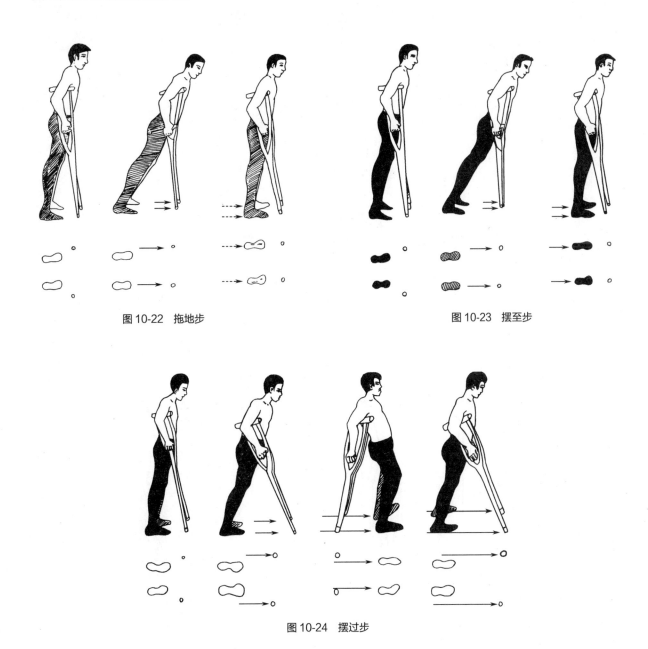

图 10-22　拖地步　　　　　　　　　　　　　　　　　图 10-23　摆至步

图 10-24　摆过步

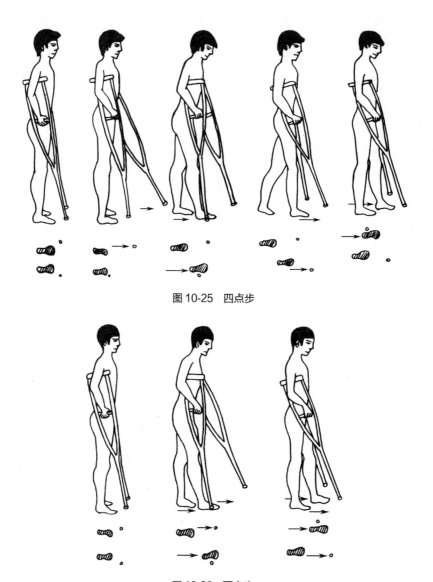

图 10-25　四点步

图 10-26　两点步

4）手拐步行训练：①三点步行：使用手杖时先伸出手杖，再迈患侧足，最后迈健侧足（图 10-27）。此种步行方式稳定性较好，大部分偏瘫患者习惯采用该步态；②两点步行：手杖和患足同时伸出并支撑体重，再迈出健足。手杖与患足作为一点，健侧足作为一点，交替支撑体重，称为两点步行（图 10-28）。此种步行方式步行速度快，有较好的实用价值。

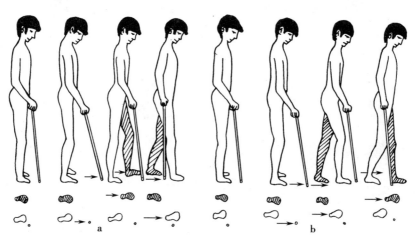

图 10-27　手杖三点步

5）驱动轮椅训练：普通轮椅的使用训练主要包括平地前进驱动训练、方向转换和旋转训练、抬前轮训练等。轮椅对于老年人来说是一种重要的代步工具，借助轮椅老年人可参加各种社会活动及娱乐活动，真正地参与社会。

3. 步行功能训练注意事项

（1）注意安全。行走训练时要提供安全、无障碍的环境，减少不必要的困扰。衣着长度不可及地，以防绊倒。穿合适的鞋袜，鞋带须系牢，不宜赤足练习行走。

（2）需借助行器行走时，要选择适当的行走辅助工具和行走步态。

（3）正确选择和使用适合的助行架、腋拐或手杖。腋拐的腋托高度是从患者的腋前襞到足外侧15cm处地面的距离或腋前襞垂直到地面的距离再加5cm，把手高度为伸腕握住把手时，肘部呈30°屈曲，或手柄与股骨大转子持平（图10-29）。手杖的手柄高度与腋拐的手柄高度相同，与股骨大转子同一水平。

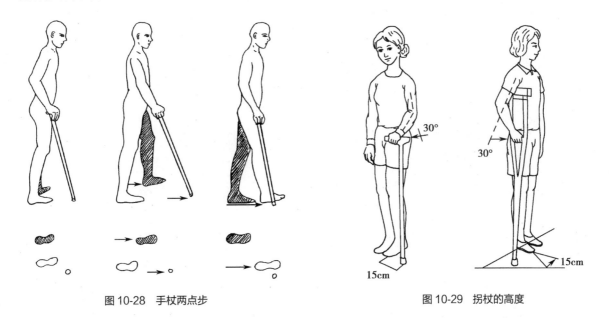

图10-28　手杖两点步　　　　　　　　　图10-29　拐杖的高度

（4）使用腋拐时，嘱患者通过把手负重而不是靠腋托，以防伤及臂丛神经，腋托应抵在胸壁上；使用手杖时，把手的开口应向后；使用四脚拐时，间距大的两脚在外，间距小的两脚靠近身体，以利于稳定支撑。

（5）当患侧下肢支撑力＜体重的50%时，不宜使用单腋拐；患侧下肢支撑力＜体重的90%时，不宜使用手杖；双下肢支撑力总和＜体重的100%时，不宜使用助行架。

（6）专人保护，治疗师或护士应站在患者的患侧，提高安全感，利于消除紧张情绪。

（7）患者必须具有他动态平衡能力。

（8）循序渐进，逐步延长步行的距离和速度。

（9）先选较平整路面行走，逐渐到较复杂的路面行走。

（10）所有训练技术的应用，应先在治疗室内进行模拟训练，待熟练后再到实际环境中训练，以逐步适应。

四、吞咽功能障碍训练

（一）基础训练

1. 正确的体位和姿势　嘱患者尽量于餐桌前坐位进餐，但由于患者不同吞咽时期的障碍不同，故采取的进食体位因病情而异。开始训练时选择有代偿作用且安全的体位，不能坐起的患者可取半坐位，躯干与床面至少呈30°，仰卧位时，头部稍前屈，瘫痪侧肩部以枕垫起，喂食者在健侧，以避免食物从口中漏出，有利于食团向舌根运送，还可以减少向鼻腔逆流及误咽的危险。老年人采用正确的体位和姿势进食可预防误吸发生。

不同类型的吞咽障碍患者，通过改变进食姿势可改善或消除误吸的症状。常用的姿势包括：

（1）头颈部旋转：此方法可以关闭该侧梨状隐窝，使食团移向患侧，利于关闭该侧气道。适用于单侧咽部麻痹（单侧咽部有食物残留）患者（图 10-30A）。

（2）侧方吞咽：头部无论偏向健侧或患侧，均可使同侧梨状隐窝变窄，挤出残留物。适用于一侧舌肌和咽肌麻痹的患者（图 10-30B）。

（3）低头吞咽：颈部前屈姿势吞咽可将前咽壁向后推挤。适用于延迟启动咽期吞咽、舌根部后缩不足、呼吸道入口不足等咽期吞咽启动迟缓患者（图 10-30C）。

（4）从仰头到点头吞咽：颈部后曲时会厌谷变得狭小，残留食物被挤出，随后，颈部尽量前屈，形状似点头，同时做空吞咽动作，可改善舌运动能力不足以及会厌谷部位食物的残留。适用于舌根部后推动力不足的患者。

（5）头部后仰吞咽：此时食物容易通过口腔至舌根处。适用于食团口内运动缓慢的患者（图 10-30D）。

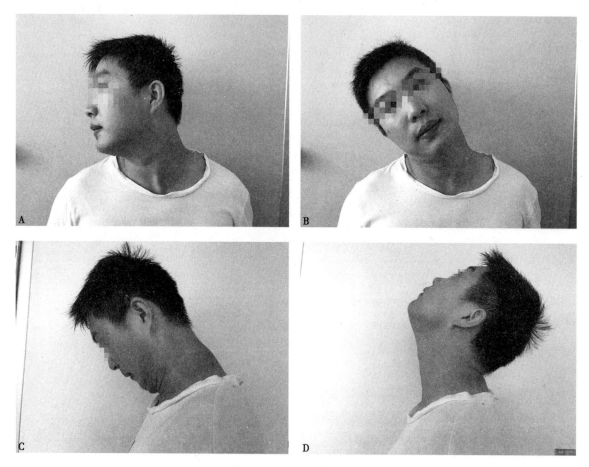

图 10-30　进食时头颈部体位
A. 头颈部旋转　B. 侧方吞咽　C. 低头吞咽　D. 头部后仰

（6）空吞咽与交互吞咽：每次进食吞咽后，反复做几次空吞咽，使食团全部咽下，再继续进食。亦可每次进食吞咽后饮 1～2ml 水，有利于诱发吞咽反射，去除残留食物，称为"交互吞咽"。适用于咽部有食物残留的患者。

2. 感官刺激

（1）触觉刺激：用手指、棉签、压舌板等刺激面颊部内外、唇周、舌部，增加口面部肌群和黏膜的敏感度,进食时可增加汤匙下压舌部的力量。

（2）温度觉刺激:口腔感觉差时,可用冰棒刺激或冰水漱口;吞咽前,在腭弓用冰棉棒涂擦并刺激;进食时先用温水清洁口腔,冷热食物交替进食。

（3）味觉刺激:用棉棒蘸不同味道的果汁或菜汁,刺激舌面部,以增加味觉敏感性及食欲。

（4）嗅觉刺激:患者餐前含服薄荷脑,可改善吞咽反射的敏感度,有助于防止吞咽障碍患者吸入性肺炎的发生;嗅黑胡椒的味道易引发吞咽反射。研究发现运用缓冲生理溶液刺激嗅觉,是治疗老年吞咽障碍最新的一种治疗方法。

3. 吞咽器官的训练

（1）下颌、面部及颊部训练:①把口张开至最大（图 10-31A）,维持 5s,然后放松。②将下颌向左右两侧移动（图 10-31B）,维持 5 秒,然后放松,重复做 10 次。③把下颌移至左或右边,维持 5 秒,然后放松,或夸张地做咀嚼动作,重复做 10 次。④张口发"呀"音,动作要夸大,然后迅速合上,重复做 10 次。⑤紧闭嘴唇,鼓腮（图 10-31C）,维持 5 秒,放松,再将空气快速地在左右面颊内转移,重复做 5~10 次。⑥下颌肌痉挛的训练方法:嘱患者咬住软硬适中的食物,牵张下颌关节使其张口,持续数分钟;轻轻按摩咬肌缓解肌紧张。⑦做咀嚼动作,重复训练,可使用咀嚼器（牙胶）训练增加口部肌肉训练,增加咬肌力量,下颌稳定及张口能力。

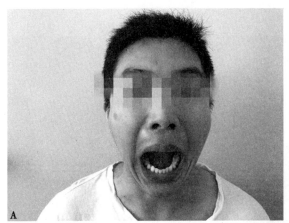
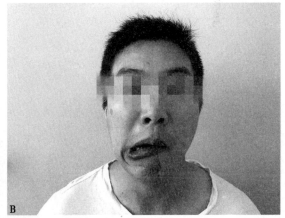
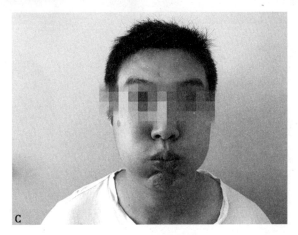

图 10-31　下颌训练

A. 张口　B. 下颌向侧方移动　C. 鼓腮

（2）唇部练习:①发"i、u、ba、ma"各维持 5 秒,轮流重复 5~10 次;②闭紧嘴唇,然后发"pa",重复 5~10 次;③闭紧双唇,维持 5 秒,放松,重复 5~10 次;④唇部涂蜂蜜,抿嘴唇动作,反复重复 5~10 次;⑤吹气练习:吹气球、风车、哨子等;⑥用嘴唇夹紧吸管、压舌板（图 10-32）、勺子等,增加唇的力量。

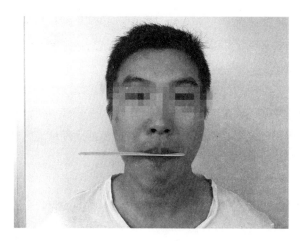

图 10-32　唇部练习

　　（3）舌肌训练：①舌向前、左、右、上、下各个方向舔嘴角做主动运动，或用纱布包住患者舌头，用力向各个方向被动运动。②把舌头尽量伸出口外，维持5秒，然后缩回，放松，重复做5～10次；③舌头尽量贴近硬腭向后回缩口腔内，维持5秒，然后放松，重复做5～10次；快速地伸缩舌活动，重复做5～10次。④使用压舌板进行舌抗阻训练（舌尖向前、向上、向左右抗阻，图10-33A、B、C、D）；重复说"da、ga、la"10次；⑤舌运动训练器辅助训练，引发舌尖向各方向运动，增加舌运动的灵活性。

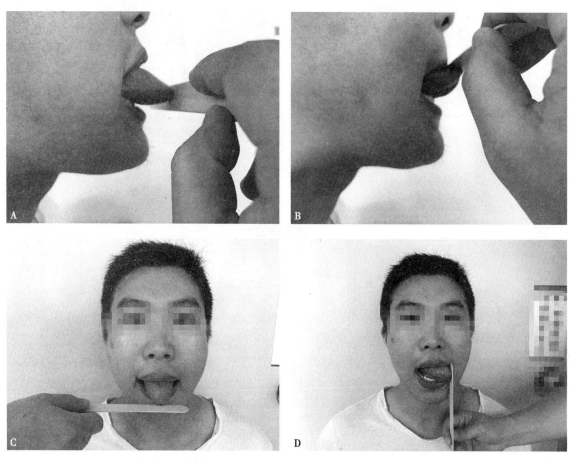

图 10-33　舌抗阻训练

A. 舌尖向前抗阻　B. 舌尖向上抗阻　C. 舌尖向下抗阻　D. 舌尖向左右抗阻

　　（4）腭咽闭合训练：①口含住一根吸管做吸吮动作；发"g、k、h"音；②屏气发声运动：患者双手支撑桌面或墙壁做推的动作，吸气后屏气，之后突然打开声门，呼气发音；③冰棉棒刺激咽腭弓、咽后壁、舌后部,棉棒缓慢移动,每次20~30分钟,然后做空吞咽,这样可使咽期吞咽快速启动。如出现呕吐反射,则应终止。

（5）咽和喉部功能的训练：①经鼻咽深吸气,闭唇屏气5秒,鼓励多做清嗓动作;②深吸气后闭气5秒,双上肢屈曲,双手交叉置于胸前,呼气时双手用力挤压胸部;③重复发长"a"音5次后突然关闭声门喊"a"5次;④闭气5s反复5次后咳嗽;⑤练习咳嗽、延长发音、不同音调发音;进食时,使头偏向声带力弱的一侧;⑥吞咽时可用力吞咽、反复吞咽、低头吞咽结合改善咽肌无力。

（二）摄食直接训练措施

摄食直接训练措施即进食时采取的措施,包括食物的性状、食团入口位置、一口量及进食速度、进食前后处理和进食环境等,并实施辅助吞咽的方法。

1. 食物的性状

（1）稀流质：外观为放在勺里,勺倾斜时,马上流出,叉子间容易流动,倒出后留少量残留痕迹,如水、茶等。

（2）浓流质：外观为放在勺里,勺倾斜时,食物一点一点流出,叉子间流动慢,倒出后附着残留食物,如酸奶。

（3）糊状食物：外观为放在勺里,勺倾斜时,食物形状一定程度保持,基本不流出,叉子间流动困难,将杯子倾斜食物不能流出,或缓慢呈块状掉落,如黑芝麻糊。

（4）软食：软食一般为软烂米饭。

2. 食团入口的位置　食物应放在口腔中感觉较好的位置,可促进食物在口腔中的保持和运送。最好将食物放在健侧舌后部或健侧颊部,利于吞咽。适用于感觉障碍及面舌肌无力的患者。

3. 一口量及进食速度　一口量,即最适于吞咽的每次摄食入口量。进行摄食训练时,一般正常人稀液体的每口量为5~20ml,如果一口量过多,食物将从口中漏出或引起咽部残留导致误咽;过少,则会因刺激强度不够,难以诱发吞咽反射。一般先以少量试之（稀流质1~4ml）,然后酌情增加。进食速度不宜过快,前一口吞咽完成后再进食下一口,避免2次食物重叠入口的现象。

4. 进食前后处理　进食前后用清水或漱口水漱口,保持口腔湿润和清洁。对于分泌物多的患者,进食前需清理分泌物后再进食,进食过程中如分泌物多影响吞咽,也应清理保持进食过程顺畅。

5. 进食环境　进餐的环境要安静、舒适,进餐时不要大声说话,让患者尽量保持轻松、愉快的心情,以促进食欲,减少呛咳,增加进食的安全性。要尊重患者的饮食文化。

6. 吞咽辅助手法　目的是增加患者口、舌、咽等结构本身运动范围,增强运动力度,增强患者对感觉和运动协调性的自主控制。此方法需要一定的技巧和多次锻炼,应在治疗师指导下进行。具体方法有：

（1）声门上吞咽法：深吸一口气后闭气→保持闭气状态,同时进食一口食物→吞咽→呼出一口气后,立即咳嗽→再空吞咽一次→正常呼吸。适用于声带关闭减少或延迟,咽部期吞咽延迟的患者。

（2）超声门上吞咽法：吸气并紧紧地闭气,吞咽时保持呼吸闭气,并且向下压,当吞咽结束时立即咳嗽。适用于气道入口关闭减少的患者。

（3）用力吞咽法：当吞咽时,用所有的肌肉用力挤压。这样可以让舌头在口中沿着硬腭向后的每一点以舌根部产生压力。适用于舌根向后运动减少的患者。

（4）门德尔森（Mendelsohn）吞咽技术：适用于喉运动减少,吞咽不协调的患者,可改善整体吞咽的协调性。具体做法是：

①对于喉部可以上抬的患者,吞咽唾液时,让患者感觉有喉向上提时,设法保持喉上抬位置数秒,或吞咽时让患者以舌部顶住硬腭、屏住呼吸,以此位置保持数秒,同时让患者食指置于甲状软骨上方,中指置于环状软骨上,感受喉结上抬。

②对于喉部上抬无力的患者,治疗师用手推其喉部来促进吞咽。即只要喉部开始抬高,治疗师用拇指

和食指置于环状软骨下方，轻捏喉部并上推喉部，然后固定。注意要先让患者感到喉部上抬，上抬逐渐诱发出来后，再让患者有意识地保持上抬位置。

（三）其他训练方式

（1）电刺激训练：主要有神经低频电刺激和肌电生物反馈技术。目前临床主要采用一种专门针对吞咽障碍治疗的低频电刺激仪器，通过增强肌力和提高速度而使喉提升功能改善，从而改善吞咽功能（图10-34）。

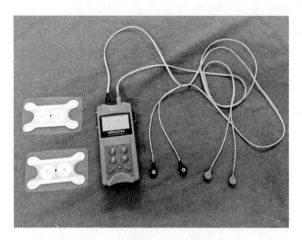

图 10-34 吞咽障碍电刺激治疗仪

（2）球囊扩张术：该技术是20世纪80年代中期发展起来的介入技术，操作简单、损伤小，对于食管的先天性狭窄、术口吻合口狭窄、化学灼伤性狭窄、肿瘤放疗后单纯瘢痕性狭窄、消化性狭窄、贲门失弛缓症等治疗效果肯定，是脑损伤引起的环咽肌失弛缓症的首选治疗方法。

（3）针灸治疗：常取腧穴有天突、廉泉、丰隆。操作：天突穴在胸骨上窝正中，直刺后转向下方，沿胸骨后缘气管前缘向下进针，捻转泄法，使针感沿任脉下行至上腹部；廉泉穴向舌根斜刺；丰隆穴施提插捻转，予强刺激，使针感上行至下腹部。

目前尚无吞咽障碍的特效药物可以治疗；吞咽器官有结构异常或根据病情需要可建议手术治疗。当患者有吞咽障碍时，需让患者和家属了解吞咽障碍的诊治流程、注意事项和并发症等。进餐时提供训练要求性状的食物和液体；多取坐位进食；允许患者有足够的进食时间；鼓励患者小口进食；在进食更多食物时要确信患者前一口食物已经吞咽完全；进餐后注意清洁口腔，让患者坐位休息20~30分钟；根据需要进行餐具的改良。

五、言语功能障碍训练

（一）失语症的训练

1. 口形训练

（1）让患者照镜子检查自己的口腔动作是不是与言语治疗师的口腔动作一样。

（2）患者模仿治疗师发音，包括汉语拼音的声母、韵母和四声。

（3）指导患者按照言语治疗师画出的口形图，练习舌、唇、齿的位置以及气流的方向和大小。

2. 听理解训练

（1）单词的认知和辨别：每次出示一定数量的实物、图片或词卡，说出一个物品名称后令患者指出相应的物品图片。

（2）语句理解：治疗师每次出示5个常用物品图片，说出其中一个物品的功能（如"你用什么喝水？"），让患者听后将其指出，也可用情景画进行对话。

3. **口语表达训练** 包括单词、句子和短文练习。

（1）单词练习：从最简单的数字、诗词、儿歌或歌曲开始让患者自动、机械地从嘴里发出，如"汽车"。

（2）复述单词：先进行听觉训练，图片与对应文字卡片相配如"汽车来了"。

（3）复述句子、短文：用以上练习中所用的单词，同其他语词组合成简单的句子或短文反复练习。

（4）实用化练习：出示一定数量的实物、图片，发出指令，要患者完成简单的动作，如"把书放进书包里"。

4. **阅读理解及朗读训练** 包括视觉认知、听觉认知和朗读单词。

（1）视觉认知：同时摆出3张画片，将相对应文字卡片让患者看过后进行组合练习。

（2）听觉认知：将单词的文字卡片每3张一组摆出，患者听治疗师读一个词后指出相应的字卡。

（3）朗读单词：出示每张单词卡，反复读给患者听，然后鼓励患者一起朗读，最后让其自己朗读。

5. **书写训练**

（1）抄写阶段：让患者抄写和听写单词。

（2）随意书写阶段：让患者看动作图片，写叙述短句。

（3）自发书写阶段：采用记日记和给朋友写信的形式练习书写。

6. **实用交流能力的训练** 在训练中利用接近于实用交流的对话结构，在治疗师与患者之间交互传递信息，促使患者调动自己潜在的交流能力，以获取实用化的交流技能。

7. **非言语交流方式的利用和训练**

（1）手势语：在交流活动中，手势语不单是指手的动作，还包括头及四肢的动作，例如，用点头、摇头表示"是"或"不是"。

（2）画图：对严重言语障碍但具有一定绘画能力的患者，可利用画图来进行交流。

（3）交流板或交流手册：适应于口语及书写交流都很困难，但有认识文字和图画能力的患者。

（4）电脑交流装置：包括按发音器、电脑说话器、环境控制系统等。

（二）构音障碍的训练

1. **概述** 构音障碍分为运动性构音障碍、器官结构异常所致的构音障碍、功能性构音障碍。运动性构音障碍是由于神经病变、与言语有关的肌肉麻痹、收缩力减弱或运动不协调所致的言语障碍。常见于脑血管意外、脑肿瘤、肌萎缩侧索硬化、重症肌无力、小脑损伤、帕金森病、多发性硬化等。老年人的构音障碍多见于运动性构音障碍，此种障碍可单独发生，也可和失语症合并。

2. **训练方法**

（1）呼吸训练：①稳定坐姿，头和躯干正中位；②如果患者呼气时间短而弱，可采取辅助呼吸训练方法，治疗者将双手放在患者肋弓上，嘱患者自然呼吸，在呼气终末给胸部压力，使患者呼气量增加，这种训练可结合发声、发音一起训练；③口、鼻呼吸分离训练，平稳地由鼻吸气，然后从口缓慢呼出；④治疗者数1、2、3时，患者吸气，然后数1、2、3憋气，再数1、2时间至10秒；⑤呼气时尽可能长时间的发"s""f"等摩擦音，但是不出声音，经数周训练，呼气时进行同步发音，坚持10秒。

（2）放松训练：痉挛型构音障碍的患者，往往有咽喉肌群紧张，同时肢体肌肉张力也增高，通过放松肢体的肌紧张可以使咽喉部肌群也相应放松。要进行放松的部位包括足、腿、臀、腹、胸、背、肩、颈、头。训练时取放松体位，闭目，精力集中于放松部位，设计一些使肌肉紧张的动作，然后再放松，如用力耸肩保持3秒，然后放松，重复3次放松肩关节。放松训练不必按照上述顺序进行，可根据情况把更多的时间花在某一个部位上训练。

（3）构音改善的训练：①下颌、舌、唇的训练，如下颌前伸、左右摆动，舌的前伸、后缩、口腔内运动，唇的开合、前突、后缩等；②语音训练：患者可以做唇、舌、下颌的动作后，尽量长时间保持这些动作，随后做无声的发音动作，最后轻声引出目的音，原则上先发元音，如"a""u"，然后发辅音，现有双唇音开始如"b""p""m"，能发这些音后，再学会拼读，最后过渡到训练单词和句子。③韵律控制：可利用节拍器或乐器的节奏控制速度和韵律,减慢言语速度,以增加言语清晰度。④音辨别训练:训练患者分辨错音,可通过口述或放录音,也可采取小组训练形式。

（4）交流辅助系统的应用:部分重度患者,通过各种手段治疗仍不能讲话或虽能讲话但清晰度极低,可使用交流辅助系统。护士在老年护理工作中,根据老年人特点可自行设计交流板,如用图片或文字构成的交流板,通过板上的内容来表达各种意愿。随着科技的发展,电子计算机的交流仪器也逐渐地广泛应用于临床。

3. 注意事项

（1）构音训练时要在安静的场所进行,需能维持坐位30分钟以上。

（2）针对言语表现,综合制定治疗方案,而不只是针对构音障碍。

（3）遵循由易到难的原则,分析构音器官异常与言语产生的关系,按照评定结果顺序选择治疗顺序。

（4）选择适当的治疗方法或强度,以免降低患者训练欲望及兴趣,一般30次/分,避免过度疲劳。

六、咳嗽及排痰训练

（一）咳嗽训练

1. 有效咳嗽训练　有效咳嗽训练是指能够帮助过多支气管分泌物排出气道的咳嗽方法。在不加重病情或增加支气管痉挛前提下,增加分泌物清除效率。

有效咳嗽的程序:深吸气→屏气→用力呼气→重复以上程序→深吸气→屏气2秒→关闭声门→收缩腹肌→用力连续几次咳嗽→调整呼吸→结束。

2. 诱发咳嗽训练

（1）手法协助咳嗽:适用于腹肌无力者（例如脊髓损伤患者）。手法压迫腹部可协助产生较大的腹内压,进行强有力的咳嗽。可由治疗师或患者自己操作。

（2）伤口固定法:适用于手术后伤口疼痛而咳嗽受限的患者。咳嗽时患者用力压住伤口以固定疼痛部位。

（3）气雾剂吸入方法:适用于分泌物浓稠者。

注意避免阵发性咳嗽,有脑血管破裂、栓塞或血管瘤病史者避免用力咳嗽,可使用多次的哈气来排出分泌物。

3. 主动循环呼吸技术　主动循环技术由三个通气阶段的反复循环构成:呼吸控制、胸廓扩张运动和用力呼气技术。

（1）呼吸控制:是指放松上胸部和肩部,下胸部和腹部主动收缩,同时进行轻柔的潮式呼吸,一般5～10秒。

（2）胸廓扩张运动:包括深吸气,护理人员或患者可将一只手放在胸部治疗的区域,以促进增加胸壁的运动,同时进行叩击或震动,帮助松动分泌物。

（3）用力呼气技术:包括一个或两个呵气,呵气是一种快速但不用最大努力的呼气,相当于用温暖的气息使镜起雾,可以清洁眼镜,不像咳嗽时声门闭合,呵气要求声门保持开放。

（4）主动循环呼吸技术的程序:呼吸控制→3～4次胸廓扩张练习→在肺活量内深吸气与呼气放松,伴或不伴胸部叩击→呼吸控制→3～4次胸廓扩张练习→呼吸控制→用力呼气技术→1～2次中到低肺容积的呵气→腹部肌肉收缩,产生用力呵气→呼吸控制。

主动循环呼吸技术提供了独立管理气道廓清技术,可以让患者主动参与到清除分泌物、叩击和体位引流的治疗中。适用于胃食管反流、支气管痉挛以及肺疾病急性发作的患者,可增强治疗效果。主动循环呼吸技术可以避免胸部叩击引起的氧饱和度降低,单独执行该技术时成本最小。

4. 咳嗽技巧训练

（1）双咳嗽法：一次深吸气后，患者在同一口呼吸中咳嗽两次；第二次咳嗽通常比第一次有力。

（2）控制咳嗽法：患者做三次深呼吸，前两次为正常吐气，第三次用力咳嗽。前两次呼吸被认为可降低肺膨胀不全和增加咳嗽容积。

（3）连续三个咳嗽：患者吸一小口气，做一个普通咳嗽，接着吸一口较大的气，再做一个用力咳嗽，最后深吸一口气，然后做一个有力咳嗽。此技巧可让患者逐渐增加咳嗽力量。

（4）哈气：患者深吸一口气，咳嗽的同时，将空气用力吐出，但过程中嘴巴持续打开（与持续用力咳嗽相比，哈气时的平均跨肺压较低，气道压缩闭合的时间能延长，更利于痰液移动），患者发音类似"哈"。

5. 辅助咳嗽技术

（1）海姆立克（Heimlich）手法：治疗师一手放在患者腹部，约脐水平，注意避免手直接放在下肋部。嘱患者深吸气后屏住呼吸，患者用力咳嗽的同时，治疗师的手向其腹部内上方快速推。此方法能在咳嗽时形成一个有效的快速呼气气流，但是患者可能会感到不舒服。也可用于气道异物窒息的急救（图 10-35A、B、C、D）。

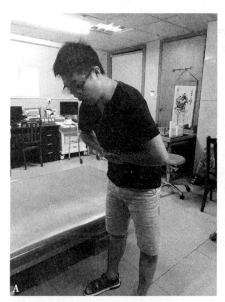
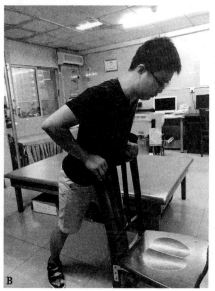
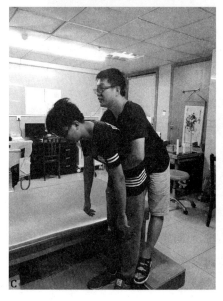
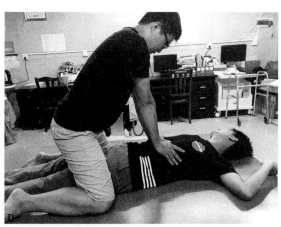

图 10-35　海姆立克手法
A. 徒手手法　B. 借助物体手法　C. 辅助手法　D. 昏迷者手法

（2）前胸部压迫法：治疗师用一侧前臂横向按压患者上胸部，另一前臂平行挡在下胸部（避开剑突部位），也可以放在腹部或者像海姆立克式一样的方法。然后嘱患者深吸气后屏住呼吸，患者用力咳嗽的同时，治疗师双手同时施加压力，压力的方向分别是：上胸部朝内下方及下胸部或腹部朝内上方（图10-36）。

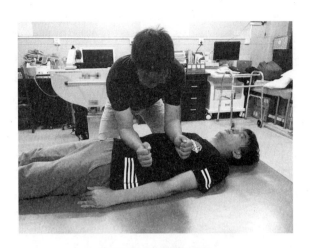

图10-36　前胸部压迫法

（二）排痰训练

排痰技术又称为气道分泌物去除技术，具有促进呼吸道分泌物的排出、维持呼吸道通畅、减少反复感染的作用。方法有手法排痰、振动排痰机排痰。手法排痰包括背部叩击和振动。

1. **背部叩击**　叩击手掌屈成杯状，掌心空虚，以腕力双手交替拍打胸壁，于患者呼气时在与肺段相应的特定胸壁进行有节奏的快速叩击（80～100次／分），每一部位叩击2～5分钟，利用腕关节自然活动弯曲的力量（图10-37A、B）。操作时避免引起疼痛或不适，对敏感的皮肤防止直接刺激，注意勿叩击骨突起处、女性乳房区。禁忌证：有出血倾向者、支气管扩张、急性炎症期、高年龄及非常紧张的患者；伤口未愈合或植皮伤口处；肋骨骨折及有倾向者；制动患者，如作脊椎融合术或椎骨骨折；气管痉挛；不稳定心血管疾病；有高度危险自发性气胸患者；凝血因子不正常者。

2. **振动**　双手直接放在胸壁皮肤上并压紧，当患者在呼气的时候给予快速、细小的压力振动，每次30秒～1分钟，每一部位振动5～7次。此法有利于纤毛系统清除分泌物。禁忌证同背部叩击（图10-38A、B）。

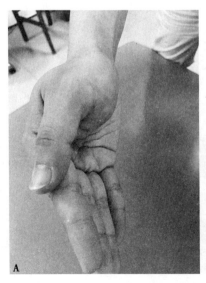 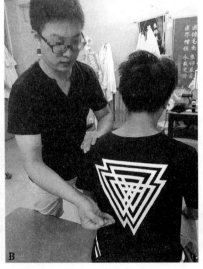

图10-37　背部叩击
A. 手型　B. 叩击

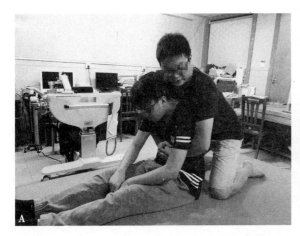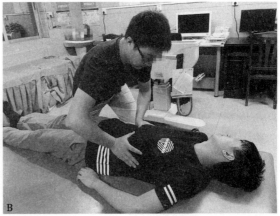

图 10-38　振动手法

A. 坐位振动　B. 卧位振动

（三）体位引流

1. 定义　以支气管解剖结构为基础将身体摆放于不同位置,病变部位在上,支气管开口处在下,借助重力并辅以各种有效技术促进气道分泌物的排出。

2. 方法

（1）排痰前向患者解释目的、方法及如何配合,消除紧张情绪,准备好引流物品。

（2）确定痰液潴留部位,根据 X 线或 CT,或者采用临床检查中的听诊、触诊、叩诊等方式判断。

（3）摆放引流体位:原则是痰液的潴留部位位于高处,使此肺段向主支气管垂直引流(图 10-39)。

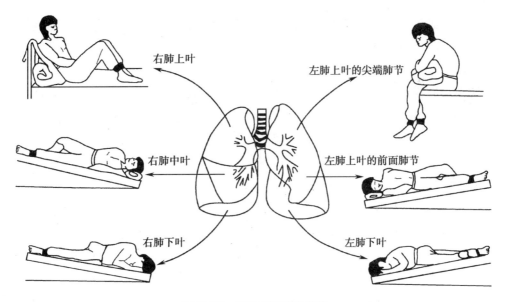

图 10-39　体位引流部位与体位

（4）引流方法:患者适量饮水→雾化和湿化气道→摆好患者体位→辅以叩击和振动,深呼吸 2～3 次,屏气片刻→腹肌收缩,用力咳嗽,排痰,放松→循环进行→结束处理。每个部位每次引流 5～10 分钟,多部位时总时长不超过 45 分钟;治疗频率每天上、下午各引流一次,痰较多时可增至每天 3～4 次。

（5）终止体位引流指征:痰量少于 30ml/d;患者连续 24～48 小时无发热;听诊呼吸音基本正常;X 线或 CT 检查肺纹理清楚。

（6）注意事项:体位引流期间采取多饮水、支气管湿化、化痰、雾化吸入、胸部扩张练习、呼吸控制等措施以增加疗效。因为夜间支气管纤毛运动减弱,分泌物易在睡眠时潴留,宜在早晨清醒后做体位引流。

忌饭后立即进行体位引流,应在饭后 1～2 小时或饭前 1 小时进行头低位引流,防止胃食管反流、恶心和呕吐;引流过程中需注意生命体征的变化。

七、有氧训练

1. **概念**　有氧运动又称耐力运动、有氧代谢运动。有氧训练是指中等强度的大肌群、节律性、持续一定时间的、动力性、周期性运动,以提高机体氧化代谢能力的训练方法。有氧运动依靠糖原、脂肪分解代谢来供能。通过反复进行的以有氧代谢为主的运动,产生肌肉和心血管适应,提高全身耐力性运动能力和心肺功能,改善机体代谢。国际上普遍将其作为心血管疾病康复和慢性病患者健身锻炼的主要方法,主要包括散步、慢跑、游泳等项目。

2. **适应证与禁忌证**

(1)适应证:①不同年龄层次的健康人群的健身运动,尤其适合中老年人;②各类亚健康人群的健身运动;③心血管疾病:陈旧性心肌梗死、稳定型心绞痛、轻度慢性充血性心力衰竭等;④代谢性疾病:糖尿病、单纯性肥胖症;⑤慢性呼吸系统疾病:慢性阻塞性肺疾病、慢性支气管炎、肺气肿、哮喘等;⑥其他慢性疾病状态:慢性肾衰竭稳定期、慢性疼痛综合征、慢性疲劳综合征、长期缺乏体力活动及长期卧床恢复期。

(2)禁忌证:①各种疾病急性发作期或进展期;②心血管功能不稳定:未控制的心力衰竭、不稳定型心绞痛、严重心律失常、近期心肌梗死后非稳定期、未能控制的高血压等;③严重骨质疏松症,活动时有骨折危险;④肢体功能障碍而不能完成预定运动强度和运动量;⑤主观不合作或严重认知障碍不能配合的;⑥精神疾病发作期间或严重神经症;⑦癌症晚期及恶病质。

3. **运动处方的制定**　应个体化精确地制定运动处方,尤其是对于老年人和有慢性心肺系统疾病的患者,要综合考虑其年龄、基础疾病和既往有无运动习惯等因素。一个完整的运动处方应包含以下几个方面内容:运动方式、运动强度、运动频率、运动程序和注意事项。

(1)运动方式:在运动处方中,能否为锻炼者提供最合适的运动项目关系到训练的有效性和持久性。选择运动项目,要考虑运动的目的是健身还是治疗,还需考虑运动条件,如场地、器材、气候、运动者的爱好等。有氧运动项目可以选择慢跑、快走、爬山、游泳、骑自行车、打太极拳、瑜伽、健身操等。

(2)运动持续时间　除去预备活动和整理活动外,运动持续时间为 15～60 分钟,一般为 20～30 分钟,运动时间长短宜与运动强度相互调节,在康复治疗中通常采用中等量的运动。如果运动强度大,可以缩短运动时间来调整运动量至中等,反之如果运动强度小,可以增加运动时间,使之保持中等强度的运动量。

此外,预备活动和整理活动一般要求 5 分钟,对于年轻无基础疾病的人群,预备时间可以缩短。但对于老年人或有高血压等心血管疾病的患者,预备活动最好在 5 分钟以上,使运动强度逐渐增加以达到靶强度。整理活动使运动强度从靶强度逐步降低。

(3)运动强度:运动强度是运动时的剧烈程度,是运动处方的核心部分,也是最困难和最需要控制的部分,是衡量运动量的重要指标之一,运动强度可以用靶心率、最大摄氧量(maximal oxygen uptake,VO_2max)、主观劳累程度(ratings of perceived exertion,RPE)、代谢当量(metabolic equivalent,MET)来表示。

1)靶心率:是国际通用的检测指标。把运动中允许达到的安全心率称为靶心率(target heart rate,THR)。常用于计算 THR 的方法有 Karvonen 和 Jungman 法。在 Karvonen 法中,靶心率 =(220－年龄)×(70%～85%);Jungman 法中,靶心率 =180(170)－年龄(岁),年龄在 60 岁以下、无心血管系统病史、有劳动或活动习惯者,可用 180 作被减数,年龄超过 60 岁、有心血管疾病者,用 170 作被减数。老年人运动时最好实时监测心率变化。

2)最大摄氧量:是西方国家比较常用的运动强度指标。根据心电运动试验结果或在运动试验中直接或间接检测最大摄氧量的值,取其 50%～70% 的量作为运动处方中适宜的强度范围。根据大量观察证实,运动强度大于 80% VO_2max 则为大强度运动,对于老年人是有危险的。若运动强度小于 50% VO_2max 常较难起到训练效果,但该强度坚持一段时间后,一些疾病的风险将降低。因此,对于经常处于静坐的老年人或有心脏疾病的患者,刚开始运动时可采用低强度也可获益。

3)主观劳累程度:在难以实时监测心率时,运动中主观感受到的疲劳程度对于确定运动强度是最简单和实用的方法。

4)代谢当量(MET):是表示相对能量代谢水平和运动强度的重要指标,以安静且坐位时的能量消耗为基础,表达各种活动时相对能量代谢水平,可以用来评估心肺功能。1MET = 耗氧量 3.5ml/(kg·min)。MET 的应用如下:①最高 MET 的临床意义是:<5METs,提示 65 岁以下的患者预后不良;5METs,提示日常生活受限;10METs,提示正常健康水平,药物治疗预后与其他手术或介入治疗效果相当;13METs,提示即使运动试验异常,预后仍然良好;18METs,提示有氧运动员水平;22METs,提示高水平运动员;②由于心功能与运动能力密切相关,因而最高 MET 的水平与心脏功能直接相关(表 10-8);③ MET 与能量消耗直接相关,故糖尿病、肥胖症患者采用 MET 是最佳选择;④一般将最大 METs <5 作为判定残疾的标准;⑤指导日常生活活动、娱乐及工作活动。老年人可根据自身的健康状况选择 MET 表中合适的活动(附录九)。

表 10-8 各种心功能状态时的代谢当量及可以进行的活动

心功能	METs	可以进行的活动
I	≥7	携带 10.90kg 重物连续上 8 级台阶;携带 36.32kg 重物进行铲雪、滑雪、打篮球、回力球、手球或踢足球;慢跑或走(速度为 8.045km/h)
II	≥5,<7	携带 10.90kg 以下的重物上 8 级台阶;性生活;养花种草类型的工作;步行(速度为 6.436km/h)
III	≥2,<5	徒手走下 8 级台阶;可以自己淋浴、换床单、拖地、擦窗;步行(速度为 4.023km/h);打保龄球、连续穿衣
IV	<2	不能进行上述活动

(4)运动频率:运动频率即每周运动的次数。若每次有足够的运动量,一次训练效果可持续 2～3 天,每周 2～3 次即可。如果每次运动量不足,或无运动习惯者说,应坚持每天运动。下肢有骨性关节炎的患者,为避免过度负荷带来的伤害,隔日一次运动为宜。

(5)运动程序:通常分为三个部分:准备活动、训练运动、整理运动。

1)准备活动:每次运动前需要准备活动,以活动关节韧带,拉伸四肢和腰背肌肉,可选择慢跑、全身体操等。准备活动达标的标志是身体微微出汗,一般热身时间约 5～10 分钟。没有准备活动直接进入高强度运动容易造成损伤,尤其是老年人,甚至出现心肌缺血等严重后果。

2)训练运动:是运动处方的核心部分。靶心率持续时间不应少于 10～15 分钟,VO_2max 达到 70%～80%,可根据运动和休息的比值,循序渐进地适当增加 VO_2max。

3)整理运动:运动后应做一些放松性运动,以保持良好的静脉回流,维持一定的心输出量,防止心脑血管意外发生。整理运动的方法有散步、放松体操、按摩等,时间约为 5～10 分钟。

4. 注意事项

(1)保证充分的准备和整理活动,防止发生运动损伤和心血管意外。

(2)需选择适当的运动方式,为减少运动损伤和锻炼意外,较多采用快走、登山、游泳、骑车、健身等运动方式。老年人应从低强度、低冲击的运动开始,快走是较适合老年人的运动形式。

(3)运动时需注意心血管反应,40 岁以上者特别需要进行心电图运动试验等检查,以保证运动时不超过心血管系统的承受能力。注意心血管用药与运动反应之间的关系。使用血管活性药物时要注意药物对靶心率的影响。

(4)肌力训练与耐力运动可交互间隔实施,避免过劳。

八、物理因子治疗

物理因子治疗亦称理疗,在现代医学中,主要研究和应用天然或人工物理因子作用于人体,并通过人体神经、体液、内分泌和免疫等生理调节机制,达到保健、预防、治疗和康复目的的方法。物理因子疗法副作用小,广泛应用于老年患者各种常见病的治疗,如颈椎病、腰椎间盘突出、肩周炎、骨折术后、骨质疏松症、运动损伤、周围及中枢神经系统损伤等。

1. **电疗法** 电疗法(electrotherapy)是指利用电能作用于人体,以防治疾病的方法。常用的电疗包括直流电及药物离子导入疗法、低频电疗法、中频电疗法、高频电疗法等。

(1)直流电及药物离子导入疗法:直流电疗法系应用方向恒定不变的电流来治疗疾病,药物离子导入疗法系借助直流电场的作用,将药物离子经过皮肤或黏膜导入体内,发挥治疗作用。直流电疗法具有镇静、止痛、消炎,促进神经再生和骨折愈合,调整神经系统和内脏功能,调整肌张力等作用。特别是阳极下,止痛效果显著。护理要点:①应保持皮肤完整,以免造成皮肤灼伤;②皮肤较为干燥,治疗后局部可应用润肤剂;③如皮肤过敏者而治疗必须进行时,治疗后局部涂敷氟轻松软膏。

(2)低频脉冲电疗法:应用频率低于1000Hz的脉冲电流治疗疾病的方法。作用是兴奋神经肌肉组织、促进局部血液循环、镇痛,特别适用于软组织损伤疼痛。护理要点:①治疗前宣教;②帮助患者作好治疗部位的准备,如局部创面处理,支具、假肢的处理;③治疗部位有创检查(局部穿刺、注射、封闭等)之后24h内应停止该项治疗;④治疗时询问患者的感觉,老年人治疗时间和强度要适当减少。

(3)中频脉冲电疗法:应用频率为1~100kHz的电流治疗疾病的方法。作用有兴奋神经肌肉组织、镇痛和改善血液循环等。护理要点同低频。

(4)高频电疗法:应用频率超过100kHz的交流电治疗疾病的方法。作用有止痛、消炎、解痉,高频电刀可治疗浅表癌肿。护理要点:①发热患者,当天体温超过38℃者,应停止治疗;②女性患者经期,下腹部不宜进行高频电疗;③治疗部位如有创伤,应先处理好伤口,再行治疗;④治疗部位进行有创检查(局部穿刺、注射、封闭等)之后24h内不宜进行;⑤治疗中注意特殊部位的保护(眼、生殖器等)。

2. **光疗法** 利用人工光源或日光辐射能量治疗疾病的方法。常用的有红外线疗法、紫外线疗法、激光疗法。

(1)红外线疗法:红外线主要生物学效应是热作用。护理要点:①可戴深色眼镜护眼或治疗时遮住眼睛;②急性创伤24~48小时内局部不宜用红外线照射;③植皮术后、新鲜瘢痕处,或针对感觉障碍的老人应增加照射距离,防止烫伤;④治疗中多询问感觉,观察局部,避免移动;⑤多次照射后局部可出现网状红斑,以后会有色素沉着;⑥治疗时老人如有心慌、无力、面色潮红、大汗等不适,应立即停止治疗并对症处理。

(2)紫外线疗法:紫外线有杀菌、消炎、镇痛、改善局部血液循环、促进伤口愈合、提高免疫力等作用。护理要点:①照射时保护病人及操作者的眼睛,可戴深色眼镜或治疗时遮住眼睛,以免发生电光性眼炎。②严密遮盖非照射部位,以免超面积超量照射。

(3)激光疗法:激光有热效应、机械效应、光化学效应、电磁效应。护理要点:①烧灼治疗后应保持局部干燥,避免局部摩擦,尽量使其自然脱痂;②照射治疗时,不得直视光源,医护人员需戴护目镜,患者面部照射需戴护目镜;③治疗过程中询问患者感受,嘱患者不得随意变换体位或移动激光管。

3. **超声波疗法** 超声波是每秒震动频率在20kHz以上的机械振动波。常用频率为800~1000kHz。超声波作用于人体可引起微细的按摩效应、温热效应、理化效应。护理要点:①使患者了解治疗的正常感觉;②观察疗后反应,如有不适及时通知医生;③体温38℃以上者,应暂时停止治疗;④治疗部位进行有创检查(局部穿刺、注射、封闭等)之后24小时内停止治疗。

4. **磁疗法** 应用磁场作用于人体以治疗疾病的方法。磁疗有镇痛、消炎、消肿、降压、降脂、软化瘢痕、促进骨生长等作用。护理要点：①眼部磁疗时，应采用小剂量，时间不宜过长；②密切观察磁疗副作用的出现，如头晕、恶心、心悸、嗜睡、失眠，治疗局部皮肤瘙痒、皮疹、疱疹等；③对老年、体弱、急性病、头部病变者一般均以小剂量开始，逐渐增加剂量。

5. **生物反馈疗法** 应用电子技术将人们正常意识不到的身体功能(如肌电、皮肤温度、血压、心率、脑电等)转变为可以被人感觉到的视听信号，再让患者根据这些信号学会控制自身非随意功能的治疗或训练方法。生物反馈疗法将正常属于无意识的生理活动置于意识控制之下，通过生物反馈训练建立新的行为模式，实现有意识地控制内脏活动和腺体的分泌。护理要点：①治疗前进行健康宣教，指导患者自我训练来控制机体功能，需多练习，仪器监测与反馈只是初期训练的手段，不是治疗时全过程；②督促患者每天练习并持之以恒。

(张　敬)

学习小结

本章内容主要介绍了老年人康复护理的相关知识。第一节描述了康复医学的概念，老年人康复护理的基本概念、特点及注意事项。第二节介绍了老年人运动功能、语言功能、吞咽功能、心肺功能障碍常用的评估方法。第三节介绍老年人常用的康复护理技术，包括体位摆放、体位转移技术、运动疗法、吞咽功能障碍训练、言语功能障碍训练、咳嗽及排痰训练、有氧训练、物理因子治疗。本章重点是康复治疗技术在老年护理中的应用。难点是功能障碍的评估。建议在护理工作中结合实践，把具有康复技巧的护理方法应用到临床工作中。其中有些涉及较专业的操作技术，本章节只作简单介绍，详细内容建议参考专科书籍。

复习参考题

1. 简述洼田饮水试验分级及判断标准。

2. 简述有效咳嗽训练的过程。

第十一章　老年人的临终护理

11

临终是指人即将离开人世的最后阶段，临床上一般是指患者或老人去世前数周至 6 个月的这段时间。随着我国人口老龄化的发展及疾病谱的改变，难以治愈疾病如恶性肿瘤、呼吸系统疾病、心脑血管疾病、糖尿病等发病率明显上升，社会对临终关怀的需求越来越大，使医疗保健、老年护理的任务逐渐加重。临终关怀在整个卫生保健体系中的地位也日趋重要，逐渐发展和壮大起来。

第一节　概述

一、临终关怀的定义

　　临终关怀（hospice care）又称善终服务，是一种特殊的卫生保健服务，指由多学科、多方面的专业人员组成的临终关怀团队，对临终患者及其家属提供全面的医疗照护，使临终患者的生命质量提高，能够舒适、无痛苦、有尊严地度过生命的最后旅程。

　　临终关怀是一门以临终患者的生理、心理发展和为临终患者及其家属提供全面照护的实践规律为研究对象的学科，涉及临床医学、护理学、老年医学、心理学、伦理学、社会学、管理学等学科领域。在现阶段，临终关怀的含义为制订一套有组织的医疗护理方案，对现代医学治愈无望的患者解除其痛苦，维护人的尊严，增强其对临终生理、心理状态的适应能力，帮助临终患者平静地走完生命最后历程，以及对临终患者家属实施居丧期关怀的立体化社会卫生服务。其重点在于对临终患者症状的管理和情绪支持，以及对患者家属的心理辅导。

二、老人临终关怀的建立与发展

（一）老年人临终关怀的建立

　　现代临终关怀的建立，是以英国 D. C. Saunders 及其创办的圣·克里斯多弗临终关怀病院为标志。1967 年，Saunders 博士在英国伦敦成立了世界上第一个现代临终关怀机构——圣·克里斯多弗临终关怀病院（St. Christopher Hospice），被誉为"点燃了临终关怀运动的灯塔"。这家临终关怀院以其优良的服务品质、完善的设施成为整个英国，乃至全世界临终关怀组织学习的典范，对世界各国开展临终关怀运动和研究死亡医学产生了重大影响。

相关链接

临终关怀的历史发展

　　临终关怀一词的英文为 hospice，原意为"小旅馆""招待所""济贫院"。最早的临终关怀可以追溯到公元 4 世纪，一位罗马的贵族妇女为了实现积德行善的愿望，在自己家里为贫苦的临终患者提供照顾，并给这些人提供食物和衣服。中世纪时期的 hospice 隶属于宗教团体，是一种慈善服务机构，由教士、修女无偿地为长途跋涉的朝圣者和旅游者提供饮食住宿，照顾患者，替死去的人祈祷和安葬。17 世纪，临终关怀在欧洲兴起，法国牧师文森特在 1600 年曾被海盗掠去当奴隶，对社会底层人的苦难有着深切的体会，回国后，他四处找人募捐，为当地穷人建立了许多慈善机构，如临终关怀院和孤儿院。法国的珍妮夫人在访问里昂贫民区时，在街头发现多数濒死的临终患者痛苦不堪，无人过问，于是她创建了一个专门照顾临终患者的机构，命名为"Hospice"。

（二）老年人临终关怀的发展现状

1. **国外现状**　自 20 世纪 70 年代起，美国、加拿大、日本、澳大利亚以及南非等许多国家都相继开展了临终关怀的工作。美国于 1974 年建立了首家临终关怀医院。1980 年国会颁布法令，在医疗保险计划中加入临终关怀内容，使临终关怀在经费上得到了保证，从而促进临终关怀事业迅速发展。据 2008 年统计，美国共有临终关怀机构 3111 所，其中城市有 2098 所，农村有 1013 所。加拿大 1975 年在蒙特利尔创办了第一个临终关怀院，即加拿大皇家维多利亚临终关怀院。日本淀川基督教医院附设的临终关怀中心成立于 1984 年，该中心收留了很多需要照顾的临终患者并积累了大量的临床资料和科研数据。德国的临终关怀机构规模庞大，拥有临终关怀中心 112 家。

2. **国内现状**　我国现代临终关怀事业起步较晚，最早是从对国外的临终关怀理念引进开始的。中国台湾地区学者谢美娥在 1982 年撰写文章介绍了临终关怀。中国香港特别行政区的九龙圣母医院也在 1982 年提出了善终服务。1986 年中国台湾地区马偕医院主办了第一次临终关怀的学术研讨会。

自 20 世纪 80 年代以来，我国内地相继创办了临终关怀服务机构，开展了临终关怀临床实践与研究。1988 年在天津医学院创办了临终关怀研究中心，同年在上海创办了全国第一家独立的临终关怀机构"南汇护理院"；1992 年北京正式成立"松堂医院"。自此，全国各地相继成立了 200 余家不同类型的临终关怀机构，大约有近万名医务人员从事临终关怀工作。李嘉诚基金会自 2001 年启动"全国宁养医疗服务计划"以来，至今已在全国 32 家著名医院设立宁养院，服务患者超过 10 万人，并发展成为国内临终关怀服务和慈善项目管理的样板。2006 年 4 月，中国生命关怀协会成立，该协会的成立标志着我国的临终关怀事业进入了一个新的发展时期，临终关怀有了一个全国性行业管理的社会团体。2010 年 9 月，中国内地首个社区临终关怀科在上海街道社区卫生服务中心成立。

我国老年患者临终关怀组织主要有三种形式：①临终关怀专门机构，如北京松堂关怀院；②附设的临终关怀机构，即综合医院内的专科病房或病区，这是目前最主要的形式，如中国医学科学院肿瘤医院的"温馨病房"、北京市朝阳门医院的老年临终关怀病区；③家庭临终关怀，一般包括在家庭中建立家庭临终关怀病床或在综合性医院姑息治疗病房中建立家庭式临终关怀病房。如中国香港特别行政区新港临终关怀居家服务部。

我国的临终关怀事业受到了政府的高度重视。早在 1992 年，时任卫生部部长的陈敏章在报告中指出"卫生部准备将临终关怀作为我国医疗卫生第三产业的重点之一，列入事业发展规划，促使其健康发展。"2004 年国内有些地区医院评审标准中新增了临终关怀的内容，从政策导向上予以重视。特别是近年来，如何建立和发展适合我国的老年人临终关怀服务机制已成为国家、政府关注的重要课题。2005 年，中国老龄事业的发展基金会启动了以关注高龄老年人养老问题，建立和完善老年人临终关怀服务机制，为党和政府分忧、促进和谐社会构建为主题的创建"爱心护理院"试点工作，计划在全国实施"爱心护理工程"，在 300 个大中城市建立"爱心护理院"，专门为老龄重病的老年人提供临终关怀服务。

2006 年 2 月，国务院批准了《关于加快发展养老服务业的意见》，明确提出今后发展养老服务业的六项重点工作，其中之一就是支持发展老年护理、临终关怀服务业务，并要求根据实际情况，对开展老年护理、临终关怀服务的机构按规定给予政策扶持。2008 年 1 月，中国生命关怀协会组织开展了"中国城市临终关怀服务现状与政策研究"的调查，这次调研可视为我国城市范围临终关怀服务现状的重要调查，其成果具有非常重要的现实意义和启示性意义。此外，据 2011 年初卫生部出台《护理院基本标准（2011 版）》要求，护理院要设临终关怀科，每床至少配备 0.8 名护理人员，并且在临终关怀科增设家属陪伴室，这充分体现了政府对临终关怀事业发展的重视。

临终关怀的服务原则——"五全"照护

"五全"照护是指为临终者提供全人、全家、全程、全队、全社会的照护。

全人：从临终者身、心、灵三个层面上给予全方位的照顾。

全家：除照顾临终者外，还要照顾其家人、亲朋好友。解决因亲友即将离去所带来的体力、心理和精神问题。

全程：从临终者接受临终关怀开始一直持续到患者死亡，甚至持续到患者死亡后一段时间。

全队：团队应包括医生、护士、社工、志愿者、物理治疗师、营养师、心理师、宗教等人士组成。

全社会：全社会参与建设及支持临终关怀事业。

三、老年人的死亡教育

（一）死亡的概念

死亡是指自然人和生物生命活动的终止，是不可逆的、任何生命体必经的自然现象。科学、准确地确定死亡在医学和法律上都具有重要意义。将心跳和呼吸的停止作为判断死亡的标准已沿袭了几千年，但随着现代医学的进步，尤其是生物工程技术的发展和复苏术、器官移植的广泛应用，心跳、呼吸停止而大脑功能尚保持完整的患者仍可以靠机器来延长生命。而一旦大脑功能受到不可逆的破坏即脑死亡，即使呼吸、心跳仍可依赖于机器维持，也只是保留了植物生命，失去了人的本质特征。1959 年，法国学者 Mollaret 首次提出了"脑死亡"的概念。为此，传统的死亡标准遭到了强烈的冲击。1968 年美国哈佛大学医学院提出了脑死亡（brain death）的诊断标准：①不可逆的深昏迷，对各种内外刺激均无反应；②自主运动和呼吸停止；③脑干反射消失；④脑电波消失。以上 4 条标准在 24 小时内反复测试结果无变化，同时排除体温过低（低于 32℃）及服用巴比妥药物等中枢神经系统抑制剂的病例。目前大多数国家均采用脑死亡作为判断死亡的标准。

（二）老年人对待死亡的心理类型

老年人对待死亡的态度受文化程度、社会地位、宗教信仰、年龄、性格、经济状况、身体状况等多种因素的影响，其对待死亡的心理类型可分为以下几种。

1. **理智型**　当意识到死亡即将来临时，老年人能从容地面对死亡，并在临终前安排好自己的工作、家庭事务及后事，这类老年人一般文化程度和心理成熟度比较高，能意识到自己的死亡对家人和朋友是重大的生活事件，因而总是尽量避免自己的死亡给亲友带来太多的痛苦和影响。他们往往在精神状态还好时，就认真地写好遗嘱，交代自己死后的财产分配、遗体处理或器官捐献等事宜。

2. **积极应对型**　这类老年人有强烈的生存意识，能用顽强的意志与病魔作斗争，忍受着病痛的折磨和诊治带来的痛苦，寻找各种治疗方法以赢得生机。这类老年人大多是低龄老年人，并且有很强的斗志和毅力。

3. **接受型**　这类老年人分为两种，一种是无可奈何地接受死亡的事实，如在农村，有些老年人一到 60 岁，子女就开始为其准备后事，做寿衣、做棺木、修坟基等。对此，老年人只能沉默、无可奈何地接受。另一种老年人把此事看得很正常，他们往往有宗教信仰，认为死亡是到另一个世界去获得重生。

4. **恐惧型**　一些老年人极端惧怕死亡，十分留恋人生。这类老年人一般都有较好的社会地位、经济条件和良好的家庭关系，不想失去美好的生活，因而会不惜代价，寻找起死回生的药方，全神贯注于自己机体的功能上，如喜欢服用一些滋补、保健药品，千方百计延长生命。

5. **解脱型**　此类老年人由于生理、心理等方面的问题，可能是家境贫苦、衣食无着，缺乏子女的关爱，或者身患绝症、病魔缠身极度痛苦。他们对生活已毫无兴趣，悲观失望，不再留恋生活。

6. **无所谓型** 有的老年人不理会死亡，对死亡持无所谓的态度。

（三）死亡教育的概念

死亡教育是有关死亡知识的社会化、大众化的过程。死亡教育最早源于美国，Herman Feifel 于 1959 年发表第一部死亡教育的代表著作《死亡的意义》(The Meaning of Death)，并迅速引起学术界与广大民众对死亡问题的深切关注；1963 年，Robert Fulton 在美国明尼苏达州的大学里首次开设了美国大学的第一门正规死亡教育课程。随后，在英国、日本、法国、德国等国家和中国台湾地区相继建立了死亡教育的相关机构与组织，积极开展死亡教育、临终及居丧方面的实践与研究。

1988 年，天津医科大学成立了我国首家"临终关怀研究中心"，并正式成立了"中华医学会临终关怀专业委员会"，同时提出了"死亡教育"的课题，开启了中国现代死亡教育。

（四）死亡教育的意义

死亡教育是一项既严肃又复杂的工作，不仅有利于医学科学的发展，还与文化传统、伦理道德和风俗习惯有着密切联系。在临终老年人中开展死亡教育具有重要现实意义。

1. **有助于老年人适应人口老龄化、提高个体生命质量** 目前，我国人口老龄化已引起社会的广泛关注，大量老年人需要了解与死亡相关知识。工作的丧失、生理的变化以及社会关系的变化使得老年人承受着过重的心理负担，许多老年人感受不到生活的乐趣和生命的价值。开展死亡教育，有利于老年人重新认识生命的意义，更加珍惜生命、欣赏生命，懂得如何活得健康和有价值，规划高质量的老年生活。

2. **有助于老人了解死亡本质、理性面对死亡** 通过死亡教育，加强老年人对死亡本质的认识，使其明白死亡是人生的一部分，是每个人必须经历的过程，人生的最终结局就是死亡，学会调适不健康、趋向死亡的心理，消除其不平衡心理，让老人能从容地、有尊严地面对死亡。

3. **有助于老年人树立科学的死亡观** 学习死亡的心理过程以及死亡对人们的影响，掌握与死亡有关的知识，可以消除老年人的悲观、恐惧和焦虑心理，为处理后事做好准备。

（五）死亡教育的原则

1. **关爱原则** 意识到人是会死的，是人的一大痛苦来源。对于老年人来说，死亡问题时常困扰着他们的内心，随着年龄增大，"时日不多"的感觉常使他们感到痛苦和焦虑。因此，一方面，进行死亡教育本身的内容层次和价值取向要符合老年人的心理，不能流于浅层次和表面化，要有一定的深度，这样才能感化人，达到预期的效果；另一方面，开展死亡教育时对老年人的关爱要深切，要追踪和跟进下去，要使老年人感受到真诚的关爱。

2. **超越性原则** 超越性是人的生命存在的根本属性，也是人的生命存在的基本生存形态。提及死亡，总是让人悲哀和恐惧。死亡教育应当注重引导老年人追求生命的超越，在精神和道德上修炼，以获得生命的不朽和对死亡的超越，并在追求生命超越的过程中，发现生命的意义，创造生命的价值，实现生命的辉煌。

3. **幸福性原则** 人生的一切行为和追求的终极目标就是幸福。老年人人生经历各异，阅历丰富，对幸福的理解不同，不管是追求现实生活的快乐还是精神的愉悦都无可厚非。开展死亡教育时帮助老年人不断认识自己和提升自己，同时回归本真，发挥自己最大潜能，不断调整，以达己愿，追求幸福最大化。

4. **个体化原则** 在开展死亡教育时，要把前人的宝贵经验与现代医学的发展结合起来，讲解死亡的定义、本质、特点、标准、类型、过程以及安乐死和临终关怀等，要注重科学性和实用性，并做到有的放矢，针对具体的问题和困惑进行相关教育。

（六）死亡教育的内容和方法

1. **克服怯懦思想** 目前，在老年人中，因疾病迁延无法治愈或生命质量低下导致的自杀是一个值得重视的问题。护士应该引导教育老年人，克服怯懦和逃避的心理，肯定生命存在的价值和意义。

2. **正确对待疾病** 疾病危及人的健康和生存，和疾病作斗争，某种意义上是和死亡作斗争。医护人员应以"患者为中心",以支持患者、控制症状、姑息治疗与全面照护为主,让他们知道积极的心理活动有利于提高人的免疫功能,良好的情绪、乐观的态度和充足的信心是战胜疾病的最重要因素。

3. 树立正确的生命观 唯物主义的观点认为,提出生命有尽头,可以使人们认识到个人的局限性,从而思考怎样去追求自己的理想和更好地度过人生的岁月。从这个意义上说,对"死亡"的思考,也就是对"整个人生观"的思考。护理人员应通过良好的护理服务,减缓老年患者的孤独、失落感,增加舒适感,帮助他们树立正确的"死亡观",提高其生命质量,维护其尊严。同时,注重满足患者的情感与精神需求,进行适时有效的心理疏导,营造家庭式关爱的氛围,以利于患者的精神平和与愉悦。

4. 作好充分的心理准备 当人们步入老年期以后,面临的是走向人生的终极——死亡。人们追求优生、优活,也希望善终、优死。尽量使剩余的时间过得有意义,认识和尊重临终的生命价值,这对于临终的老年人是非常重要的,也是死亡教育的真谛所在。

四、舒缓疗护

(一)舒缓疗护的概念

舒缓疗护(palliative care)又称姑息治疗,是指为无治疗希望的疾病末期患者提供积极的、人性化的服务,主要是通过控制疼痛,缓解躯体上的不适症状和提供心理、社会和灵性上的支持,从而提高患者的生命质量。

舒缓疗护的主要服务对象是晚期癌症患者,服务的重点是改善癌症患者的生命质量,减少躯体痛苦与心理不适。从患者被确诊为癌症晚期的那一刻开始,医护人员根据其病情需要和家属的意见,结合心理社会等方面的需求,为患者提供生理、心理、社会等多方面的综合性服务。舒缓疗护肯定了生命的重要性,既不可以缩短生命,也不有意延长生命,体现了人类对生命的尊重。

(二)舒缓疗护与临终关怀的关系

1. 二者之间的联系 临终关怀与舒缓疗护之间的联系可概括为以下几点。

(1)目标相同:临终关怀与舒缓疗护的目标,均是提高患者的生命质量、减轻痛苦,尊重患者的权利和维护患者的尊严。

(2)措施相同:临终关怀是对临终患者的一种综合性医疗、护理服务,在临终关怀中主要的治疗手段就是舒缓疗护,这种治疗的目的不是治愈疾病和刻意延长生命,而是控制症状和减轻身心痛苦。

2. 二者之间的区别

(1)舒缓疗护是临终关怀的主要治疗服务内容,但不是仅限于临终关怀服务,还可应用于老年长期照护服务之中。

(2)临终关怀和舒缓疗护虽然应用于临终关怀服务之中,但从服务对象、地点、人员、目标等方面还有一定的区别,临终关怀与舒缓疗护的比较见表11-1。

表11-1 临终关怀与舒缓疗护比较

内容	临终关怀	舒缓疗护
服务对象	预期寿命≤6个月的患者及其家属	恶性肿瘤患者
服务期限	≤6个月	无明确期限
服务地点	医疗机构、养老机构、居家	医疗机构
服务人员	多学科团队	多学科团队
服务内容	综合性医疗、护理服务	综合性医疗、护理服务
服务目标	提高患者生命质量,控制疼痛及缓解症状,维护患者尊严	提高患者生命质量,控制疼痛及缓解症状,维护患者尊严
管理方式	由护士进行病历管理	由医师进行病历管理

第二节　临终老人的护理

一、临终护理的概念

老年人的临终护理是护理人员运用各种知识与技能对处于临终状态的老年人给予精心照顾,包括生理、心理、社会等方面的护理。临终护理的核心是"关爱",其目的是尽最大努力、最大限度地减轻患者的痛苦,稳定情绪,缓和面对死亡的恐惧与不安,维护其尊严,提高生命质量,使临终患者在亲切、温馨的环境中离开世界。

二、临终老年人常见的心理特征及心理护理

老年人的人格特点、信仰、文化程度,以及他在病中所体验到的痛苦与不适程度、医护人员和家人对其关心程度以及以前的生活状况、生活满意程度等决定了其临终前的心理反应。

(一)临终老年人常见的心理特征

临终老年人大多要经历否认、愤怒、协议、忧郁、接受等复杂的心理变化过程。除有以上各种心理体验外,还具有个性的心理特征:

1. 情绪波动较大　如冷漠、暴躁、懒惰脆弱、依赖性增强、自我调节和控制能力差等。表现为感觉异常敏感,猜忌多疑,对自己的病过于关心,而不关心其他事;遇到不顺心的事好生闷气、好发脾气;越来越被动,感情脆弱,甚至幼稚;当进入临终期时,身心日益衰竭,精神和肉体上忍受着双重折磨,感到求生不能,求死不能,这时心理特点以忧郁、绝望为主要特征。

2. 思虑后事,留恋亲友　大多数老年人倾向于个人思考死亡问题,比较关心死后的遗体土葬还是火葬,是否被用于尸解和器官捐献移植;考虑家庭安排,财产分配;担心配偶的生活和子女、儿孙的工作、学业等。

(二)临终老年人的心理护理

心理护理是老年人临终护理的重点,要使临终老年人处于舒适、安宁的状态,必须充分理解和关爱老年人,给予其心理支持和精神慰藉。

1. 陪伴和触摸　临终老年人在走过生命最后旅程的过程中难免会感到孤独不安,此时特别需要身边有人陪伴,陪伴者即使不说话,也能给老人极大的安慰和支持。因此,家属和护理人员应多陪伴老人。触摸也是大部分临终老人愿意接受的一种交流方法。护士在护理过程中,针对不同情况,可以轻轻抚摸临终老人的手、上臂、额头及胸、腹、背部,抚摸时动作要轻柔,手部的温度要适宜。通过对老年人的触摸能获得他们的信赖,减轻其孤独和恐惧感,使他们有安全感和温暖感。

2. 耐心倾听和诚恳交谈　护士应鼓励老年人把愤怒、恐惧、悲哀、绝望等等负性情绪倾诉、表达出来,同时认真、仔细地听老年人诉说,使其感到被关心、理解和支持。对虚弱而无力进行语言交流的老年人,要善于运用肢体语言,通过表情、眼神、手势表达理解和爱,并以熟练的护理技术操作取得老年人的信任和配合。通过交谈,及时了解老年人真实的想法和临终前的心愿,尽量照顾老年人的自尊心、尊重他们的权利,满足他们的各种需求,减轻他们的焦虑、抑郁和恐惧,使其没有遗憾地离开人世。

3. 帮助老年人保持社会联系　鼓励老年人的亲朋好友、同事等多探视和陪伴,不要将老人隔离开来,以体现他们的生存价值,减少孤独和悲哀。

4. 适时有度地开展死亡教育　尊重老年人的民族习惯和宗教信仰,根据老年人不同的职业、心理反应、性格、社会文化背景,在适当的时机,谨言慎语地与老年人及其家属共同探讨生与死的意义,肯定老年人的一生,有针对性地进行精神安慰和心理疏导,帮助老年人正确认识、对待生命和疾病,从对死亡的恐

惧与不安中解脱出来，以平静的心情面对即将到来的死亡。

5. 重视心灵沟通　美国学者 Carlton Fort Benton 对临终老年人精神生活的研究结果表明，接近死亡的人，其精神和智力状态并不都是混乱的，49% 的老年人直到死亡前一直是很清醒的，22% 有一定意识，20% 处于清醒与混乱之间，仅 3% 的人一直处于混乱状态，且临终者最后消失的感觉是听觉。因此，不断对临终或昏迷老年人讲话是很重要而有意义的，护理人员应鼓励家属对老年人表达积极、明确、温馨的尊重和关怀，让临终者在亲情的呵护中安然辞世。

临终老年人的心理变化经历不同的阶段，在各个过程都包含了"求生"的希望，临终阶段的种种心理变化，会导致他们精神上的崩溃、躯体症状的加重，甚至是疾病恶化。他们真正需要的是脱离痛苦恐惧，获得精神上的舒适和放松。因此，临终心理护理的关键是护理人员及时了解临终老年人的心理状态，满足其身心需要，使他们在安静舒适的环境中以平静的心情告别人生。

三、临终老年人常见的躯体症状及护理

（一）疼痛

疼痛是临终患者，尤其是癌症晚期患者最严重的症状。在生命的最后几天，超过半数的人会有新的疼痛产生。疼痛不仅影响患者睡眠、饮食、活动和情绪，还可使家属感到沮丧和失望，因此，疼痛控制是症状控制的关键。首先应及时、有效、正确使用"三阶梯法"。应用止痛药应足量、规律，一旦患者开始遭受疼痛，就积极主动运用各种方法控制或减轻疼痛，并非被动地限制使用止痛药。对无法口服止痛药造成不安与痛苦者，可使用皮肤贴片、舌下含化、静脉或肌内注射等各种方式给予止痛药。除了药物止痛，还可采用其他方法缓解疼痛，如松弛术、催眠术、针灸疗法、神经外科手术疗法等。其次，护理人员应将能采取的控制疼痛的最佳措施告知患者，避免患者焦虑和担忧。再次，如果疼痛难以控制，患者没有食欲，不要勉强患者进食，以免增加他们的负担与痛苦。最后，要尽可能满足和了却患者最后的心愿，不限制家属探视，以温情和友爱来稳定情绪，减轻痛苦。

理论与实践

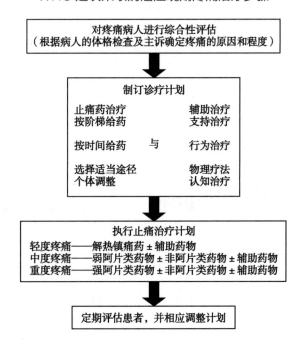

WHO 建议采取的癌症晚期疼痛治疗步骤

（二）呼吸困难

临终老年人由于呼吸中枢麻痹，呼吸肌收缩减弱，分泌物在支气管滞留等原因，出现呼吸困难症状，如鼾声、痰鸣、鼻翼翕动、呼吸由快变慢、由深变浅，出现潮式呼吸、点头样呼吸等。因此，床旁应备好吸引器，以帮助临终老年人及时吸出痰液和口腔分泌液，防止窒息。当患者呼吸表浅、急促或有潮式呼吸时，立即给予持续性吸氧，病情允许时可适当取半坐卧位或抬高床头。对有喘息的患者，可遵医嘱应用抗焦虑药物，必要时使用吗啡降低呼吸速率。同时，开窗或使用风扇通风。此外，当患者出现痰鸣音，即所谓的"濒死喉声"，可使用湿冷的气雾进行雾化，使分泌物变稀，易于咳出。对张口呼吸者，用湿巾或棉签湿润口腔，或用护唇膏湿润嘴唇，患者睡着时用薄湿纱布遮盖口部。

（三）谵妄

有的患者死前会出现谵妄等神志变化，症状在下午或晚上更严重，可能为癌症脑转移、代谢性脑病变、电解质紊乱、营养异常或败血症等因素导致。需密切观察患者症状及病情变化，查找原因，如疼痛、脑缺氧、气喘、膀胱充盈或直肠胀满等，给予对症处理。

（四）大出血

严重急性的呕血、便血、阴道出血等，一次出血量在 800ml 以上，会出现休克现象，是造成临终患者死亡的直接原因，需要迅速予以控制。需准备相关抢救药物和器械，以便随时遵医嘱给予患者镇静、止血及止痛，并配合医师进行其他止血处理。同时密切观察病情变化，尤其是循环状态、神志改变等。当患者大出血时，陪伴患者并且握着他的手，减轻或消除患者的精神紧张和情绪波动。胃肠道出血者一般应禁食 24～48h，胃部冷敷；协助呕血者采取易于呕出的体位，防止误吸。便血频繁者，可在患者肛周垫上纸垫，患者每次排便后应拭净，保持臀部清洁。

（五）吞咽困难

临终患者可能会出现由于口腔、喉或食管损伤、局部的机械性梗阻或神经运动障碍导致的吞咽困难。应根据不同的原因采取不同的治疗措施。在病情许可的情况下尽量满足患者的饮食需求，进食时保持环境安静、舒适。可取躯干垂直、颈部微微向前屈曲位。卧床患者可取仰卧位，床头抬高 30°、头部稍前倾位。对于不能经口进食的患者，可采用人工方法，如全胃肠外营养等，给予足够的热量和水分。

（六）压疮

临终老年人由于肌张力差，加之体质衰竭和长期卧床或因躯体疼痛而长期采取某一种体位，极易导致压疮的发生。护理人员应帮助患者维持舒适的体位，勤翻身，并使用减轻压力的气垫床，在受压部位及骨突处使用预防性减压贴。及时更换潮湿的床褥并保持患者皮肤清洁。

老年患者临终的情况各不相同，有的是突然死亡，有的是逐渐衰竭导致死亡。后者有较长的时间挣扎于生和死的边缘。但是患者并不能同时出现所有的濒死症状，也不是所有的症状都会出现，因此，护理人员要密切观察病情变化，加强巡视，除了作好环境和各种基础护理之外，也要做好预后的估计和抢救准备。一旦出现以上症状，应及时给予相应处理，以使患者无痛苦地度过人生的最后时刻，同时，让家属做好心理和物质上的准备，妥善安排后事。

第三节　临终老人家属的居丧护理

一、居丧照护

居丧照护（Bereavement care）是临终关怀中在临终患者去世前后给临终患者家属提供的一种身心照护。死亡是给活着的人的巨大创伤，亲人特别是自己心爱的人去世的悲伤是人所经历痛苦经验中最强烈的一种。让丧亲者顺利度过悲伤阶段,恢复正常的生活,是临终关怀的重要内容。

临终关怀的居丧照护,通常是从临终患者进入濒死期开始协助临终患者家属做好后事准备,在患者去世后,则协助办理丧葬事宜,并做好家属的心理辅导工作。居丧照护的内容一般可分为以下5个方面。

1. 陪伴与倾听　对于刚刚失去亲人的悲伤者,此时最需要的是一位能够理解且有同情心的听众。对于护理人员而言,如何适时地引导他们表达内心的悲伤与痛苦是非常重要的。在居丧照护过程中,良好的陪伴与倾听,比劝导更为重要。

2. 协助办理丧事　包括协助悲伤者接受死者已逝的事实;给予悲伤者表达内心悲痛的机会;鼓励其亲属和朋友,对悲伤者表达关怀与爱,提供必要的社会支持与帮助;肯定死者在社会与家庭中的地位和影响。

3. 鼓励倾诉及表达哀伤　协助悲伤者将心中的哀伤用多种形式表现出来。如哭泣、愤怒、罪恶感等。哭泣通常是悲伤者最常用的情感表达方式,哭并不是懦弱的表现,也不是没有能力处理问题,而是一种很好的缓解内心悲伤情绪的有效方式。

4. 帮助恢复日常生活　亲人去世后居丧者家中会有许多问题需要处理,临终关怀者应深入了解他们的实际困难,提供切实有效的支持和帮助。

5. 帮助适应新生活　协助悲伤者独立生活,建立新的人际关系,鼓励他们积极参与社会活动等。

二、对丧偶老年人的哀伤辅导

丧偶是生活中重大的心理应激事件之一,尤其对老年人来说更是沉重的打击。一旦配偶亡故,常常会悲痛欲绝、不知所措,持续下去可能引发包括抑郁症在内的各种精神疾患,加重原有的躯体疾病,甚至导致死亡。有研究报道,在近期内因失去配偶出现心理失衡而导致死亡的老年人是一般老年人死亡的7倍。

(一)丧偶老年人的心理反应

丧偶老年人的心理承受能力、身体状况、夫妻关系等都能影响丧偶老年人的心理。一般来说,丧偶老年人的心理反应会经历4个阶段:

1. 麻木　很多老年人在得知配偶亡故的消息后,都会表现得麻木、发呆,持续几小时至数天。这种麻木并不意味情感淡漠,而是情感休克的表现。麻木、发呆可以看作是对噩耗的排斥,也是对自己无力驾驭强烈情感的压抑。

2. 内疚　在接受了配偶亡故的消息后,很多老年人会反复思考逝者去世前发生的事情,出现内疚、自责的现象。总觉得对不起逝者,甚至认为对方的死自己要负主要责任。真切希望逝者能够回来,甚至有时能看到或感觉到逝者的存在,感到失去他(她)之后,自己是多么的孤独。这种状态可持续数周甚至数年。内疚在所有丧偶的老年人中或多或少都存在,只要不太强烈,这一阶段最终会过去,可不加干预。

3. 颓废　随着时间的推移,丧偶老年人会逐渐理智地承认既成的事实,由于配偶去世,生活常规发生改变,老人往往会无所适从,经常有空虚、孤独、颓废的感觉,对一切事物失去兴趣,对周围的人也产生了淡漠之情。

4. 恢复　当丧偶的老年人逐渐认识到人的生、老、病、死是无法抗拒的自然规律,对配偶最好的思念和寄托就是自己保重身体、更好地生活下去,理智战胜了感情,身心也就能逐渐恢复常态,开始积极寻找探索新的生活。

(二)对丧偶老年人的照护

1. 安慰与支持　在刚刚得知配偶去世的消息后,老年人可能会表现出麻木,出现情感休克。护士在安慰与关心的同时,应陪伴在老年人身旁,如轻轻握住他(她)的手,或扶住他(她)的肩。由于内心承受了巨大的打击,丧偶的老年人往往难以对关心和安慰作出适当的反应或表示感激,甚至拒绝他人的好意。这是因为丧偶者往往把悲哀的时间和强度等同于对死者的感情。这时,千万不要放弃对老年人的安慰,应该让其明白，痛苦和悲哀不是衡量某种关系价值的指标，正常的悲哀反应会随着时间的推移逐渐淡化，悲哀的正常淡化并不意味着对死者的背叛。持续地安慰，可以使丧偶老年人感到并非独自面对不幸，进而增强战胜孤独的信心。

此外，应及时照护好老年人的日常生活，如帮助料理家务、处理后事，提醒老年人的饮食起居，保证充分的休息。

2. 诱导发泄 护理人员应允许并鼓励丧偶的老年人痛哭、诉说和回忆，或鼓励用写日记的形式寄托自己的哀思。有些老年人强忍悲伤，从不失声痛哭，悲痛难以宣泄，只能更加压抑或消沉。此时，应该告诉老年人，哭泣是一种很自然的情感表现，不是软弱，而是一种很好的疏解内心忧伤情绪的方法，诱导老年人把悲哀宣泄出来。同时，鼓励老年人说出自己的内疚感和引起内疚感的想法、事件等，并帮助他（她）分析，学会原谅自己，避免自责。

3. 转移注意力 为了避免老年人睹物思人，可与老年人及其家属商量，把已故配偶的遗物暂时收藏起来，这样可以减轻精神上的痛苦。心理学家认为，利他行为可以有效地减轻丧偶者的悲哀，从而缓解紧张、焦虑的情绪，使自己尽早摆脱孤独和抑郁，增进健康。建议老年人多参与外界交往，多与子孙交谈，或到亲戚朋友家小住一段时间，或到外面走一走；鼓励老年人多参与集体活动，培养一些业余爱好，如书法、绘画、垂钓等，或做一些有利于他人的力所能及的事，以转移注意力，尽快走出丧偶的阴影。

4. 建立新的生活方式 配偶过世后，原有习惯的生活方式和规律几乎全部被打破，此时，应该帮助老年人调整生活方式，使之与子女、亲友重新建立和谐的依恋关系，使老年人感受到虽然失去了配偶，但家庭成员间的温暖与关怀依旧，感到生活的连续性和安全感，从而使他们尽快走出丧偶的阴影，投入新的生活。

5. 关于丧偶老年人再婚 大量研究表明，老年人最怕的就是孤独。丧偶后，老年人需要在家庭生活中寻找一种新的依恋关系，这种依恋关系可补偿丧偶后的孤独感和心理失落感。大量的事实证明，作好老年人的再婚工作，对社会、对家庭、对老年人的健康长寿均是有益的，应当从法律上予以保护，从道义上给予支持。老年人是否再婚是他们自己的权利，家庭和社会只能给他们提供参考意见，不能强行干涉。作为丧偶老年人的子女，应当懂得更多地关心老年人的生活，支持老年人的正当要求和需要。

总之，了解丧偶老年人的心理状态，进行有效的心理干预，使他们尽快摆脱和缩短丧偶后因过度悲伤而引起的心理失衡，对维护丧偶老年人的身心健康十分重要。

临终关怀是一门新的学科，对护士来说是护理观念和护理方式上新的变革和发展。展望未来，为适应人口老龄化这一社会现实，我国开展临终关怀是必须的。护理工作被视为是对"生命的守候"，更应当在临终关怀这一生命的最终关怀领域当中大有作为。因此，护理人员除了掌握本专业的知识以外，还必须掌握与临终关怀工作密切相关的知识，进一步深化临终关怀的理论研究和社会化普及，积极探索适合我国国情的临终关怀模式，推动我国临终关怀事业的完善和发展。

（董　博）

学习小结

本章介绍了老年人的临终护理。第一节临终护理概述中包括临终关怀的定义、现状、老年人的死亡教育、舒缓疗护，其中老年人的死亡教育中包括死亡的概念、老年人对待死亡的心理类型，以及死亡教育的内容、原则和意义。舒缓疗护中包括舒缓疗护的概念，舒缓疗护与临终关怀的关系等问题。第二节临终老年人的护理中包括临终护理概述、临终老年人常见的心理特征及心理护理、临终老年人常见的躯体症状及护理。其中心理特征包括否认、愤怒、协议、忧郁、接受等几个阶段变化，躯体症状包括疼痛、呼吸困难、谵妄、大出血、吞咽困难、压疮等。第三节临终老人家属居丧护理，包括居丧照护和对丧偶老人的哀伤辅导两部分内容。

本章学习的重点内容为临终老人常见的心理特征及心理护理、临终老人常见的躯体症状及护理。本章的难点是临终老人家属的居丧护理。

复习参考题

1. 简述临终老年人的心理变化及相应的护理措施。

2. 对于临终老年人的家属，护理人员应给予哪方面的支持？

3. 如何照顾和护理丧偶老年人？

参考文献

<<<<< 1　周立平, 杨雪梅, 冷育清. 老年护理. 武汉: 华中科技大学出版社, 2015.

<<<<< 2　邓科穗, 钟清玲. 老年护理学. 北京: 中国医药科技出版社, 2016.

<<<<< 3　董碧蓉. 新概念老年医学. 北京: 北京大学医学出版社, 2015.

<<<<< 4　范荣兰, 何利. 老年护理学. 西安: 第四军医大学出版社, 2010.

<<<<< 5　窦祖林. 吞咽障碍评估与治疗. 2版. 北京: 人民卫生出版社, 2017.

<<<<< 6　高振英. 最后的陪伴. 北京: 学苑出版社, 2016.

<<<<< 7　郭桂芳. 老年护理学. 北京: 人民卫生出版社, 2012.

<<<<< 8　国医编委会. 家庭生活窍门与禁忌全知道. 哈尔滨: 黑龙江科学技术出版社, 2016.

<<<<< 9　韩鹏. 内蒙古财经大学学术文库, 新时期我国人口老龄化问题　基于人口规模结构变化趋势及对经济社会发展影响的研究. 北京: 经济管理出版社, 2015.

<<<<< 10　化前珍. 老年护理学. 3版. 北京: 人民卫生出版社, 2012.

<<<<< 11　黄晓琳, 燕铁斌. 康复医学. 5版. 北京: 人民卫生出版社, 2013.

<<<<< 12　励建安, 毕胜, 黄晓琳译. 北京: 人民卫生出版社, 2013.

<<<<< 13　李小妹. 护理学导论. 北京: 人民卫生出版社, 2006.

<<<<< 14　李玲, 朱艳. 老年护理学. 济南: 山东人民出版社, 2014.

<<<<< 15　马燕兰, 侯慧如. 老年疾病护理指南, 北京: 人民军医出版社, 2013.

<<<<< 16　桑德春, 贾子善. 老年康复学. 北京: 北京科学技术出版社, 2016.

<<<<< 17　宋岳涛, 刘运湖. 临终关怀与舒缓治疗. 北京: 中国协和医科大学出版社, 2014.

<<<<<< 18　孙颖心. 老年心理护理与康复咨询. 北京：经济管理出版社，2006.

<<<<<< 19　孙建琴. 中国老年人膳食指南（2016）解读与应用. 保健医苑，2017（3）：30-32.

<<<<<< 20　唐凤平. 老年护理. 北京：人民卫生出版社，2010.

<<<<<< 21　童晓云. 老年护理. 郑州：河南科学技术出版社，2013.

<<<<<< 22　王春生，曾熙媛，顾美仪. 中华当代护理大全第二卷中册　护理实践与管理. 江西：江西科学技术出版社，2015.

<<<<<< 23　王建荣，皮红英，张稚军. 基本护理技术操作规程与图解. 3 版. 北京：科学出版社，2016.

<<<<<< 24　王天明. 老年人照顾护理全图解. 北京：北京出版社，2015.

<<<<<< 25　王燕，高静. 老年护理学. 北京：中医药出版社，2016.

<<<<<< 26　王艳梅. 老年护理学. 北京：人民卫生出版社，2003.

<<<<<< 27　王艳梅. 老年护理学. 2 版. 北京：人民卫生出版社，2013.

<<<<<< 28　王志红，詹林. 老年护理学. 上海：上海科学技术出版社，2011.

<<<<<< 29　吴江. 神经病学. 北京：人民卫生出版社，2013.

<<<<<< 30　吴丽芬，邱爱富，徐毕卿等. 当代老年护理学. 3 版. 台北：华杏出版股份有限公司，2013.

<<<<<< 31　许江萍，张东志. 中国养老产业投资潜力与政策研究. 北京：经济日报出版社，2016.

<<<<<< 32　燕铁斌. 康复护理学. 3 版. 北京：人民卫生出版社，2012.

<<<<<< 33　杨雪. 世界人口老龄化读本. 北京：学习出版社，2017.

<<<<<< 34　杨雪琴，熊莉娟. 老年护理. 北京：人民卫生出版社，2014.

<<<<<< 35　易康. 食物营养与功效速查手册. 哈尔滨：黑龙江科学技术出版社，2014.

<<<<<< 36　尤黎明，吴瑛. 内科护理学. 北京：人民卫生出版社，2013.

<<<<<< 37　尤黎明. 老年护理学. 北京：北京大学医学出版社，2008.

<<<<<< 38　余晓齐. 老年护理学. 郑州：河南科学技术出版社，2013.

<<<<<< 39　章稼，王晓臣. 运动治疗技术. 2 版. 北京：人民卫生出版社，2016.

<<<<<< 40　张建，范利. 老年医学. 北京：人民卫生出版社，2014.

<<<<<< 41　张蕴，杜卫京. 老年护理学. 北京：清华大学出版社，2007.

<<<<<< 42 张玉莲. 家庭护理丛书 老年护理. 西安: 西安交通大学出版社, 2015.

<<<<<< 43 赵群. 老年护理学. 上海: 上海科学技术出版社, 2010.

<<<<<< 44 陈新国. 老年人主观幸福感概述. 心理技术与应用, 2014, 6(10): 88-90.

<<<<<< 45 左月然. 对护理专业开展健康教育的认识和思考. 中华护理杂志, 2000, 35(6): 325.

<<<<<< 46 Donna Frownfelter, Elizabeth Dean. 心血管系统与呼吸系统物理治疗: 证据到实践. 5版. 郭琪, 曹鹏宇, 喻鹏铭译. 北京: 北京科学技术出版社, 2017.

<<<<<< 47 Walter R. Frontera, Joel A DeLisa, et al. DeLisa 物理医学与康复医学理论与实践. 5版.

<<<<<< 48 Julia Balzer Riley. Communication in Nursing. 北京: 人民卫生出版社, 2010.

<<<<<< 49 陈杰华, 郭冉. 从新国情到新国策: 积极应对人口老龄化的战略思考. 国家行政学院学报, 2016, 11(5): 27-34, 141-142.

<<<<<< 50 程杰, 赵文. 人口老龄化进程中的医疗卫生支出: WHO 成员国的经验分析. 中国卫生政策研究, 2010, 3(4): 54.

<<<<<< 51 王黎, 孙兆元, 尹莉, 等. 养老机构长期护理区护理人力资源配置研究. 中华护理杂志, 2016, 51(1): 15-20.

<<<<<< 52 王黎, 赵良羚, 宋书梅, 等. 持续照料养老社区辅助生活区护理人力资源配置研究. 中国护理管理, 2015, 15(8): 965-970.

<<<<<< 53 吴玲, 赵玲, 朱书翠. 养老机构中护士的角色定位. 基层医学论坛, 2012, 16(9): 1191-1192.

<<<<<< 54 袁微. 我国人口老龄化问题探析. 中国市场, 2017, (11): 163-164.

<<<<<< 55 Bethea L, Balazs A. Improving intergenerational health care communication, J Health Commun. 1997, 2(2): 129.

<<<<<< 56 中华医学会老年医学分会, 中华老年医学杂志编辑部. 中国健康老年人标准(2013). 中华老年医学杂志, 2013, 32(8): 801.

<<<<<< 57 美国人口普查局. 老龄化世界: 2015 报告 .http://www.199it.com/archives/457979.html

<<<<<< 58 WHO. 2016—2020 年老龄化与健康全球战略和行动计划. 世界卫生大会 WHA 69.3 号决议. http://www.who.int/ageing/events/idop_rationale/zh/

<<<<< 59 中国新闻网. 世卫报告: 全球人口平均寿命 71 岁　日本最长寿. 中国新闻网. 2015. http://www.chinanews.com/gj/2015/05-14/7275649.shtml

<<<<< 60 世界卫生组织. 中国老龄化与健康国家评估报告. 2016. http://apps.who.int/iris/bitstream/10665/194271/5/9789245509318-chi.pdf?ua=1

附 录

附录一

日常生活能力量表(ADL)

项目	分数	项目	分数
1. 使用公共车辆	1 2 3 4	8. 梳头、刷牙	1 2 3 4
2. 行走	1 2 3 4	9. 洗衣	1 2 3 4
3. 做饭菜	1 2 3 4	10. 洗澡	1 2 3 4
4. 做家务	1 2 3 4	11. 购物	1 2 3 4
5. 服药	1 2 3 4	12. 定时上厕所	1 2 3 4
6. 吃饭	1 2 3 4	13. 打电话	1 2 3 4
7. 穿衣	1 2 3 4	14. 处理自己钱财	1 2 3 4

计分说明: 1 分: 自己完全可以做; 2 分: 有些困难; 3 分: 需要帮助; 4 分: 自己完全不能做。评价: 总分最低 14 分; >14 分有不同程度的功能下降。最高 56 分, 凡有 2 项或 2 项以上≥3 分, 或总分≥22 分, 为功能明显障碍

Barthel 指数评定量表

项目	评定内容	标准
进食	可独立进食	10
	需部分帮助	5
	需极大帮助或完全依赖他人	0
洗澡	准备好洗澡水后, 可自己独立完成	5
	在洗澡过程中需他人帮助	0
修饰	可自己独立完成	5
	需他人帮助	0
穿衣	可独立完成	10
	需部分帮助(能自己穿或脱, 但需他人帮助整理衣物, 系扣子, 拉拉链, 系鞋带等)	5
	需极大帮助或完全依赖他人	0
控制大便	可控制大便	10
	偶尔失控	5
	完全失控	0
控制小便	可控制小便	10
	偶尔失控	5
	完全失控	0

项目	评定内容	标准
如厕	可独立完成	10
	需部分帮助（需他人搀扶，需他人帮忙冲水或整理衣裤等）	5
	需极大帮助或完全依赖他人	0
床椅转移	可独立完成	15
	需部分帮助（需他人搀扶或使用拐杖）	10
	需极大帮助（较大程度上依赖他人搀扶和帮助）	5
	完全依赖他人	0
平地行走	可独立在平地上行走 45m	15
	需部分帮助（需他人搀扶，或使用拐杖、助行器等辅助用具）	10
	需极大帮助（行走时较大程度上依赖他人搀扶，或坐在轮椅上自行在平地上移动）	5
	完全依赖他人	0
上下楼梯	可独立在平地上行走 45m	10
	部分帮助（需扶楼梯、他人搀扶，或使用拐杖等）	5
	需极大帮助或完全依赖他人	0

计分说明: 重度依赖 0~40分 完全不能自理，全部需要他人照护
中度依赖 59~41分 部分不能自理，大部分需他人照护
轻度依赖 60~99分 极少部分不能自理，部分需他人照护
无需依赖 100分 完全自理，无需他人照护

PULSES 量表评定内容

生活能力	项目	分值
1. 身体情况（P）	1. 内科情况稳定，只需每隔 1 个月复查。	1
	2. 内科情况尚属稳定，每隔 1 周需复查。	2
	3. 内科情况不大稳定，最低限度每周需复查。	3
	4. 内科情况不稳定，每天要严密进行医疗监测。	4
2. 上肢功能及日常生活自理情况（U）	1. 生活自理，上肢无残损。	1
	2. 生活自理，但上肢有一定残损。	2
	3. 生活不能自理，须别人扶助或指导，上肢有残损或无残损。	3
	4. 生活完全不能自理，上肢有明显残损。	4
3. 感官与语言交流功能（S）	1. 能独自语言交流，视力无残损。	1
	2. 基本上能进行语言交流，视力基本无障碍，但感官及语言交流功能有一定缺陷。例如轻度构音障碍、轻度失语、要戴眼镜或助听器，或经常要用药物治疗。	2
	3. 在别人帮助下或指导下能进行语言交流，视力严重障碍。	3
	4. 聋、盲、哑不能进行语言交流，无有用视力。	4
4. 排泄功能（E）	1. 大小便完全自控。	1
	2. 基本上能控制膀胱括约肌及肛门括约肌，虽然有尿急或急于解便，但尚能控制，因此可参加社交活动或工作；或虽要插导尿管，但能自理。	2
	3. 偶尔有尿床或溢粪。	3
	4. 大小便失禁，常有尿床或溢粪。	4
5. 社会活动功能（S）	1. 能适应完成日常生活任务，并能尽家庭及社会职责。	1
	2. 基本上适应，但需在环境上、工作性质和要求上稍作调整和改变。	2
	3. 适应程度差，须在别人指导、帮助下，才能适应家庭和社会环境，进行小量力所能及的家务或工作。	3
	4. 完全不适应在家庭和社会环境下生活，须长期住院治疗或休养。	4

评分方法: 各项分值相加，其和为总分。6 分为情况最佳；6~12 分表示独立生活能力轻度受限；12~16 分表示独立自理生活严重受限；大于 16 分表示有严重残疾

附录二　功能性日常生活能力的评估量表（LADL）

生活能力	项目	分值
你能自己做饭吗？	无需帮助	2
	需要一些帮助	1
	完全不能自己做饭	0
你能自己做家务活勤杂工作吗？	无需帮助	2
	需要一些帮助	1
	完全不能自己做家务	0
你能自己服药吗？	无需帮助（能准时服药，剂量准确）	2
	需要一些帮助（别人帮助服药或提醒服药）	1
	完全不能自己服药（没有帮助完全不能自己服药）	0
你能去超过步行距离的地方吗？	无需帮助	2
	需要一些帮助	1
	除非做特别安排，否则安全不能旅行	0
你能去购物吗？	无需帮助	2
	需要一些帮助	1
	完全不能自己出去购物	0
你能自己理财吗？	无需帮助	2
	需要一些帮助	1
	完全不能自己独立理财	0
你能自己打电话吗？	无需帮助	2
	需要一些帮助	1
	完全不能自己打电话	0

评分说明：其中0、1、2分评估标准是：0分为完全不能独立完成；1分为需要一些帮助；2分为无需帮助。该量表得分0~14分，分值越高，得分者的功能性日常生活能力越强。得分14分为完全正常，低于14分为不同程度的功能下降

附录三 简易智力检查量表（MMSE）

简易智力检查量表（MMSE）	评分	
I 定向力（10分）	1. 今年是哪一年？	0 1
	2. 现在是哪个季节？	0 1
	3. 现在是几月份？	0 1
	4. 今天是星期几？相差1~2天均算正确。	0 1
	5. 今天是几号？相差1~2天均算正确。	0 1
	6. 你现在是在哪一个省？	0 1
	7. 你现在居住在哪个省（市）？	0 1
	8. 你现在居住在哪个区（县）？	0 1
	9. 这里是哪个医院？	0 1
	10. 我们现在是在第几层楼？	0 1
II 记忆力（3分）	11. 我告诉你3种东西，我讲完后，你重复讲一遍	
	皮球	0 1
	国旗	0 1
	树木	0 1
III 注意力和计算力（5分）	12. 100减去7，等于多少？答对一个得1分	0 1
	−7	0 1
	−7	0 1
	−7	0 1
	−7	0 1
IV 回忆力（3分）	13. 如果测试者完全记住了三个名称，则让其重复一遍	
	皮球	0 1
	国旗	0 1
	树木	0 1
V 语言能力（9分）	14. 命名能力　拿卡片给测试者看，要她们说出名称	
	手表	0 1
	铅笔	0 1
	15. 复述能力　四十四只狮子。重复、咬字正确记1分	0 1
	16. 三步命令　拿出一张白纸，按你的命令去做，不要重复或示范，只有按正确顺序做的才能计1分	
	第一步	0 1
	第二步	0 1
	第三步	0 1
	17. 阅读能力　"闭上你的眼睛"卡片给被测试者看，要求读出并按要求做，只有确实闭上眼睛才计1分	0 1
	18. 书写能力　让被试者在白纸上写一名完整的句子有主语、动词并有意义，得1分	0 1
	19. 结构能力　被试者在白纸上画有交叉的两个五边形，要求被测者照样准确地画出来。需画清5个角和5个边	0 1
	总分	

评分说明：最高得分30分，小学文化程度问话MMSE小于或等于17分作为痴呆的阳性界线值，中学以上文化程度者小于或等于24分考虑为认知功能缺损

附录四　汉密顿焦虑量表

请选择最适合患者情况的答案（1. 无症状　2. 轻　3. 中等　4. 重　5. 极重）	分值
1. 焦虑心境　担心、担忧，感到有最坏的事情将要发生，容易激惹	1　2　3　4　5
2. 紧张　紧张感，易疲劳，不能放松，情绪反应，易哭，感到不安	1　2　3　4　5
3. 害怕　害怕黑暗、陌生人、乘车或旅行及人多的场合，喜独处	1　2　3　4　5
4. 失眠　难以入睡，易醒，多梦、梦魇，夜惊、醒后感疲倦	1　2　3　4　5
5. 认知功能　或称记忆、注意障碍。注意力不能集中，记忆力差	1　2　3　4　5
6. 抑郁心境　丧失兴趣，对以往爱好缺乏快感，忧郁、早醒，昼重夜轻	1　2　3　4　5
7, 肌肉系统症状　肌肉酸痛、抽动。不灵活，牙齿打战，声音发抖	1　2　3　4　5
8. 感觉系统症状　视觉模糊，发冷发热，软弱无力感，浑身刺痛	1　2　3　4　5
9. 心血管系统症状　心动过速，心悸，胸痛，昏倒，心搏脱漏感	1　2　3　4　5
10. 呼吸系统症状　胸闷，窒息感，叹息，呼吸困难	1　2　3　4　5
11. 胃肠道症状　吞咽困难，消化不良，腹泻，体重减轻，便秘	1　2　3　4　5
12. 生殖泌尿系统症状　尿频，尿急，停经，性冷淡，阳痿	1　2　3　4　5
13. 自主神经系统症状　口干，潮红，苍白，出汗，起"鸡皮疙瘩"等	1　2　3　4　5
14. 交谈时行为表现	
（1）一般表现：紧张、面肌抽动、忐忑不安、咬手指、手发抖、皱眉、肌张力高、叹息样呼吸、面色苍白	1　2　3　4　5
（2）生理表现：吞咽、呃逆、安静时心率快、呼吸快（20次/分以上）、腱反射亢进、震颤、瞳孔放大、眼睑跳动、易汗、眼球突出	1　2　3　4　5

评定方法：各级评分标准：0＝无症状；1＝轻度；2＝中度，有肯定的症状，但不影响生活与劳动；3＝重度，症状重、需进行处理或影响生活和劳动；4＝极重度，症状极重、严重影响生活。所有项目根据被试者的口述进行评分

总分：能较好地反映病情严重程度。总分超过29分，可能为严重焦虑；超过21分，肯定有明显焦虑；超过14分，肯定有焦虑；超过7分可能有焦虑；如果小于6分，被测者没有焦虑症状

附录五　汉密顿抑郁量表

项目	评分标准
1. 抑郁情绪	0　未出现
	1　只有在问到时才讲述
	2　在访谈中自发地表达
	3　不用言语也可以从表情、姿势、声音或欲哭中流露出这种情绪
	4　患者的自发言语和非自发言语表达（表情、动作）几乎完全表现为这种情绪
2. 有罪感	0　未出现
	1　责备自己，感到自己连累他人
	2　认为自己犯了罪，或反复思考以往的过失和错误
	3　认为目前的疾病，是对自己错误的惩罚，或有罪恶妄想
	4　罪恶妄想伴有指责或威胁性幻觉
3. 自杀	0　未出现
	1　觉得活着没有意义
	2　希望自己已经死去，或常想到与死有关的事
	3　消极观念（自杀念头）
	4　有严重自杀行为
4. 入睡困难（初段睡眠）	0　入睡无困难
	1　主诉有入睡困难，上床半小时后仍不能入睡（要注意患者平时入睡的时间）
	2　主诉每晚均有入睡困难
5. 睡眠不深（中段睡眠）	0　未出现
	1　睡眠浅、多
	2　半夜曾醒来（不包括上厕所）
6. 早醒（末段睡眠）	0　未出现
	1　有早醒，比平时早醒1小时，但能重新入睡（应排除平时的习惯）
	2　早醒后无法重新入睡
7. 工作和兴趣	0　未出现
	1　提问时才诉述
	2　自发地直接或间接表达对活动、工作或学习失去兴趣，如感到没精打采、犹豫不决、不能坚持或需要强迫自己去工作或活动
	3　活动时间减少或成效下降，住院患者每天参加病房劳动或娱乐不满3小时
	4　因目前的疾病而停止工作，住院者不参加任何活动或者没有他人帮助便不能完成病室日常事务
	（注意不能凡住院就4分）
8. 迟缓	0　思维和语言正常
	1　精神检查中发现轻度阻滞；注意力难以集中，主动性减退
	2　精神检查中发现明显阻滞
	3　精神检查进行困难
	4　完全不能回答问题（木僵）
9. 激越	0　未出现异常
	1　检查时有些心神不定
	2　明显心神不定或小动作多
	3　不能静坐，检查中曾起立
	4　搓手、咬手指、扯头发、咬嘴唇

项目	评分标准
10. 神经性焦虑	0 无异常
	1 提问时及时诉述
	2 自发地表达
	3 表情和言语流露出明显忧虑
	4 明显惊恐
11. 躯体性焦虑	(指焦虑的生理症状,腹胀、腹泻、打嗝、腹绞痛;叹气、尿频和出汗)
	0 无异常
	1 轻度
	2 中度,有肯定的上述症状
	3 重度,上述症状严重,影响生活或需要处理
	4 严重影响生活或活动
12. 胃肠道症状	0 无异常
	1 食欲减退,但不需他人鼓励便自行进食
	2 进食需他人催促或请求需要应用泻药或助消化药
13. 全身症状	0 无异常
	1 四肢、背部或颈部沉重感,背痛、头痛、肌肉疼痛,全身乏力或疲倦
	2 症状明显
14. 性症状	0 无异常
	1 轻度
	2 重度
	3 不能肯定,或该项对被评者不适合(不计入总分)
15. 疑病	0 无异常
	1 对身体过分关注
	2 反复考虑健康问题
	3 有疑病妄想
	4 伴幻觉的疑病妄想
16. 体重减轻	按病史评定:
	0 不减轻
	1 患者主诉可能有体重减轻
	2 肯定体重减轻
	按体重记录评定
	0 不减轻
	1 一周内体重减轻超过 0.5 公斤
	2 一周内体重减轻超过 1 公斤
17. 自知力	0 知道自己有病,表观为忧郁
	1 知道自己有病,但归咎于伙食太差,环境问题,工作过忙,病毒感染或需要休息
	2 完全否认有病
18. 日夜变化	(如果症状在早晨或傍晚加重,先指出是哪一种,然后按其变化程度评分)(早上变化评早上,晚上变化评晚上)
	0 无日夜的变化
	1 轻度变化: 晨 1、晚 1
	2 重度变化: 晨 2、晚 2

项目	评分标准
19. 人格解体或现实解体	（指非真实感或虚无妄想）
	0　无虚无妄想
	1　问及时才诉述
	2　自然诉述
	3　有虚无妄想
	4　伴幻觉的虚无妄想
20. 偏执症状	0　无关系妄想或被害妄想
	1　有猜疑
	2　有牵连观念
	3　有关系妄想或被害妄想
	4　伴有幻觉的关系妄想或被害妄想
21. 强迫症状	（指强迫思维和强迫行为）
	0　无强迫症状
	1　问及时才诉述
	2　自发诉述
22. 能力减退感	0　无能力减退的体验
	1　仅于提问时方引出主观体验
	2　病人主动表示有能力减退感
	3　需鼓励、指导和安慰才能完成病室日常事务或个人卫生
	4　穿衣、梳洗、进食、铺床或个人卫生均需他人协助
23. 绝望感	0　无悲观和绝望感
	1　有时怀疑"情况是否会好转"，但解释后能接受
	2　持续感到"没有希望"，但解释后能接受
	3　对未来感到悲观和失望，解释后不能解除
	4　自动地反复诉述"我的病好不了啦"诸如此类的情况
24. 自卑感	0　无自卑感
	1　仅在询问时诉述有自卑感（我不如他人）
	2　自动地诉述有自卑感
	3　病人主动诉述；"我一无是处"或"低人一等"，与评2分者只是程度上的差别
	4　自卑感达妄想的程度，例如"我是废物"或举似情况
总分	

评分方法：HDRS 大部分项目采用 0~4 分的 5 级评分法。各级的标准为：0 无；1 轻度；2 中度；3 重度；4 极重。少数项目采用 0~2 分的 3 级评分法，其分级的标准为 0 无；1 轻~中度；2 重度。其评分标准为：如小于 8 分，病人没有抑郁症状；总分在 8~20 分：可能有抑郁症；总分在 20~35 分：肯定有抑郁症；总分 >35 分：严重抑郁症。HAMD 17 项相对应的分别为 24 分、17 分和 7 分。总分能较好地反映病情严重程度指标，即病情越轻，总分越低；病情愈重，总分愈高

评定注意事项：①适用于具有抑郁症状的成年病人；②应由经过培训的两名评定者对患者进行 HAMD 联合检查；③一般采用交谈与观察的方式，检查结束后，两名评定者分别独立评分；④评定的时间范围：评定当时或入组前一周的情况

附录六　上肢和下肢主要肌肉的 MMT 测定方法

检查方法				
1级	2级	3级	4级	5级
仰卧,试图屈肩时可触及三角肌前部收缩	向对侧侧卧,上侧上肢放在滑板上,肩可主动屈曲	坐位,肩内旋,掌心向下,可克服重力屈肩	坐位,肩内旋,掌心向下,阻力加于上臂远端,能抗中等阻力屈肩	坐位,肩内旋,掌心向下,阻力加于上臂远端,能抗较大阻力屈肩
仰卧,试图肩外展时可触及三角肌前部收缩	同左,上肢放在滑板上,肩主动外展	坐位,屈肘肩外展90°,可克服重力外展	坐位,屈肘肩外展90°,阻力加于上臂远端,能抗中等阻力	坐位,屈肘肩外展90°,阻力加于上臂远端,能抗较大阻力
坐位,肩外展,上肢放在滑板上;试图肘屈曲时可触及相应肌肉收缩	同左,肘可主动屈曲	坐位,上肢下垂;前臂旋后(检查肱二头肌)或旋前(检查肱肌)或中立位(检查肱桡肌),可克服重力屈肘	坐位,上肢下垂;前臂旋后(检查肱二头肌)或旋前(检查肱肌)或中立位(检查肱桡肌),肘屈曲,阻力加于前臂远端,能抗中等阻力	坐位,上肢下垂;前臂旋后(检查肱二头肌)或旋前(检查肱肌)或中立位(检查肱桡肌),肘屈曲,阻力加于前臂远端,能抗较大阻力
仰卧,试图屈髋时于腹股沟上缘可触及肌活动	向同侧侧卧,托住对侧下肢,可主动屈髋	仰卧,小腿悬于床缘外,屈髋,可充分完成该动作	仰卧,小腿悬于床缘外,屈髋,阻力加于股骨远端前面,能抗中等阻力	仰卧,小腿悬于床缘外,屈髋,阻力加于股骨远端前面,能抗较大阻力
仰卧,试图伸髋时于臀部及坐骨结节可触及活动	向同侧侧卧,托住对侧下肢,可主动伸髋	俯卧,屈膝(测臀大肌)或伸膝(测臀大肌和股后肌群),可克服重力伸髋10°~15°	俯卧,屈膝(测臀大肌)或伸膝(测臀大肌和股后肌群),可克服重力伸髋10°~15°,阻力加于股骨远端后面,能抗中等阻力	俯卧,屈膝(测臀大肌)或伸膝(测臀大肌和股后肌群),可克服重力伸髋10°~15°,阻力加于股骨远端后面,能抗较大阻力
仰卧,试图伸膝时可触及髌韧带活动	向同侧侧卧,拖住对侧下肢,可主动伸膝	仰卧,小腿在床缘外下垂,可克服重力伸膝	仰卧,小腿在床缘外下垂,伸膝,阻力加于小腿远端前侧,能抗中等阻力	仰卧,小腿在床缘外下垂,伸膝,阻力加于小腿远端前侧,能抗较大阻力
仰卧,试图踝跖屈时可触及跟腱活动	同左,踝可主动跖屈	仰卧,膝伸(测腓肠肌)或膝屈(测比目鱼肌),能克服重力踝跖屈	仰卧,膝伸(测腓肠肌)或膝屈(测比目鱼肌),踝跖屈,阻力加于足跟,能抗中等阻力	仰卧,膝伸(测腓肠肌)或膝屈(测比目鱼肌),踝跖屈,阻力加于足跟,能抗较大阻力

附录七　主要关节测量方法

关节	运动	体位	轴心	固定臂	移动臂	正常参考值
肩	屈、伸	坐或立位,臂置于体侧,肘伸直	肩峰	与腋中线平行	与肱骨纵轴平行	屈0°～180° 伸0°～50°
	外展	坐和站位,臂置于体侧,肘伸直	肩峰	与身体中线平行	同上	0°～180°
	内、外旋	仰卧,肩外展90°,肘屈90°	鹰嘴	与腋中线平行	与前臂纵轴平行	各0°～90°
肘	屈、伸	仰卧、坐或立位,臂取解剖位	肱骨外上髁	与肱骨纵轴平行	与桡骨纵轴平行	0°～150°
腕	屈、伸	坐或立位,前臂完全旋前	尺骨茎突	与前臂纵轴平行	与第二掌骨纵轴平行	屈0°～90° 伸0°～70°
	尺、桡侧偏移或外展	坐位,屈肘,前臂旋前,腕中立位	腕背侧中点	前臂背侧中线	第三掌骨纵轴平行	桡偏0°～25° 尺偏0°～55°
髋关节	屈	仰卧或侧卧,对侧下肢伸直侧卧,被测下肢在上	股骨大转子	与身体纵轴平行	与股骨纵轴平行	0°～125°
	伸	侧卧,被测下肢在上	同上	同上	同上	0°～15°
	内收、外展	仰卧	髂前上棘	左右髂前上棘连线的垂直线	髂前上棘至髌骨中心的连线	各0°～45°
	内旋、外旋	仰卧,两小腿于床缘外下垂	髌骨下端	与地面垂直	与胫骨纵轴平行	各0°～45°
膝	屈、伸	俯卧、侧卧或坐于椅子边缘	股骨外踝	与股骨纵轴平行	与胫骨纵轴平行	屈0°～150° 伸0°
踝关节	背屈、跖屈	仰卧,踝处于中立位	腓骨纵轴线与足外缘交叉处	与股骨纵轴平行	与第五跖骨纵轴平行	背屈0°～20° 跖屈0°～45°
	内翻、外翻	俯卧,足位于床缘外	踝后方两踝中点	小腿后纵轴	轴心与足跟中点连线	内翻0°～35° 外翻0°～25°

附录八 Berg 平衡量表评定内容、评定方法和评分标准

检查序号	评定内容
1	从坐位站起
2	无支持站位
3	无支持坐位
4	从站立位坐下
5	转移
6	闭目站立
7	双脚并拢站立
8	上肢向前伸展并向前移动
9	从地面拾起物品
10	转身向后看
11	转身 360°
12	将一只脚放在凳子上
13	两脚一前一后站立
14	单腿站立

Berg 平衡量表评定方法及评分标准

1. 从坐位站立

   指导语:使用一把扶手椅,要求病人站起,如果病人使用椅子的扶手,要求病人尽可能不使用扶手站立。

   等级:请标出下列适用的最低范围。

   (4)不用手扶能够独立地站起并保持稳定

   (3)用手扶着能够独立地站起

   (2)几次尝试后自己用手扶着站起

   (1)需要他人小量的帮助才能站起或保持稳定

   (0)需要他人中等或最大量的帮助才能站起或保持稳定

2. 无支持站立

   指导语:再没有任何其他的支撑下站立 2 分钟

   等级:请标出下列适用的最低范围。

   (4)能安全站立 2 分钟

   (3)在监护下能够站立 2 分钟

   (2)在无支持的条件下能够站立 30 秒

   (1)需要若干次尝试才能无支持地站立达 30 秒

   (0)无帮助下不能站立 30 秒

   如果受试者能安全站立 2 分钟,无支撑坐位满分,进行站到坐的姿势改变

3. 无支撑坐位,双足着地

   指导语:上肢交叉坐 2 分钟

   等级:请标出下列适用的最低范围。

   (4)能够安全地保持坐位 2 分钟

   (3)在监护下能够保持坐位 2 分钟

   (2)能坐 30 秒

   (1)能坐 10 秒

   (0)没有支撑不能坐 10 秒

4. 从站立位坐下

　　指导语:请坐下

　　等级:请标出下列适用的最低范围。

　　(4)最小量用手帮助安全地坐下

　　(3)借助双手能够控制身体下降

　　(2)用小腿的后部顶住椅子来控制身体的下降

　　(1)独立地坐,但不能控制身体下降

　　(0)需要他人帮助坐下

5. 转移

　　指导语:请从这张椅子(带有扶手)移到另一张椅子(无扶手椅子),再移回来

　　等级:请标出下列适用的最低范围

　　(4)少用手扶着就能够安全地转移

　　(3)绝对需要用手扶着才能够安全地转移

　　(2)需要口头提示或监护才能够转移

　　(1)需要一个人的帮助

　　(0)为了安全,需要两个人的帮助或监护

6. 无支持下闭目站立

　　指导语:闭目站立10秒

　　等级:请标出下列适用的最低范围

　　(4)能够安全地站立10秒

　　(3)监护下能够安全地站立10秒

　　(2)能站3秒

　　(1)闭眼不能达3秒,但站立稳定

　　(0)为了不摔倒而需要帮助

7. 双脚并拢无支持站立

　　指导语:双脚并拢无任何额外的支持下站立

　　等级:请标出下列适用的最低范围

　　(4)能够独立地将双脚并拢并安全站立1分钟

　　(3)能够独立地将双脚并拢并再监视下站立1分钟

　　(2)能够独立地将双脚并拢,但不能保持30秒

　　(1)需要别人帮助将双脚并拢,但能够双脚并拢站15秒

　　(0)需要别人帮助将双脚并拢,双脚并拢站立不能保持15秒

以下项目要求是在无支撑站立的情况下完成

8. 上肢伸展向前移动

　　指导语:上肢前举90度,伸直手指尽可能向前伸。检查者在上肢处于90度时拿一个尺子对准手指尖的末端。当向前伸展时,手指不能接触到尺子。测量的记录是被试者再最大向前倾斜的位置上手指达到的距离

　　等级:请标出下列适用的最低范围

　　(4)能够稳定地向前伸出超过10吋(25cm)

　　(3)能够安全地向前伸出超过5吋(12cm)

　　(2)能够安全地向前伸出超过2吋(5cm)

　　(1)上肢可以向前伸出,但需要监护

　　(0)需要帮助以免摔倒

9. 从地面上拾起物品

　　指导语:拾起放在脚前面的鞋/拖鞋

　　等级:请标出下列适用的最低范围

　　(4)能够轻易而且安全地拾起拖鞋

　　(3)能够拾起拖鞋,但需要监视

　　(2)伸手向下达2吋(距鞋2~5cm)而且独立地保持平衡,但不能拾起拖鞋

　　(1)试着做伸手向下时需要监视,而且不能拾起拖鞋

　　(0)不能尝试伸手向下,需要帮助,以免摔倒

10. 转身通过左和右肩向后看

　　指导语:转身通过左肩向后看,重复做转身通过右肩向后看

　　等级:请标出下列适用的最低范围

　　(4)从左右侧向后看,身体转移良好

　　(3)仅从一侧向后看,另一侧身体转移较差

　　(2)仅能转向侧面,但身体的平衡可以维持

　　(1)转身时需要监视

　　(0)需要帮助以防摔倒

11. 转身360度

　　指导语:转身满一周。停下。再向另一方向转满一周

　　等级:请标出下列适用的最低范围

　　(4)在4秒时间内,每一侧安全地转身360度

　　(3)在4秒时间内,仅能从一侧安全地转身360度

　　(2)能够安全地转身360度但动作缓慢

　　(1)需要密切监护或口头提示

　　(0)转身时需要帮助

12. 计算一只脚踏上凳子上的次数

　　指导语:请交替把每只脚踏上凳子,连续进行,每只脚踏上凳子4次,共8次

　　等级:请标出下列适用的最低范围

　　(4)能够安全而且独立地站立,在20秒内完成8次

　　(3)能够独立地站立,在少于20秒内完成8次

　　(2)无需辅助具在监视下能够完成4次

　　(1)需要少量帮助,能完成少于2次

　　(0)不能尝试或需要帮助以防摔倒

13. 两脚一脚在前一脚在后的无支持站立

　　指导语:(向受试者示范)将一只脚直接放在另一只脚的前方。如果你感到不能将一只脚直接在前方,试着向前尽可能大地迈步,使你迈出脚的脚跟在另一只脚脚趾的前方

　　等级:请标出下列适用的最低范围

　　(4)能够独立地将双脚一前一后地排列,并保持30秒

　　(3)能够独立地将一只脚放在另一只脚的前方,并保持30秒

　　(2)能够独立地迈一小步并保持30秒

　　(1)向前迈步需要帮助,但能够保持15秒

　　(0)迈步或站立时失去平衡

14. 单腿站立

　　指导语:在无外部支持的情况下,尽可能长时间地单腿站立

　　等级:请标出下列适用的最低范围。

　　(4)能够独立抬腿并保持10秒以上

　　(3)能够独立抬腿并保持5~10秒

　　(2)能够独立抬腿并保持3秒

　　(1)试图抬腿,不能保持3秒,但可维持独立站立

　　(0)不能尝试抬腿或需要帮助以防摔倒

由Berg K获准再印刷.老年人的平衡测量:一项工具的合法化.学术演讲.蒙特利尔.加拿大:McGill大学,1993

Berg量表评分结果为:0~20分,提示平衡功能差,患者需乘坐轮椅;21~40分,提示有一定的平衡能力,患者可在辅助下步行;41~56,说明平衡功能较好,患者可独立步行;<40分,提示有跌倒的危险

附录九　各种常见活动 METS 值

活动	METs	活动	METs	活动	METs
卧床休息	1	走路(慢)	2.0	用手缝纫	1
静坐	1.15	走路 5km/h	3.0	扫地	1.5
静站,放松	1.4	走路 6km/h	5.5	抹灰尘	2.0
进餐	1	轮椅活动	2.0	洗碗	2.0
说话(不激动)	1	划船 4km/h	2.5	擦地板	4.0
脱衣服	2	自行车(慢)	4.5	上街采购	3.5
洗手、洗脸	2	自行车 8.8km/h	11.0	擦玻璃窗	3.5
床边坐马桶	3	游泳(慢)	4.5	整理床铺	3.5
淋浴	3.5	游泳(快)	7.0	洗衣服	2.5
床上使用便盆	4	跳舞	4.5	开车	2.8
下楼梯	4.5	钓鱼	3.2	园艺工作	5.6
用矫形器或拐杖步行	6.5	打牌	2.0	跳绳	12.0

索 引